JN411930

개정 7판

식사요법

DIET THERAPY

개정 7판

식사요법

감수 박영심
김오연 · 박유경 · 박은주
심유진 · 염경진 · 이호선

수학사

머리말

『식사요법』은 발간 이래 오랫동안 영양학과 임상영양 분야에서 기본이 되는 교재로 자리해 왔습니다. 이 책의 출발점에는 우리 모두의 스승이셨던 고(故) 이기열 교수님이 계십니다. 교수님께서는 국내 영양학과 임상영양, 그리고 식사요법 교육의 기틀을 세우고 학문적 방향을 정립하는 데 큰 기여를 하셨으며, 그 정신은 여러 제자들을 통해 세대를 거쳐 꾸준히 이어져 왔습니다. 이후의 여러 개정판 또한 이러한 전통 위에서 제자들이 책임감을 가지고 집필하며 명맥을 유지해 왔습니다.

제7판은 이러한 역사적 흐름을 잇는다는 사명감으로 시작되었습니다. 시대적 변화와 영양학의 빠른 발전, 임상 실무의 세분화와 전문화를 반영하고자 각 장을 면밀히 검토하여 최신 근거를 충실히 반영하였습니다. 특히 임상영양, 예방적 영양중재, 만성질환 관리 등 빠르게 발전하는 분야의 최신 자료를 반영하여 교육과 현장에서 더욱 효과적으로 활용할 수 있도록 구성하였습니다.

이번 개정판에서는 제6판의 대표 저자를 감수로 모시고, 선배 저자들이 구축해 온 내용적 토대 위에서 개정 작업의 방향성이 적절히 유지될 수 있도록 세심한 검토를 받았습니다. 비록 이기열 교수님께서 감수진으로 함께하실 수는 없었으나, 교수님께서 남기신 학문적 유산과 교육적 사명은 본 개정 작업의 전 과정에서 중요한 기준과 지침이 되었습니다. 후배 저자들은 그러한 가르침과 전통을 잇는 마음으로 제7판의 개정에 참여하였습니다.

본 교재를 사용해 주시는 교수님들께 깊이 감사드리며, 학업에 정진하는 학생들, 그리고 환자의 치료와 예방적 영양관리에 헌신하는 실무자 여러분께 진심으로 감사의 마음을 전합니다. 『식사요법』 제7판이 변화하는 시대 속에서도 기본을 지키며 학문과 실무를 잇는 든든한 길잡이가 되기를 바랍니다.

끝으로, 본 판의 출간을 위해 애써 주신 모든 분들께 깊이 감사드리며, 『식사요법』이 앞으로도 지속적으로 발전하여 후학들에게 도움이 되는 교재로 남을 수 있기를 기대합니다.

저자 일동

차례

CHAPTER 6 비만 및 식욕부진

CHAPTER 7 당뇨병(당뇨식)

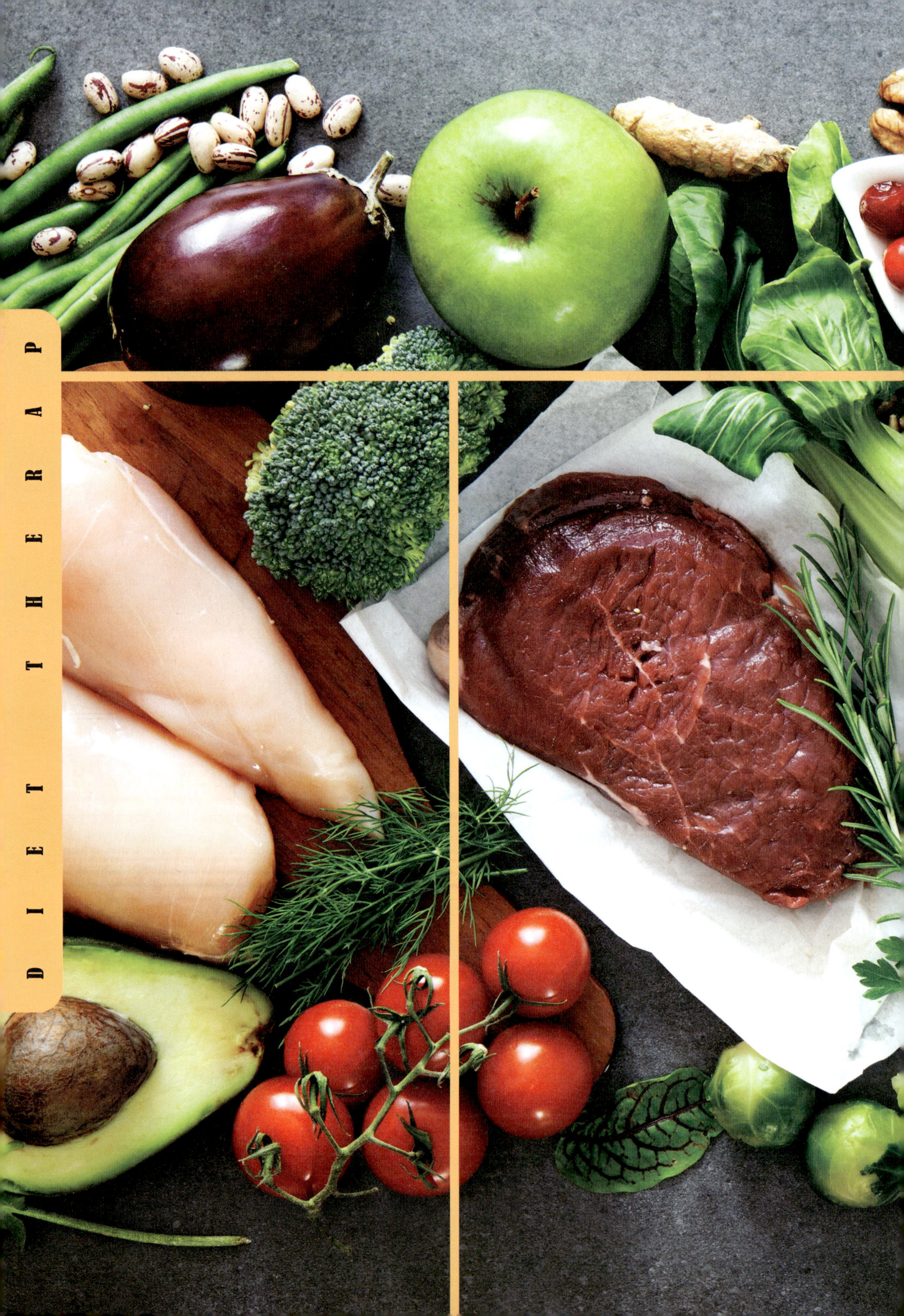
DIET THERAP

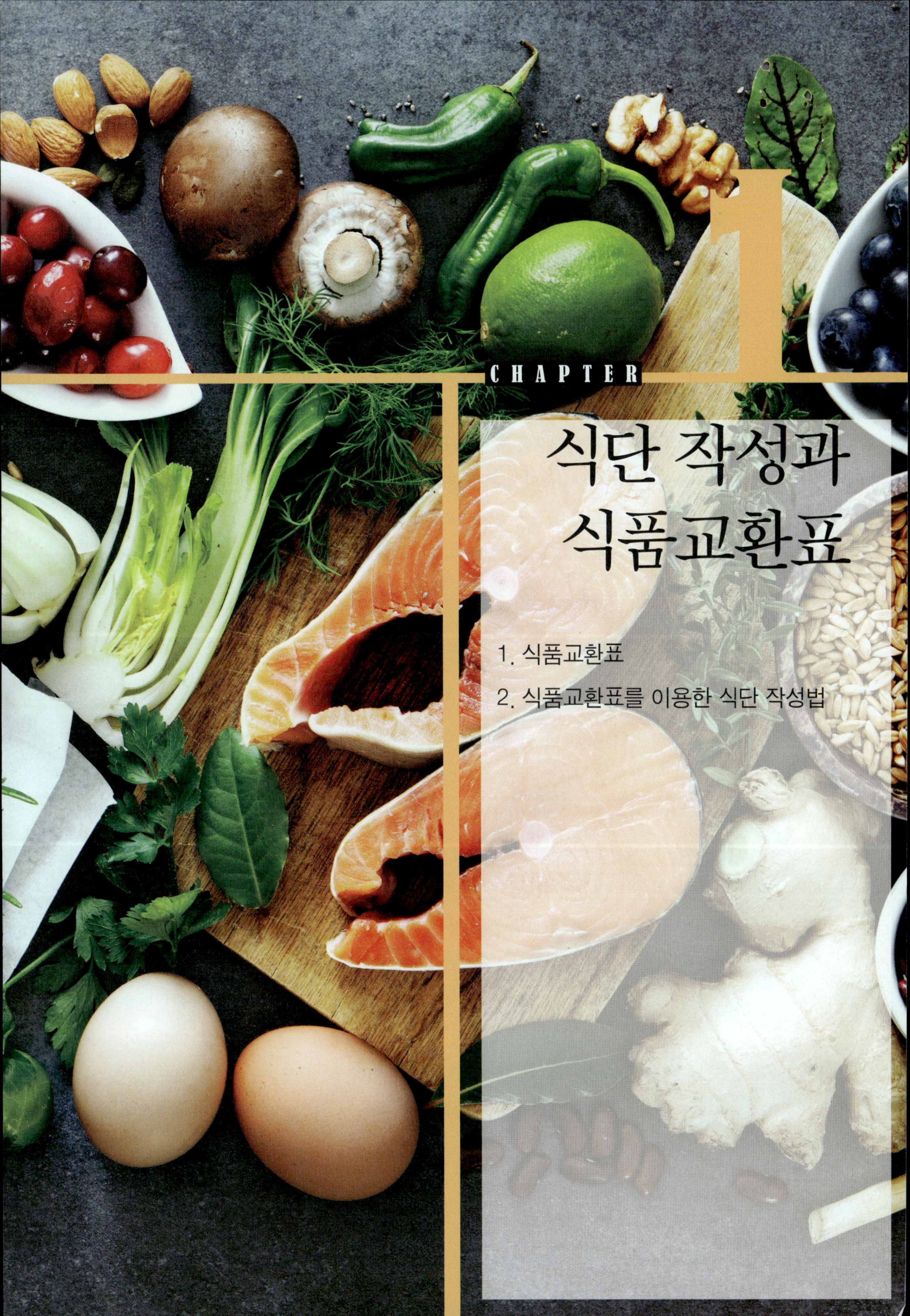

CHAPTER 1

식단 작성과 식품교환표

1. 식품교환표
2. 식품교환표를 이용한 식단 작성법

식단 작성이란 개인이 필요한 영양소를 어떠한 방법으로 공급할 것인가를 결정하는 가장 기본적인 과정이다. 건강을 유지하고 질병을 예방하기 위하여 무엇을 얼마나 먹을 것인지, 또한 어떤 식품들을 선택할 것인지를 결정하기란 간단하지 않다. 병원에서 질병을 앓고 있는 사람들의 경우는 질병의 종류와 진행 정도, 치료방법 등에 따라 에너지 및 특정 영양소를 가감하고, 소화 기능에 맞게 식품과 조리법을 선택하여 식단을 작성해야 하므로 더 어려운 과정이라고 할 수 있다. 또한 환자의 식품 기호를 존중하고 단조로운 병상생활에서 식단에 싫증을 느끼지 않도록 다양한 식단을 제공하는 것도 매우 중요하다.

기본적으로 신체는 건강을 유지하기 위하여 모든 영양소가 골고루 필요한데, 이러한 영 양소들은 다양한 식품의 섭취를 통해서만이 공급될 수 있다. 따라서 환자 개개인의 영양 필요량이 끼니마다 균형 있게 다양한 식품을 통하여 포함될 수 있도록 식단 작성에 세심 한 계획과 배려가 필요하다.

1. 식품교환표

식단 작성을 좀 더 쉽고 정확하게 하기 위하여 병원에서는 주로 식품교환표를 이용한다. 식품교환표는 1950년 미국영양사협회가 체중 조절 환자와 당뇨 환자의 식단 작성을 식품 분석표를 이용하지 않고 간단하게 작성할 수 있도록 고안하였다. 우리나라에는 1954년 처음 식품교환표가 소개되었고, 대한당뇨병학회에서 지속적인 연구와 검토를 통하여 우리 실정에 맞도록 개정하여 사용하고 있다.

식품교환표는 일상에서 주로 사용하는 식품들을 영양소 조성이 비슷한 6가지 식품군, 즉 곡류군, 어육류군, 채소군, 지방군, 우유군, 과일군으로 분류하였으며, 각 식품군별로 설정한 기준 영양소에 맞도록 식품의 무게를 정한 값을 '1교환단위(1 exchange)'라고 한다. 같은 식품군 내 1교환단위 식품의 중량은 다를 수 있어도 에너지, 탄수화물, 단백질, 지방의 함량은 비슷하여 동일 식품군 내 다양한 식품끼리 서로 교환하여 사용할 수 있으므로 식단 작성을 수월하게 할 수 있다. 동일 식품군 내 각 식품의 영양소 함량을 근거로 설정한 식품군별 1교환단위당 영양소 기준은 표 1-1과 같다. 모든 식품의 1교환단위 무게는 가식부(껍질, 씨 등 제외) 기준으로 설정한다.

동일 식품군 내 식품 1교환단위는 영양소 함량이 비슷하므로 서로 바꿔 섭취할 수 있으며, 예를 들어 주식을 동일한 곡류군에 속한 밥 70 g(1/3공기) 대신 식빵 35 g(1쪽)으로 바꿔 먹는다면 섭취 에너지 및 영양소가 비슷하게 유지될 수 있다. 이러한 식품군 및 식품교환단위를 이해한다면 다양한 식품들을 기호도에 따라 자유롭게 이용하여 식사계획에 활용할 수 있다.

현재 대부분의 병원에서는 식품교환표(당뇨병 식사계획을 위한 식품교환표 활용 지침, 대한당뇨병학회 2023)를 이용하여 당뇨와 체중 조절식뿐만 아니라 다른 치료식과 일반식의 식단을 작성하고 있으며, 환자의 영양 교육과 상담, 식사력 조사, 섭취량 평가 등에도 다양하게 활용하고 있다.

표 1-1 식품군별 1교환단위당 영양소 기준

식품군		에너지(kcal)	탄수화물(g)	단백질(g)	지방(g)
곡류군		100	23	2	-
어육류군	저지방	50	-	8	2
	중지방	75	-	8	5
	고지방	100	-	8	8
채소군		20	3	2	-
지방군		45	-	-	5
우유군	일반 우유	125	10	6	7
	저지방 우유	80	10	6	2
과일군		50	12	-	-

이어서 각 식품군에 속하는 식품 종류와 1교환단위의 목측량 예시를 제시하였다(표 1-2~표 1-7). 내용은 대한당뇨병학회에서 발간한 '1교환단위당 당뇨병 식사계획을 위한 식품교환표 활용 지침(2023)'을 참고하여 정리하였으며, 상세한 내용은 해당 지침을 참고하면 된다.

1) 곡류군

곡류군에 속하는 식품에는 주로 탄수화물이 많이 들어 있으며 쌀, 보리와 같은 곡식류,

밀가루, 전분, 감자류와 이들로 만든 식품이 해당된다. 곡류군 식품 1교환단위에는 탄수화물 23 g, 단백질 2 g, 에너지 100 kcal가 함유되어 있다. 곡류군에 속하는 식품 종류와 1교환단위의 목측량은 표 1-2와 같다(상세한 내용은 대한당뇨병학회 자료 참조).

표 1-2 곡류군의 식품들과 1교환단위량(에너지 100 kcal, 탄수화물 23 g, 단백질 2 g)

식품명		무게(g)	목측량
밥류	쌀밥	70	1/3공기
	보리밥	70	1/3공기
	현미밥	70	1/3공기
	누룽지(건조)	30	지름 11.5 cm
죽류	쌀죽	140	2/3공기
알곡류 및 가루제품	찰기장	30	3큰술
	녹두*	70	3큰술
	녹말가루	30	5큰술
	미숫가루*	30	1/4컵(소)
	밀가루	30	5큰술
	백미	30	3큰술(1/5쌀컵)
	보리*	30	3큰술
	완두콩(생것)*	70	1/2컵(소)
	율무	30	3큰술
	찰수수*	30	3큰술
	차조*	30	3큰술
	찹쌀	30	3큰술
	팥*	30	3큰술
	현미	30	3큰술
	귀리	30	
	오트밀*	30	
국수류	메밀냉면(건조)†	30	
	당면(건조)	30	
	국수(건조)*	30	
	메밀국수(건조)†	30	
	메밀국수(생것)†	40	
	국수(삶은 것)	90	1/2공기(소)

식품명		무게(g)	목측량
국수류	스파게티면(건조)	30	
	쌀국수(건조)†	30	
	우동면(생것)	70	
	쫄면(건조)†	30	
	칼국수면(생것)	30	
감자류 및 전분류	감자*	140	중 1개
	고구마	70	중 1/2개
	돼지감자*	140	
	옥수수*	70	1/2개
	토란*†	140	
	마*	140	
떡류	가래떡†	50	썰은 것 11~12개
	백설기†	50	
	송편(깨)	50	2개
	시루떡†	50	
	인절미†	50	3개
	절편†	50	1개(5.5×5×1.5 cm)
	증편†	50	
	떡볶이떡	50	5개
빵류	식빵†	35	1개(11×10×1.5 cm)
	모닝빵	35	
	바게트†	35	
	베이글†	35	
	호밀빵†	35	
묵류	도토리묵†	200	1/2모(6×7×4.5 cm)
	녹두묵†	200	
	메밀묵*†	200	
기타	강냉이(옥수수)	25	1.5공기(소)
	마	100	
	밤	60	대 3개
	은행	60	1/3컵(소)
	시리얼†	25	2/3컵(소)

식품명		무게(g)	목측량
기타	뻥튀기	25	
	크래커	20	4개

*1교환단위당 식이섬유 2.5 g 이상 , †1교환단위당 나트륨 100 mg 이상

2) 어육류군

어육류군에 속하는 식품은 단백질이 주된 영양소로, 고기류, 생선류, 알류, 콩류, 해산물등과 이들로 만든 식품들이 해당된다.

어육류군 식품은 단백질 외에도 지방이 많이 함유되어 있으며, 동일한 어육류라도 부위에 따라 지방 함량이 다르기 때문에 지방 함량에 따라 저지방 어육류군(에너지 50 kcal, 단백질 8 g, 지방 2 g), 중지방 어육류군(에너지 75 kcal, 단백질 8 g, 지방 5 g), 고지방 어육류군(에너지 100 kcal, 단백질 8 g, 지방 8 g)의 3군으로 구분된다. 어육류군 1교환단위량은 대개 고기류는 40 g, 생선류는 50 g 정도이다. 어육류군에 속하는 식품의 종류와 1교환단위의 중량 및 목측량은 표 1-3과 같다.

표 1-3 어육류군의 식품들과 1교환단위량

(a) 저지방 어육류군(에너지 50 kcal, 단백질 8 g, 지방 2 g)

식품명		무게(g)	목측량
고기류	닭고기(껍질, 기름제거 살코기)	40	소 1토막(탁구공 크기)
	닭부산물, 모래주머니§	40	
	돼지고기(기름기 전혀 없는 살코기)	40	
	소간§	40	
	소고기(사태, 홍두깨 등)	40	
	오리고기	40	
	육포	15	1장(9×6 cm)
	칠면조	40	
생선류	가자미	50	소 1토막
	광어	50	소 1토막
	도루묵	50	
	대구	50	소 1토막

식품명		무게(g)	목측량
생선류	동태	50	소 1토막
	미꾸라지	50	
	민어	50	소 1토막
	방어	50	소 1토막
	병어	50	소 1토막
	복어	50	소 1토막
	삼치	50	소 1토막
	아귀	50	소 1토막
	연어	50	소 1토막
	옥돔(반건조)	50	소 1토막
	적어	50	소 1토막
	전갱어	50	소 1토막
	조기	50	소 1토막
	준치	50	소 1토막
	참도미	50	소 1토막
	코다리	50	
	홍어	50	소 1토막
건어물류 및 가공품	건오징어채[§]	15	
	건새우	15	1/2컵(소)
	게맛살	50	
	굴비	15	
	멸치[§]	15	잔 것 1/4컵(소)
	뱅어포	15	1장
	북어[§]	15	1/2토막
	어묵(찐 것)	50	1/3개(5.5 cm)
	쥐치포	15	1/2개(1.2×7 cm)
젓갈류	명란젓[§]	40	
	어리굴젓	40	
	창란젓[§]	40	
	오징어젓[§]	40	
기타 해산물	가리비	70	
	개불	70	

식품명		무게(g)	목측량
기타 해산물	골뱅이통조림§	50	
	굴	70	1/3컵(소)
	꼬막조개	70	
	꽃게	70	소 1마리
	낙지	100	중 1마리
	날치알	50	
	새우(대하)§	50	
	멍게	70	1/3컵(소)
	문어§	70	1/3컵(소)
	물오징어§	50	몸통 1/3등분
	미더덕	100	3/4컵(소)
	새우(깐새우)	50	소 6마리
	새우(중하)§	50	3마리
	전복§	70	중 1개
	조갯살	70	1/3컵(소)
	한치	50	
	해삼	200	1⅓컵(소)
	홍합	70	1/3컵(소)

§1교환단위당 콜레스테롤 함량 50 mg 이상, †1교환단위당 포화지방산 함량 2 g 이상

(b) **중지방 어육류군**(에너지 75 kcal, 단백질 8 g, 지방 5 g)

식품명		무게(g)	목측량
고기류	닭고기(껍질포함)	40	닭다리 1개
	돼지곱창§†	40	
	소곱창§†	40	
	소고기(등심)†	40	
	쇠고기(양지)	40	
	훈제오리(껍질제거)	40	
생선류	갈치	50	소 1토막
	고등어	50	소 1토막
	고등어통조림	50	소 1토막
	꽁치	50	소 1토막

식품명		무게(g)	목측량
생선류	메로	50	
	민어	50	소 1토막
	임연수	50	소 1토막
	장어§	50	소 1토막
	참치	50	소 1토막
	훈제연어	50	
가공품	런천미트	40	1장(9×4.5×0.7 cm)
	리코타치즈	30	
	모짜렐라치즈†	30	
	슬라이스햄	40	
	어묵(튀긴 것)	50	1장(15.5×10 cm)
	피자치즈†	30	
	햄(로스)	40	2장(8×6×0.8 cm)
알류	달걀§	55	중 1개
	메추리알§	55	6개
콩류 및 가공품	검정콩	20	2큰술
	낫또	40	소포장 1개
	대두(노란콩)	20	
	두부	80	1/4모(300 g 포장두부)
	순두부	200	1/2봉(지름 5×10 cm)
	연두부	150	1/2개
	콩비지	150	

§1교환단위당 콜레스테롤 함량 50 mg 이상, †1교환단위당 포화지방산 함량 2 g 이상

(c) 고지방 어육류군(에너지 100 kcal, 단백질 8 g, 지방 8 g)

식품명		무게(g)	목측량
고기류	돼지갈비	40	
	돼지족발(조미)	40	
	돼지머리†	40	
	삼겹살†	40	
	소갈비†	40	소 1토막
	소꼬리†	40	

식품명		무게(g)	목측량
생선류	과메기(꽁치)	25	
	꽁치통조림	50	1/3컵(소)
	뱀장어*	50	소 1토막
	참치통조림	50	1/3컵(소)
	청어	50	
가공품	베이컨[†]	40	1 ¼장
	비엔나소시지[†]	40	5개
	프랑크소시지[†]	40	1 ⅓개
	체다치즈[†]	30	1.5장
콩류 및 가공품	유부	30	5장(초밥용)

[§]1교환단위당 콜레스테롤 함량 50 mg 이상, [†]1교환단위당 포화지방산 함량 2 g 이상

3) 채소군

채소군에 속하는 식품은 다른 식품군에 비해 비교적 에너지가 적고 주로 비타민과 무기질, 식이섬유소가 함유되어 있으며, 채소류, 채소주스, 해조류, 버섯류, 김치류, 피클·장아찌류 등이 포함된다. 채소 1교환단위량은 70 g 정도이며, 에너지 20 kcal, 탄수화물 3 g, 단백질 2 g 이 함유되어 있다. 채소군에 속하는 식품 종류와 1교환단위의 중량 및 목측량은 표 1-4와 같다.

표 1-4 채소군의 식품들과 1교환단위량 (에너지 20 kcal, 탄수화물 3 g, 단백질 2 g)

식품명		무게(g)	목측량
채소류	가지	70	지름 3×10 cm
	고구마줄기	70	익혀서 1/3컵
	고비*	70	
	고사리(삶은 것)	70	1/3컵
	고춧잎	40	
	곤드레(건조)[¶]	7	
	근대	70	익혀서 1/3컵
	깻잎	40	20장
	냉이[¶]*	70	

식품명		무게(g)	목측량
채소류	늙은 호박¶	70	
	늙은호박(건조)¶	7	
	단호박¶	40	1/10개(지름 10 cm)
	달래	70	
	당근¶	70	4×5 cm 또는 대 1/3개
	대파	40	
	더덕¶	40	
	도라지¶	40	
	돌나물	70	
	두릅*	70	
	돌미나리	70	
	마늘	7	
	마늘종¶	40	
	머위	70	
	무	70	지름 8 cm×길이 1.5 cm
	무말랭이	7	불려서 1/3컵
	무청(삶은 것)*	70	
	미나리*	70	
	배추	70	중 3잎(알배기배추 15×6 cm)
	부추	70	
	붉은 양배추¶*	70	1/5개(9×4×6 cm)
	브로콜리	70	
	상추	70	소 12장
	샐러리	70	길이 6 cm×6개
	숙주	70	익혀서 1/3컵
	시금치	70	익혀서 1/3컵
	쑥	40	
	쑥갓	70	익혀서 1/3컵
	아욱¶*	70	익혀서 1/3컵
	애호박	70	지름 6.5 cm×두께 2.5 cm, 중 1/3개
	양배추¶	70	
	양상추	70	

식품명		무게(g)	목측량
채소류	양파	70	
	여주*	70	
	연근¶	40	썬 것 5쪽
	열무	70	
	오이	70	중 1/3개
	우엉¶	40	
	원추리	70	
	자운영(싹)	70	
	죽순	70	
	죽순(통조림)	70	
	참나물	70	
	청경채	70	
	취나물(건조)	7	
	치커리	70	
	케일	70	잎넓이 30 cm (1.5장)
	콜리플라워, 꽃양배추	70	
	콩나물	70	익혀서 2/5컵
	파프리카	70	대 1개 중 1/2개
	풋고추*	70	중 7~8개
	풋마늘¶*	70	
	피망	70	중 2개 대 1개
	취나물(참취)*	40	
	취나물(참취, 건조)*	7	
해조류	곤약	70	
	김	2	1장
	매생이¶	20	
	미역(생것)*¶	70	익혀서 2/5컵
	미역줄기(삶은 것)*¶	70	
	우뭇가사리, 우무	70	
	조미김	4	
	파래	70	
	톳	70	

식품명		무게(g)	목측량
버섯류	느타리버섯	50	7개(8 cm)
	만가닥버섯	50	
	목이버섯(건조)*	7	
	새송이버섯	50	
	송이버섯	50	소 2개
	양송이버섯	50	3개(지름 4.5 cm)
	팽이버섯	50	
	표고버섯(건조)	7	
	표고버섯¶*	50	대 3개
김치류	갓김치†	50	
	깍두기†	50	사방 1.5 cm 크기 10개
	나박김치†	70	
	동치미†	70	
	배추김치†	50	6~7개(4.5 cm)
	열무김치†	50	
	오이소박이†	50	
	총각김치†	50	2개
채소주스	당근주스¶	50	1/4컵(소)
피클·장아찌류	단무지†	20	
	명이나물장아찌†	20	
	오이피클¶†	20	

¶1교환단위당 탄수화물 5 g 이상, *1교환단위당 식이섬유 2.5 g 이상, †1교환단위당 나트륨 100 mg 이상

4) 지방군

지방군에 속하는 식품은 지방이 주된 영양소로, 필수지방산 및 지용성비타민 흡수를 위해 섭취가 필요하며, 적은 양의 섭취로도 높은 에너지를 내는 특징이 있다. 간식이나 조리 시 사용하는 동식물성 기름, 고체성 기름(버터, 마가린), 견과·종실류, 드레싱 등이 해당된다. 지방군 식품 1교환단위는 지방 5 g으로 45 kcal의 에너지를 낸다. 지방군에 속하는 식품종류와 1교환단위의 중량 및 목측량은 표 1-5와 같다.

표 1-5 지방군의 식품들과 1교환단위량(에너지 45 kcal, 지방 5 g)

식품명		무게(g)	목측량
견과류	검정깨(건조)	8	
	검정깨(볶은 것)	8	1큰스푼
	들깨(건조)	8	1큰스푼
	들깨(볶은 것)	8	1큰스푼
	마카다미아(조미볶은 것)	8	3개
	브라질너트(건조)	8	2개
	브라질너트(조미볶은 것)	8	
	참깨(건조)	8	1큰스푼
	참깨(볶은 것)	8	1큰스푼
	땅콩(볶은 것)	8	8개(1큰스푼)
	아몬드(볶은 것)	8	7개
	잣	8	50알(1큰스푼)
	캐슈너트(조미볶은한 것)	8	5개
	피스타치오(볶은 것)	8	12개
	코코넛(건조)†	8	
	코코넛(볶은 것)†	8	
	피칸(건조)	8	
	피칸(조미볶은 것)	8	
	해바라기씨(건조)	8	
	호두(건조)	8	중 1.5개
	호박씨(건조)	8	
	호박씨(조미볶은 것)	8	
고체성 기름	땅콩버터	8	
	마가린†	5	1작은스푼
	버터†	5	1작은스푼
	쇼트닝†	5	1작은스푼
드레싱	라이트 마요네즈	15	1큰스푼
	마요네즈	8	
	사우전드 드레싱	15	
	프렌치 드레싱	15	

식품명		무게(g)	목측량
식물성 기름	들기름	5	1작은스푼
	미강유	5	1작은스푼
	아보카도유	5	
	옥수수기름유	5	1작은스푼
	올리브유	5	
	홍화씨기름	5	1작은스푼
	참기름	5	1작은스푼
	카놀라유	5	1작은스푼
	코코넛유†	5	
	콩기름	5	1작은스푼
	포도씨유	5	
	해바라기유	5	
기타	아보카도	30	
	올리브(절임)	30	7개
	코코넛밀크†	20	
	크림치즈†	15	

†1교환단위당 포화지방산 함량 2 g 이상

5) 우유군

우유군에 속하는 식품은 단백질, 지방, 유당 및 칼슘, 리보플라빈 등 다양한 무기질과 비타민이 들어있으며, 지방 함량에 따라 일반우유, 저지방우유로 분류한다. 일반 우유 1교환단위는 탄수화물 10 g, 단백질 6 g, 지방 7 g으로 125 kcal의 에너지가 함유되어 있으며, 저지방 우유는 탄수화물 10 g, 단백질 6 g, 지방 2 g으로 80 kcal의 에너지가 함유되어 있다. 우유군에 속하는 식품종류와 1교환단위의 중량 및 목측량은 표 1-6과 같다.

표 1-6 우유군의 식품들과 1교환단위량

(a) 일반 우유(에너지 125 kcal, 탄수화물 10 g, 단백질 6 g, 지방 7 g)

식품명	무게(g)	목측량
그릭요구르트†	100	1/2컵
두유(무가당)	200	1컵(1팩)
산양유†	200	
우유†	200	1컵(1팩)
유당분해우유†	200	
전지분유†	25	1/4
조제분유†	25	5큰스푼

†1교환단위당 포화지방산 함량 2 g 이상

(b) 저지방 우유(에너지 80 kcal, 탄수화물 10 g, 단백질 6 g, 지방 2 g)

식품명	무게(g)	목측량
저지방 우유	200	1컵(1팩)
액상요구르트(농후)	100	1/2컵
떠먹는 요구르트†	100	1/2컵
탈지분유	25	

6) 과일군

과일군에 속하는 식품은 탄수화물이 주된 영양소로, 생과일, 건과일, 통조림, 주스류가 포함된다. 과일군 1교환단위는 탄수화물 12 g으로 50 kcal의 에너지가 함유되어 있다. 과일군에 속하는 식품종류와 1교환단위의 중량 및 목측량은 표 1-7과 같다.

표 1-7 과일군의 식품들과 1교환단위량(에너지 50 kcal, 탄수화물 12 g)

식품명		무게(g)	목측량
생과일	금귤	50	6개
	대추	50	
	두리안	50	
	패션프루트*	50	
	단감*	80	대 1/3개

식품명		무게(g)	목측량
생과일	연시*	80	소 1개
	리치	80	5알
	망고	80	1/2개
	망고스틴	80	
	무화과	80	1개
	바나나	80	중 2/3개
	석류*	80	
	애플망고	80	
	앵두	80	
	체리	80	8알
	키위(골드)	80	중 1개
	키위(그린)	80	중 1개
	포도(청포도)	80	소 19알
	포도(거봉)	80	9알
	포도(샤인머스켓)	80	5알
	포도(켐벨)	80	
	귤	100	대 1개
	매실	100	중 6개
	배	100	대 1/5개
	복숭아(백도)*	100	대 1/2개
	복숭아(황도)*	100	
	블루베리*	100	
	블루베리(냉동)*	100	
	사과(부사)*	100	중 1/2개
	사과(아오리)	100	
	산딸기*	100	
	오렌지	100	대 1/2개
	용과	100	
	유자(과육)*	100	
	자두	100	대 1개
	참외*	100	대 1/2개
	파인애플*	100	

식품명		무게(g)	목측량
생과일	한라봉	100	
	딸기	150	중 7개
	멜론(머스크)*	150	1/10개
	복숭아(천도)*	150	소 2개
	살구*	150	
	수박	150	중 1쪽
	자몽	150	중 1/2개
	파파야*	150	
	방울토마토*	200	중 15개
	토마토*	250	대과 1개
건과일	곶감	15	소 1/2개
	대추(건조)	15	5개
	무화과(건조)*	15	3개
	바나나(건조)	15	5개
	블루베리(건조)*	15	
	자두(건조)	15	
	크렌베리(건조)	15	
	포도(건조)	15	1스푼
과일 통조림	귤(통조림)	70	
	블루베리(통조림)	50	
	백도(통조림)	70	
	황도(통조림)*	70	
	파인애플(통조림)	70	
	후르츠칵테일(통조림)	70	

*1교환단위당 식이섬유 2.5 g 이상

2. 식품교환표를 이용한 식단 작성법

식품교환표를 이용한 식단 작성법은 5단계로 나누어 볼 수 있다.

1단계: 영양 필요량 산정

총에너지와 탄수화물, 단백질, 지방의 필요량을 산정한다. 1일 필요 에너지는 연령, 성별, 활동량, 체중의 증감, 질병의 종류와 정도에 따라 결정된다. 1일 에너지필요량은 환자의 표준체중과 활동 정도에 따라 다르며, 임산부나 수유부는 요구되는 하루 에너지 필요량이 많으므로 계산한 에너지에 임신 주수에 따른 추가 에너지를 고려하여야 하며, 어린이 및 청소년은 성장을 고려하여야 한다. 에너지의 구성비는 일반 환자식의 경우 탄수화물 50~65%, 단백질 10~20%, 지방 15~30%의 비율에 따라 결정되며 질병의 종류와 정도, 개인의 기호 및 적응도를 고려하여 배분한다.

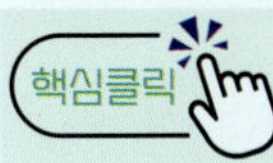

영양 필요량 산정

신장 160 cm, 체중 50 kg, 보통 활동을 하는 20세 여성

① 에너지 필요량 산정
- 표준체중 구하기 : 1.6 m×1.6 m×21 = 54 kg
- 비만도 알아보기 : (50−54)/54 = −7.4% (±10% 범위는 정상 체중임)
- 보통 활동을 위한 에너지 필요량 산정 : 50 kg×35 kcal = 1,750 kcal (약 1,800 kcal)

② 탄수화물, 단백질, 지방 필요량 산정
- 탄수화물 필요량 : 1,800 kcal×0.6 (60%)÷4 kcal = 270 g
- 단백질 필요량 : 1,800 kcal×0.17 (17%)÷4 kcal = 77.5 g
- 지방 필요량 : 1,800 kcal×0.23 (23%)÷9 kcal = 46 g

2단계: 식품군별 교환단위 수 결정

① 먼저 개인의 식성을 참고로 하여 우유군, 채소군, 과일군의 단위 수를 결정한다.
- 우유군: 1교환단위(1컵)
- 채소군: 6 또는 7교환단위
- 과일군: 2교환단위

② 잠정적으로 정한 우유군, 채소군, 과일군의 탄수화물, 단백질, 지방량을 계산한다.

③ 곡류의 교환단위를 결정한다: 우유군, 채소군, 과일군의 탄수화물, 함량을 합한 다음, 이 양을 처방된 탄수화물, 필요량에서 뺀다. 이렇게 계산된 탄수화물량을 곡류 1교환단위의 탄수화물, 함량인 23 g으로 나누어 곡류의 필요 교환단위를 결정한다.

④ 육류군의 교환단위를 결정한다: 우유군, 채소군, 곡류군의 단백질 함량을 합하여 처방된 단백질 함량에서 뺀 다음, 육류 1교환단위의 단백질량인 8 g으로 나누어 육류의 교환단위를 결정한다.

⑤ 지방의 교환단위를 결정한다: 우유군과 육류군의 지방 함량을 합하여 처방된 지방 함량에서 뺀 다음, 지방군 1교환단위의 지방량인 5 g으로 나누어 교환단위를 결정한다.

3단계: 끼니별 교환단위 수 분배

하루에 필요한 총교환단위를 하루 세 끼와 간식으로 분배한다.

4단계: 식품교환표를 활용한 식품 선택

식품교환표를 이용하여 질병의 종류와 기호에 따라 식품을 선택한다.

표 1-8 식품교환표를 이용한 계산의 예

[에너지 1,800 kcal, 탄수화물 270 g(60%), 단백질 77 g(17%), 지방 45 g(23%)]

식품군		교환단위 수	탄수화물(g)	단백질(g)	지방(g)	에너지(kcal)
우유군		1	10	6	7	125
채소군		7	21	14		140
과일군		2	24			100
곡류군		9	207	18		900
어육류군	저지방	2		16	4	100
	중지방	3		24	15	225
지방군		4			20	180
합계			262	78	46	1,770

표 1-9 1,800 kcal의 끼니별 교환단위 수 배분의 예

끼니 \ 식품교환군	곡류군	어육류군		채소군	지방군	우유군	과일군
		저지방	중지방				
아침	2		1	2	1		
점심	3	1	1	2.5	1		
간식	1				1	1	1
저녁	3	1	1	2.5	1		1
총교환단위 수	9	2	3	7	4	1	2

5단계: 조리법을 결정하여 식단 완성

식품의 종류와 허용되는 기름의 양에 맞게 조리법을 결정하여 식단을 완성한다.

표 1-10 1,800 kcal 식단 작성의 예

	1일 총교환단위 수	끼니별 배분			
		아침	점심	간식	저녁
곡류군	9	2 현미밥 2/3공기	3 보리밥 1공기	1 호밀빵 1조각	3 보리밥 1공기
어육류군	5	1 달걀찜 55 g	2 두부조림 80 g 불고기 40 g		2 닭구이 40 g 동태조림 50 g
채소군	7	2 오이볶음 70 g 콩나물 70 g	2.5 호박전 70 g 무생채 무 70 g 당근 30 g		2.5 실파 30 g 시금치나물 70 g 가지볶음 70 g
지방군	4	1 참기름 5 g	1 식용유 5 g	1 버터 5 g	1 식용유 5 g
우유군	1			1 우유 1컵	
과일군	2			1 사과 1/2개	1 딸기 150 g
완성 식단		현미밥 뭇국 달걀찜 오이볶음 콩나물 김치	보리밥 된장찌개 불고기 두부조림 호박전 무생채 김치	토스트 우유 사과	보리밥 실파국 닭구이 동태조림 시금치나물 가지볶음 딸기

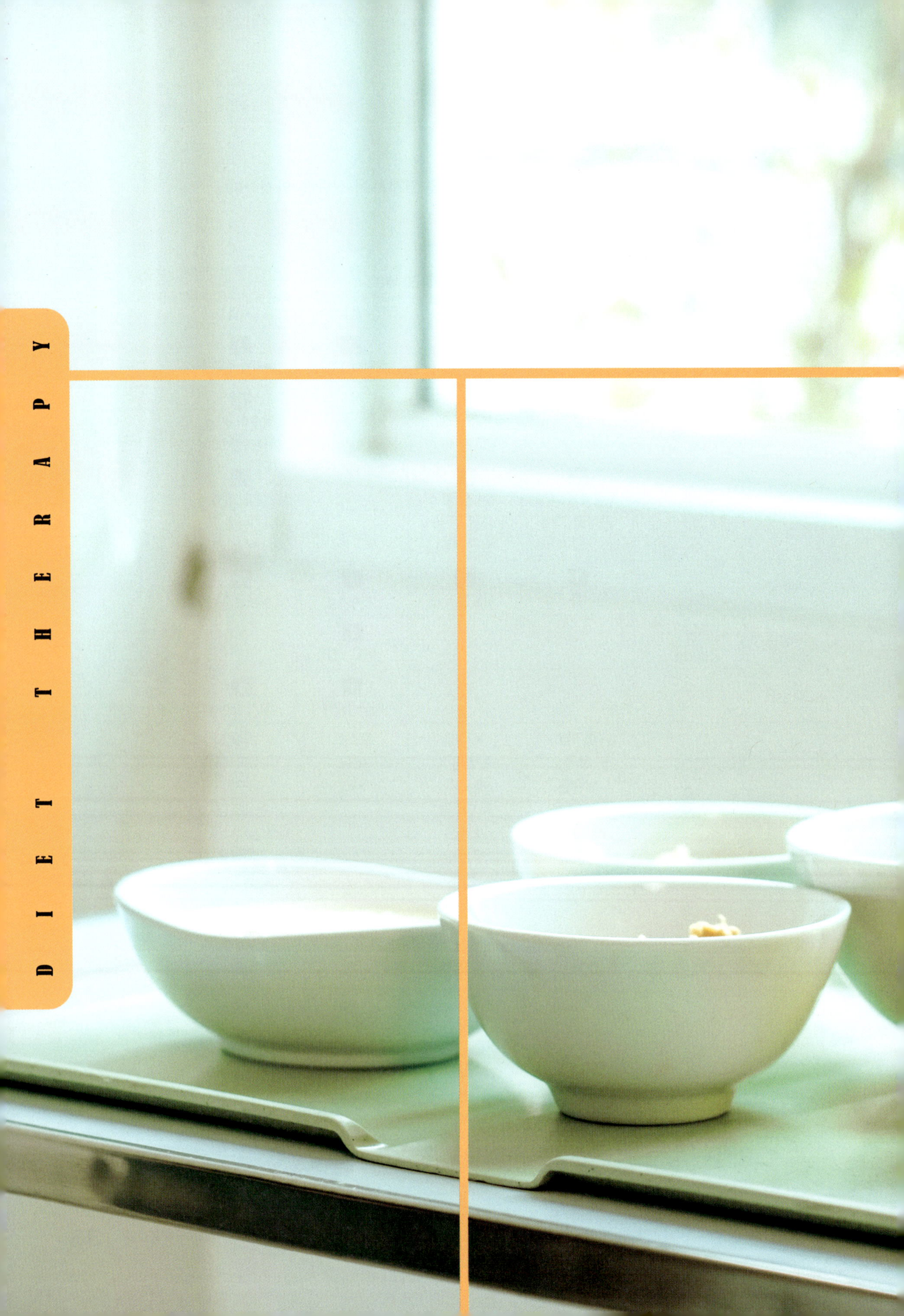
DIET THERAPY

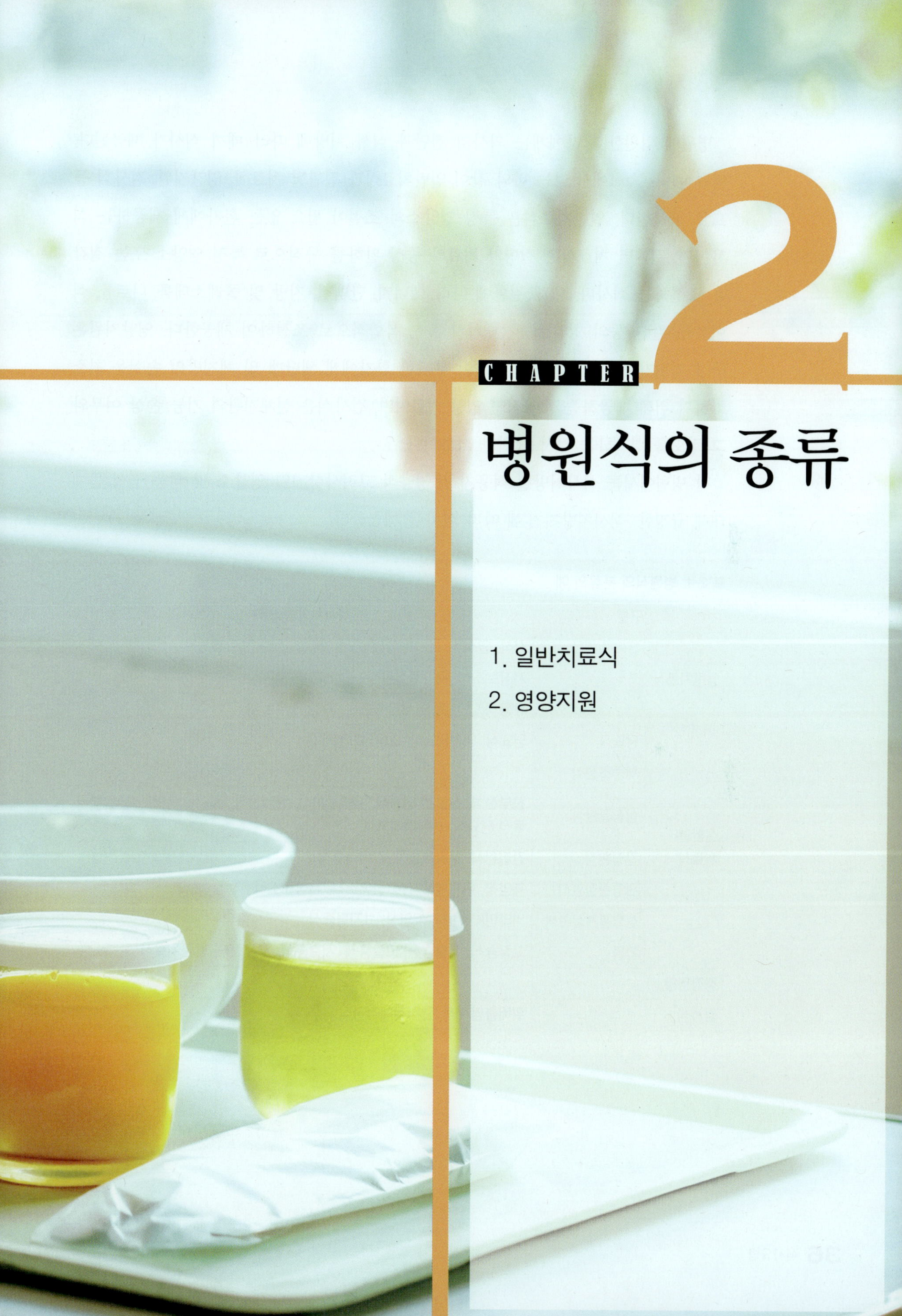

CHAPTER 2

병원식의 종류

1. 일반치료식
2. 영양지원

병원에 입원한 환자에게는 의사의 진단과 식사 처방에 따라 매끼 식사가 제공된다. 병원식은 표 2-1에서 보는 바와 같이 일반치료식과 질환별 치료식, 영양지원, 검사식 등으로 구분한다. 일반치료식은 특정 영양소의 조절이 필요 없는 환자에게 제공하는 식사이며, 질환별 치료식은 질병의 치료와 증상 완화를 목적으로 특정 영양소 또는 질감을 조절하는 식사다. 대개 질환에 따라 에너지, 단백질, 지방 및 콜레스테롤, 나트륨, 식이섬유, 칼슘 등의 영양소를 한 가지 혹은 복합적으로 조절하여 제공한다. 영양지원은 구강 섭취가 불가능하거나 섭취량이 부족한 환자에게 체단백 및 체지방의 손실을 최소화하기 위해 제공하는 적극적인 영양 치료이며, 검사식은 신체기관의 기능 손상 여부와 그 정도를 평가하는 검사를 위한 식사이다.

각 병원에서는 식사처방별 적용지침, 영양적 고려사항, 1일 영양소 및 식품 구성 등에 대해 규정한 '식사처방지침'에 따라 식사를 제공한다.

표 2-1 병원식의 분류의 예

구분		식사처방명의 예
일반치료식		상식, 연식
		저작보조식, 위장관질환식
		유동식(일반유동식, 맑은 유동식, 구강외과 유동식)
질환별 치료식	당뇨식	당뇨식, 임신당뇨식, 소아당뇨식
	체중조절식	
	신장질환식	신부전식, 신부전 당뇨식, 혈액투석식, 혈액투석 당뇨식, 복막투석식, 복막투석 당뇨식, 신장이식후식
	간질환식	간질환식, 구리제한식, 간이식후식
	위장관질환식	궤양식, 위절제후식, 고섬유소식, 저섬유소식
	심혈관계질환식	비타민K제한식, 저염식, 고지혈증식
	기타	고칼슘식, 저칼슘식, 고칼륨식, 저칼륨식, 저퓨린식, 항암치료식
경장영양		
검사식		위배출검사식, 연하장애검사식

1. 일반치료식

1) 상식

상식(general diet)은 영양소의 제한이나 증가 또는 식사의 형태를 변경할 필요가 없는 환자에게 제공하며, 밥을 주식으로 하는 식사이다. 환자 개인의 성별, 연령, 체중을 고려하여 병상생활에 적합한 에너지와 영양소를 공급하여 영양상태를 유지 혹은 개선하는 데 목적이 있다.

균형 잡힌 식사를 통해 한국인의 영양소 섭취기준을 충족할 수 있도록 한다. 기호조사나 잔식조사 또는 개인 면담을 통하여 환자 개개인의 기호뿐 아니라, 입맛의 변화와 식욕부진을 고려하여 환자의 식사 섭취율을 높이도록 식단을 구성한다. 짜고 매운 자극적인 음식은 피하고 건강에 도움이 되는 식단을 작성한다.

표 2-2 상식의 영양 기준량 예시

에너지(kcal)	탄수화물(g)	단백질(g)	지방(g)
2,050	305(60%)	80(16%)	55(24%)

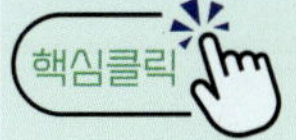

상식 식단 작성 시 유의사항

- 여섯 가지 식품군이 골고루 제공되도록 한다.
- 재료가 중복되지 않도록 한다.
- 조리법이 중복되지 않도록 한다.
- 재료의 색이나 모양이 중복되지 않도록 한다.
- 가능한 한 제철에 나는 식품을 이용한다.

2) 연식

연식(soft diet)은 죽을 주식으로 하고, 소화되기 쉽고 부드럽게 조리한 음식으로 구성하며, '죽식'이라고도 한다. 수술 후 회복기 환자에게 유동식에서 상식으로 진행하는 중간 단계의 식사로 사용되거나 위장 장애로 소화 기능이 저하된 환자, 치아가 좋지 않은 환자나 급성 감염으로 소화·흡수가 어려운 환자에게 적용한다.

에너지는 정상 식사에 비해 적지만 다른 영양소는 권장량에 충족하도록 계획한다.

죽과 반찬의 영양밀도가 낮아 에너지와 영양소 섭취량이 부족한 경우, 간식과 식사 횟수를 늘려 보충할 수 있다.

표 2-3 연식의 영양 기준량 예시

에너지(kcal)	탄수화물(g)	단백질(g)	지방(g)
1,650	240(58%)	70(17%)	45(25%)

표 2-4 연식의 허용 식품과 제한 식품

식품 종류	허용 식품	제한 식품
곡류	각종 죽 종류, 흰 빵, 국수, 오트밀, 감자, 고구마	
육류	기름기가 적고 연한 쇠고기, 닭고기 또는 돼지고기, 생선, 달걀, 두부, 알갱이 없는 땅콩버터	질긴 육류, 기름기 많은 육류
채소류	부드럽게 익힌 채소, 상추, 양상추, 토마토	생채소(양상추 등 부드러운 채소 제외), 브로콜리 등 가스 형성 채소
과일류	과일통조림, 으깬 과일, 과일젤라틴, 바나나	생과일, 말린 과일(건포도, 곶감, 대추)
지방	버터, 마가린, 크림, 샐러드드레싱, 식용유	향이 강한 샐러드드레싱, 땅콩, 코코넛
우유 및 유제품	우유, 요구르트, 아이스크림, 생크림	견과류나 과일이 함유된 아이스크림이나 요구르트
기타		고춧가루, 겨자, 카레가루

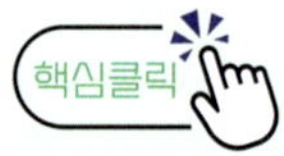

연식 조리 시 유의사항

- 죽의 곡류와 물의 비율은 1:6~7 정도이다.
- 고춧가루, 겨자, 카레가루 등 강한 향신료의 사용은 피한다.
- 파, 마늘, 후추 등의 강한 양념을 제한한다.
- 튀김이나 기름진 음식은 피한다.
- 결합조직이 많아 질긴 육류는 제한한다.
- 식이섬유 함량이 높은 채소는 피한다(죽순, 우엉, 도라지 등).
- 배추김치, 총각김치 대신 물김치, 나박김치로 제공한다.
- 장조림이나 참기름, 간장을 이용한다.

3) 저작보조식

저작보조식은 치아 문제 등으로 씹기 어려운 환자가 씹지 않고 삼킬 수 있도록 제공되는 식사로, 환자 개개인의 적응도에 따라 다지거나 으깬 음식으로 제공한다. 대부분의 식품을 다져서 촉촉하고 부드러운 상태로 제공하며, 치아 상태가 좋지 않거나 씹을 수 없을 만큼 쇠약한 환자, 신경 기능 장애, 식도나 구강 및 인두의 장애가 있는 사람들에게 적용한다. 그러나 만일 식사 도중에 기침, 호흡 곤란, 목소리 변화, 입안에 음식물이 한동안 남아 있으면 씹는 것뿐만 아니라 삼키는 데도 문제가 있을 수 있으므로 연하 기능에 대한 평가가 필요하다.

표 2-5 저작보조식의 허용 식품의 예

식품 종류	허용 식품
곡류	진밥, 죽, 흰 빵, 크림수프
어육류	맑은 고깃국물, 다진 육류를 촉촉하게 조리한 것, 얇게 썬 생선, 달걀,
채소류	부드럽게 익힌 채소
우유 및 유제품	우유, 두유, 요거트, 아이스크림(과육이나 견과류 없는 것)
과일	익히거나 통조림한 과일(씨, 껍질 제외), 잘 익은 바나나, 주스
후식류	젤라틴, 셔벗, 커스터드, 푸딩

표 2-6 저작보조식의 식단 예

아침	간식	점심	간식	저녁	간식
흰죽 미역국(쇠고기 다져서) 달걀두부찜 호박나물(다져서) 나박김치 국물 참기름, 간장	우유 사과 간 것	흰죽 뭇국(무 : 곱게 채 썰어) 가자미조림 시금치나물(다져서) 동치미 국물 참기름, 간장	카스텔라	채소죽 숙주나물(다져서) 마파두부(쇠고기 다져서) 동치미 국물	바나나

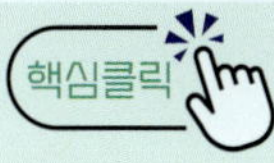

저작보조식 식단 작성 시 유의사항

- 모든 식품을 다지거나 으깨어 부드럽게 제공한다.
- 삼키기 쉽도록 우유, 국 국물, 물 등을 추가해 부드럽게 조리한다.
- 입천장에 달라붙는 음식은 피한다.
- 자극적인 음식은 제한한다.
- 지방, 설탕, 꿀 등을 첨가하여 에너지를 증가시킬 수 있다.

치아가 전혀 없거나 구강 내 염증이나 궤양으로 통증이 심할 때, 식도나 구강의 수술이나 방사선 치료 후, 뇌수술이나 뇌혈관 질환으로 씹는 데 어려움이 있는 환자는 체에 거르거나 으깨어 농축시킨 반고형 상태나 액체 상태의 음식을 제공한다. 자극성이 있거나 끈적거리는 음식은 제한하는 것이 좋고, 충분한 에너지 공급을 위하여 지방, 설탕, 꿀 등을 첨가하기도 한다.

이 식사는 환자의 식사량이 충분하면 1일 영양소 권장량에 부족하지 않으므로 환자의 섭취 정도를 유의해서 살피고, 부족하다면 영양보충제품(고에너지·고단백 유동식 제품)을 제공하도록 한다. 경우에 따라서는 빨대를 이용할 수도 있다.

4) 일반유동식

일반유동식(full liquid diet)은 고형 식품을 소화하기 어려운 환자에게 위장관의 자극을 최소한으로 하고 쉽게 소화, 흡수될 수 있도록 상온에서 액체 또는 반고형 상태의 식품을 제공하는 것이다. 이 식사는 씹거나 삼키거나 소화가 어려운 사람들에게 적용하며, 수술 후 또는 정맥영양에서 연식으로 이행하기 전 단계의 환자, 식도나 위장에 협착 또는 위장염이 있는 환자, 얼굴이나 목의 수술 환자에게 적용하는 식사이다.

미음과 같이 소화하기 쉬운 액상음식, 수프류, 우유 및 유제품, 달걀, 채소주스나 과일주스 등으로 구성한다. 칼슘과 비타민 C를 제외한 다른 영양소가 부족하기 쉬우므로 될 수 있는 대로 빨리 고형식으로 이행하도록 하며, 만일 3일 이상 필요하면 영양보충제품 등을 통해 영양소 섭취량이 부족하지 않도록 한다.

표 2-7 일반유동식의 영양 기준량 예시

에너지(kcal)	탄수화물(g)	단백질(g)	지방(g)
1,100	160(57%)	50(17%)	30(26%)

표 2-8 일반유동식의 허용 식품

식품 종류	허용 식품
곡류	미음 (조미음, 잣미음, 우유를 넣은 미음 등), 국 국물, 크림수프
어육류	국물 또는 수프의 재료로 사용 수란, 커스터드, 푸딩, 일식 달걀찜(소금, 멸치국물만 사용)

식품 종류	허용 식품
우유 및 유제품	우유, 액상 요거트(과일 넣지 않은 것), 아이스크림, 커스터드, 밀크셰이크, 생크림
채소류	채소주스
과일류	각종 과일주스, 셔벗, 젤라틴 젤리
음료	보리차, 홍차, 유자차(건더기 없이), 인삼차, 꿀차 등

표 2-9 일반 유동식 식단의 예 (단위 : mL)

아침		점심		저녁	
조미음	200	조미음	200	잣미음	200
플레인 요구르트	110	크림수프	200	오렌지주스	200
사과주스	250	커스터드	160	우유	200
육즙	200	영양보충음료	250		

5) 맑은 유동식

맑은 유동식(clear liquid diet)은 위장관을 자극하지 않고 쉽게 소화되고, 최소한의 잔사를 남기게 하는 맑은 음료로 구성한다. 장 검사, 수술, 급성 위장 장애, 심하게 쇠약하거나 정맥영양에서 구강 섭취를 처음 시작하는 환자 중 연하곤란이 없는 경우에 적용할 수 있다. 주로 탄수화물과 수분으로 구성되어 에너지와 단백질, 기타 다른 영양소가 모두 부족하므로 하루 이상 사용하지 않도록 한다. 만일 장기간 제공해야 하면 경장영양이나 정맥영양 등 영양집중지원 적용을 고려한다.

표 2-10 맑은 유동식의 허용 식품

구분	허용 식품
국	기름기 없는 맑은 국 국물, 기름기 없는 맑은 육즙
음료	맑은 과일주스(토마토주스, 넥타 제외), 탄산음료, 맑은 미음
차	보리차, 녹차, 홍차, 인삼차
기타	설탕, 꿀, 젤라틴

표 2-11 맑은 유동식의 식단 예 (단위 : mL)

아침		점심		저녁	
조미음	300	조미음	300	조미음	300
맑은 채소국 국물	100	오렌지주스	200	기름기 없는 육즙	100
사과주스	200			포도주스	200

6) 구강외과식

구강외과식(diet for oral & maxillofacial surgery)은 치아, 악골, 구강 연부에 염증성 질환이 있거나 이 부위 외상·수술 또는 시술을 받아 씹기 어렵거나 입을 벌릴 수 없는 환자에게 빨대를 통해 섭취할 수 있는 액체 음식으로 구성하며, '고에너지 고단백 유동식(high-protein high-calory liquid diet)'이라고도 한다. 액체 음식은 영양밀도가 낮아 3회의 식사만으로 충분한 영양공급이 어려울 수 있으므로 간식을 추가로 제공하여 잦은 섭취를 통해 영양요구량을 충족할 수 있도록 한다.

표 2-12 구강외과 유동식의 영양 기준량 예시

에너지(kcal)	탄수화물(g)	단백질(g)	지방(g)
1,650	225(55%)	75(18%)	50(27%)

표 2-13 구강외과 유동식의 식단 예 (단위 : mL)

아침		점심		간식		저녁	
고구마수프	100	완두콩수프	100	밀크셰이크	100	감자수프	100
고단백영양보충제품	200	고단백영양보충제	200			영양미숫가루	100
우유	200	고단백라떼	100			채소주스	145

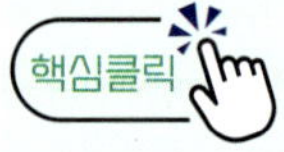

구강외과식 식단 작성 시 유의사항

- 에너지와 단백질의 섭취를 늘리기 위해서 물 대신 우유, 크림, 육즙을 이용하고, 치즈가루, 우유, 달걀, 버터 등을 첨가하여 식단을 작성한다.
- 치아에 잔여물이 끼지 않도록 음식을 고운 체에 걸러서 만든다.
- 빨대로 빨아올릴 수 있는 농도의 음식으로 구성한다.
- 입안의 화상을 예방하기 위하여 뜨겁지 않게 제공한다.
- 자극적인 음식은 제한한다.
- 액상의 상업용 영양보충제품을 활용한다.
- 영양요구량을 충족할 수 있도록 식사와 간식으로 구성한다.

알아두기

검사식에 대해 알아봅시다

- 위배출기능검사식: 위 연동운동 기능의 손상이나 무력증 등을 알아보기 위해 액체 또는 고체의 음식을 섭취하고 위에서 배출되는 시간을 측정한다. 방사성 동위원소를 첨가한 달걀을 식빵, 주스와 함께 섭취하고 검사를 시행한다.
- 연하장애검사식: 연하장애의 진단을 위해 가장 많이 사용하는 검사 방법은 비디오투시연하검사(video-fluoroscopic swallowing study, VFSS)이다. 연하장애의 증상이 있거나 흡인성 폐렴이 자주 발생하는 사람, 정맥영양이나 경장영양 중이던 환자가 구강 섭취를 시작하기 전에 연하장애의 원인을 알아내고, 치료 계획을 세우기 위해 시행한다. 검사방법은 바륨을 섞은 음식을 삼키는 과정을 투시 장비에 연결한 녹화장치를 통해 녹화하여 분석한다. 검사식은 정해진 것은 아니나 적어도 3가지 이상 농도(consistency)의 음식에 바륨을 섞어서 준비하며, 대상 음식과 양 등은 검사실의 지침에 따라 달라질 수 있다.

출처: 대한연하장애학회(2017), 연하장애, 군자출판사

2. 영양지원

영양지원(nutrition support)은 질병이나 수술로 인해 구강으로 음식을 섭취할 수 없거나 영양불량이 있을 때 적극적인 영양공급을 위하여 사용하는 방법이다. 영양소를 위장관으로 공급하는 경장영양과 정맥을 통하여 공급하는 정맥영양의 방법이 있다.

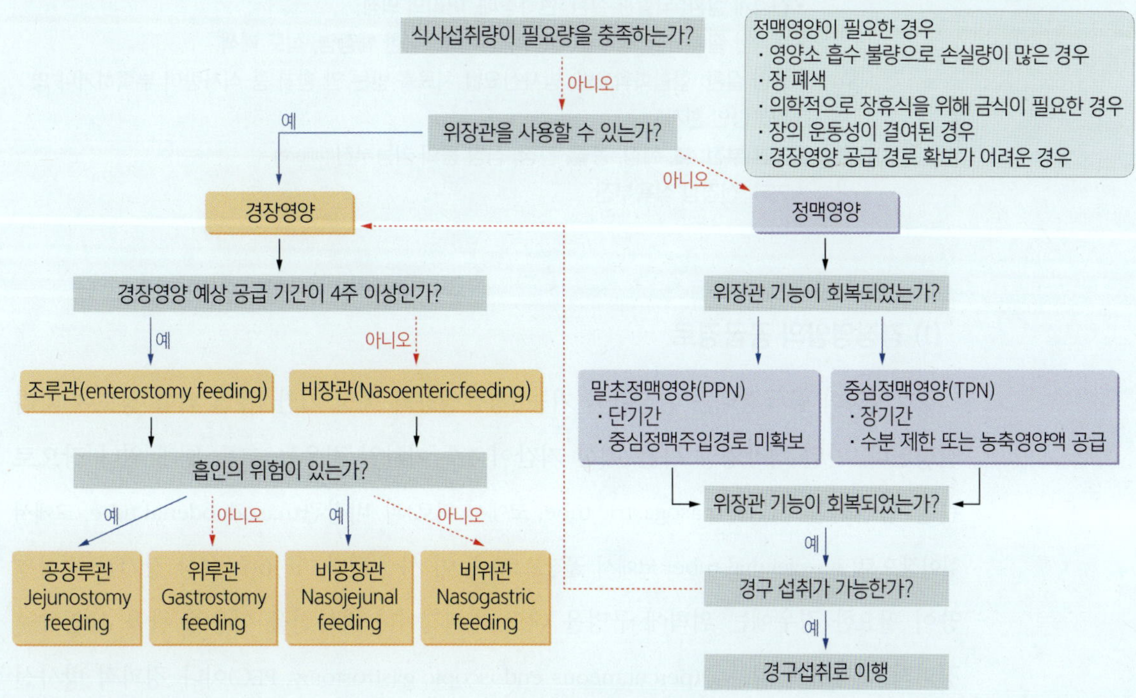

그림 2-1 영양지원 방법 선택

1) 경장영양

경장영양(enteral nutrition)은 장을 이용한 영양공급을 의미하는 것으로, 넓은 의미로는 구강으로 음식물을 섭취하는 구강 섭취와 급식관(feeding tube)을 이용하는 경관급식(tube feeding)을 포함한다. 그러나, 일반적으로 경장영양은 급식관을 이용해 위나 장으로 직접 영양공급을 하는 경장영양(경관급식)을 의미하며, 환자의 체단백 손실을 막고 체중과 체조직의 감소를 최소화하기 위하여 사용된다. 경장영양은 위장으로 영양공급을 유지하여 위장 점막의 위축과 박테리아의 전이를 방지할 수 있으므로 최소한의 위장 기능이 남아 있으면 경장영양을 우선적으로 고려한다. 장내 박테리아가 위장 점막의 상피세포를 통해 문맥이나 림프계로 전이되면, 패혈증과 다른 장기의 이상을 초래할 수 있다. 경장영양은 소화·흡수 기능이 가능한 소장이 최소 60~100 cm 정도만 있어도 가능하므로 소화관으로의 영양공급이 금지되는 경우를 제외하고 위장관을 이용하는 경장영양을 우선적으로 고려한다.

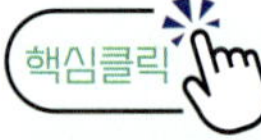

경장영양의 적용 고려 대상

- 대사 항진: 개복수술, 패혈증, 화상, 장기 이식, 후천성 면역결핍증
- 신경계 질환: 뇌혈관 질환, 연하장애, 머리의 외상
- 위장관 질환: 단장증후군, 장 누공(fistula), 심한 췌장염, 식도 폐색
- 종양 질환: 항함화학요법, 방사선요법 치료를 받는 암 환자 중 식사량이 부족하거나 영양불량인 환자
- 기관 부전: 폐, 췌장, 콩팥, 간장, 심장 등의 기능부전(failure)
- 기타: 신경성 식욕부진

(1) 경장영양의 공급경로

경장영양의 공급경로는 위장관의 기능, 경장영양의 예상 기간, 흡인 위험 정도에 따라 결정된다. 만일 경장영양 사용 예상 기간이 4주 이하일 경우는 코를 통해 위나 장으로 관을 삽입하는 비위관(nasogastric tube, 코에서 위로)과 비장관(nasoduodenal tube, 코에서 십이장으로; nasojejunal tube, 코에서 공장으로) 등이 사용된다. 4~6주 이상 장기간 경장영양이 필요한 경우에는 위벽에 구멍을 내고 내시경이나 방사선을 이용해 관을 삽입하는 경피적 내시경적 위루술(percutaneous endoscopic gastrostomy, PEG)이나 경피적 방사선

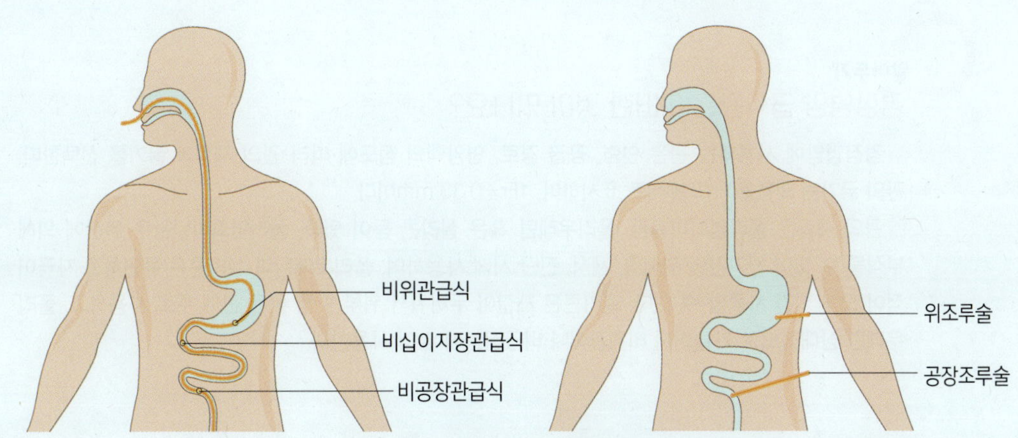

그림 2-2 경장영양의 공급경로

위루술(percutaneous radiologic gastrostomy)을 사용하거나, 직접 수술로 위나 장에 관을 삽입하는 위루술(gastrostomy), 공장루술(jejunostomy) 등의 방법을 사용한다.

표 2-14 경장영양 공급경로의 비교

경장영양 공급경로	장점	단점
비위관	• 수술이나 절개가 필요 없다. • 관의 삽입과 위치 확인이 쉽다. • 펌프 없이 볼루스 주입으로 공급 가능하다.	• 환자가 움직이면 관이 빠지기 쉽다. • 코, 목, 식도에 염증이 생길 수 있다. • 흡인의 위험이 높다.
비장관	• 수술이나 절개가 필요 없다. • 흡인의 위험이 낮다. • 위급식에 적응하지 못하는 경우 이용한다.	• 관의 삽입과 위치 확인이 어렵다. • 지속적주입법으로 공급해야 하므로 주입 펌프(feeding pump)가 필요하다.
위조루술	• 펌프 없이 볼루스 주입이 가능하다. • 공장조루술보다 삽입이 쉽다.	• 흡인의 위험이 있다.
공장조루술	• 흡인의 위험이 적다. • 폐색, 누공 또는 다른 임상 증상에 의해 위로 경장영양이 금지될 때 적용한다.	• 삽입이 어렵다. • 지속적 주입을 위해 주입 펌프가 필요하다.

알아두기

경장영양 급식관은 어떠한 것이 있나요?

경장영양에 사용되는 관은 연령, 공급 경로, 영양액의 점도에 따라 관의 재질과 굵기를 선택한다. 관의 굵기는 외경을 Fr(프렌치)로 표시하며, 1Fr=0.33 mm이다.

관의 재질은 폴리염화비닐관, 폴리우레탄 혹은 실리콘 등이 있다. 폴리염화비닐관은 위산에 의해 부식될 수 있어 단기간의 위배출, 세척, 진단 시에 사용하며, 폴리우레탄과 실리콘은 유연하고 자극이 적어 오랜 기간 사용할 수 있다. 실리콘은 재질이 두꺼워서 위루관 등 굵은 관에 주로 사용하고, 폴리우레탄 상대적으로 가늘어서 비위관이나 비공장관에 많이 사용한다.

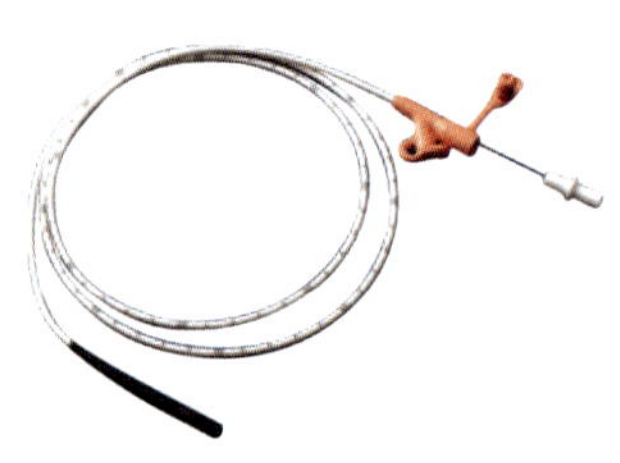

급식관(비위관/비공장관)
Y-연결기(Y-port)가 있어 약물 주입과 관세척이 용이하고, X-ray 촬영 시 관의 위치 파악을 위하여 끝부분이 방사선을 투과하지 않는 물질로 코팅되어 있다. 또한 급식관의 내부에는 가는 철사(stylet)가 있어서 관의 삽입에 도움이 된다.

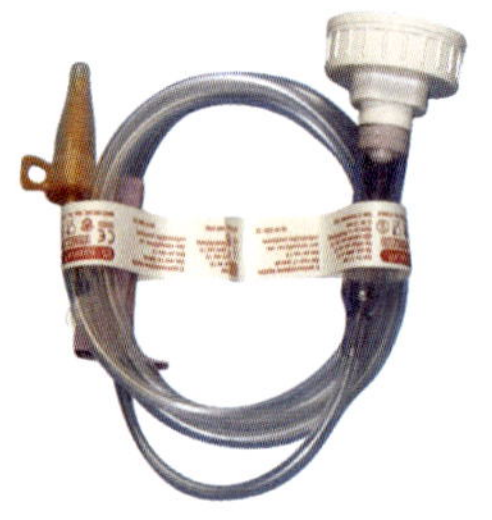

경장영양용 급식관(feeding tube)
Feeding pump를 사용하지 않는 경우 이용한다.

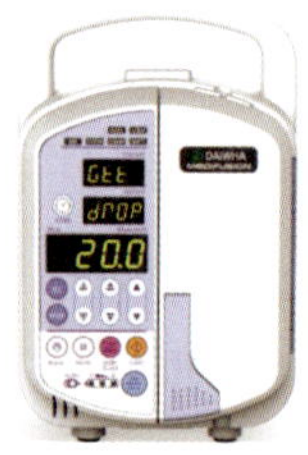

경장영양펌프
지속적 주입 시 일정한 속도로 경장영양액을 주입하기 위해 사용한다. 제품에 따라 관이 막혔을 때 알람 기능 등 안전을 위한 기능이 있다.

그림 2-3 경관급식 도구들

(2) 경장영양액의 종류

영양액은 환자의 영양 상태와 영양소의 흡수 능력, 경관급식 경로 등에 따라 신중하게 검토하여 사용한다. 또한 합병증이 발생하지 않고, 가장 경제적으로 영양적·의학적 목적을 달성할 수 있어야 한다. 대부분의 환자는 표준영양액을 사용하나 위장관의 기능이 손상되어 소화·흡수가 어려운 환자는 가수분해 영양액을 사용한다. 이외에도 환자의 임상 증상에 따라 에너지, 단백질, 무기질, 섬유소, 수분 등을 조절하거나 면역 기능 강화를 목적으로 하는 질환별영양액이 상용화되어 있다.

① 혼합영양액(blenderized formula): 상업용 경장영양액이 개발되기 전에 주로 사용하

던 방법으로, 주로 액상 식품을 혼합하여 급식관을 통해 공급할 수 있도록 제조한 영양액이다. 제조나 보관과정에서 오염되기 쉽고, 영양소 함량과 농도를 일정하게 제조하기 어렵다. 상업용 제품에 비해 농도가 진해서 12Fr 이상의 굵은 급식관을 사용해야 한다. 최근 외국에서는 영양소 외에 생리활성물질의 공급을 위해 식품을 직접 갈아서 혼합하여 상업적인 방법으로 생산한 혼합영양액(blenderized formula)이 판매되고 있으며, 소화·흡수 기능이 정상이고, 의학적으로 안정기 환자에게 사용할 수 있다.

② 표준영양액(standard formula): 대사적 질환이 없어 영양소의 조정이 필요하지 않은 환자에게 적용되며 경구 섭취용으로도 사용할 수 있는 제품도 있다. 시판되는 영양액은 대부분 삼투압이 300 mOsm/kgH_2O의 등장성 영양액이며, 1 kcal/mL를 함유하고 있다. 탄수화물은 말토덱스트린의 형태로 공급되며, 대개 유당은 포함하지 않는다. 단백질 급원은 카제인이나 유청 단백질, 대두 단백 등이 사용되고, 지방은 대두유, MCT oil, 옥수수유가 이용된다.

③ 가수분해영양액(hydrolyzed formula): 탄수화물과 단백질을 부분 혹은 완전 가수분해한 형태로 포함하며, 지방은 포함하지 않는 경우가 많다. 영양소의 소화·흡수에 장애가 있는 염증성 장질환, 패혈증, 췌장 및 담즙 분비 장애, 극심한 영양불량, 단장증후군 등의 환자에게 사용한다. 대개 1 kcal/mL를 함유하고 있으나 삼투압이 높아 복부 팽만감, 메스꺼움, 구토, 설사, 탈수 등의 증상이 나타날 수 있으므로 주의가 필요하다.

④ 질환별영양액(special formula): 질환에 따라 영양소의 조성을 변화시킨 것으로 당뇨병이나 콩팥 질환자, 중환자를 위한 영양액 등이 개발되어 시판되고 있다.

- 농축 경장영양액: 수분 제한이 필요한 심장, 콩팥, 간질환 환자에게 적용하며 삼투압은 400~700 mOsm/kgH_2O 정도이고, 1.5~2.0 kcal/mL를 함유한다.
- 고단백 경장영양액: 단백질 필요량이 큰 화상, 외상, 패혈증 등의 환자에게 적용하며, 단백질 함량이 20% 이상이다.
- 혈당 조절 경장영양액: 당뇨병이나 혈당 조절이 잘 안 되는 사람의 혈당 개선을 목적으로 탄수화물 함량은 낮고, 단일불포화지방산을 비롯한 지방 함량이 높다. 표준경장영양액에 비해 식이섬유 함량이 높다.

- 콩팥 질환 경장영양액: 투석 전 만성콩팥병 환자용은 콩팥 기능 손상의 진행을 지연시키기 위해 단백질 섭취 제한이 권장되고, 투석 치료를 시작한 후에는 단백질 필요량은 증가하고, 수분이나 전해질 제한이 필요할 수 있다. 이를 반영하여 투석 전 만성콩팥병 환자용과 투석 환자용 제품이 있다. 수분의 축적을 막기 위하여 1.5~2.0 kcal/mL로 농축한 형태로 구성하여 삼투압이 높다.
- 면역 강화 경장영양액: 중환자나 수술 등의 스트레스 상태에 있는 환자의 면역 기능 개선을 위하여 아르기닌, 글루타민, 뉴클레오티드, 오메가-3 지방산와 비타민 등을 첨가한 영양액이다.

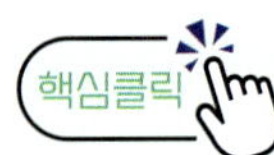

경장영양액을 선택할 때 고려할 사항

- 환자의 영양요구량을 고려한다.
- 환자의 소화·흡수 기능을 고려한다.
- 에너지와 단백질을 비롯한 영양액의 영양소 함량을 고려한다.
- 나트륨, 칼륨, 인 함량을 고려하되, 특히 심폐기능이나 신장, 간 기능의 부전 여부와 손상 정도를 고려한다.
- 영양액의 비용 효과적 측면을 고려한다(질환별 또는 가수분해 경장영양액을 적용해야 하는지 검토한다).
- 환자의 순응도를 고려한다.

출처: Krause's Food and the nutrition care process, 14th ed. 2017; p.214

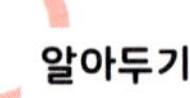

알아두기

시판 경장영양액의 종류와 영양소 구성의 예 (1,000mL 기준)

종류	에너지 (kcal)	탄수화물 (g)	단백질 (g)	지방 (g)	C:P:F ratio	비고
뉴케어300TF	1,000	142.5	40	30	57:16:27	표준경장영양액
케어웰1.5플러스 RTH	1,500	195	70	50	51:19:30	농축경장영양액
그린비아 당뇨솔루션	1,000	107	50	46	40:20:40	혈당조절
그린비아 이뮨포르테	1,000	115	60	35	46:24:30	면역 강화, 고단백
뉴케어 인텐시브	1,000	122.5	60	30	49:24:27	면역강화, 고단백
그린비아RD	2,000	290	40	80	57:8:35	비투석 환자용
그린비아RD+RTH	1,500	181.3	65	57.5	45:18:37	투석 환자용

*RTH, Ready-to-Hang: 영양액이 feeding bag에 포장되어 있어 별도의 feeding bag에 옮기지 않고 사용 가능

⑤ 단일 영양소 보충제(module): 경장영양액의 영양 성분이나 에너지를 증가시키기 위해 사용하는 단일 영양소 제재이다. 탄수화물 보충제, 단백질 보충제, 지방 보충제, 섬유소 보충제 등이 상품화되어 있으며 한 가지 혹은 여러 가지를 첨가할 수 있다.

(3) 경장영양액의 주입방법

경장영양액의 주입방법은 공급 경로, 위장관의 기능 정도와 경장영양액의 종류, 환자의 활동 정도와 안정도에 따라 결정한다. 적절한 주입방법을 선택함으로써 경장영양으로 인한 기계적, 대사적, 위장관 합병증을 예방하고 영양 지원 목적을 효과적으로 달성할 수 있다.

① 지속적 주입(continuous feeding): 볼러스나 간헐적 주입처럼 빠른 주입 속도에 적응하기 어려운 중환자나 소장까지 급식관을 삽입한 환자에게 사용하는 방법으로, 경장영양 주입용 펌프나 중력을 이용하여 18~24시간에 걸쳐 일정한 속도로 천천히 주입한다. 위 내 잔여량을 최소화하여 흡인 위험이 낮고, 혈당 상승과 같은 대사적 문제를 줄일 수 있으나 환자의 이동을 제한할 수 있고 펌프 등 장비가 필요하다.

② 간헐적 주입(intermittent feeding): 지속적 주입과 볼러스 주입의 중간 정도의 속도로 주입하는 방법으로 중력이나 주입 펌프를 이용할 수 있다. 하루 공급할 양을 3~6회로 나누어 한번에 20~60분 동안 공급한다. 처음에는 회당 100~150 mL로 시작해서 환자의 적응 정도에 따라 목표량까지 증가시킨다. 가능하면 3시간 이상의 간격을 두어 주입하도록 한다. 지속적 주입보다 빠른 속도의 주입에도 잘 적응할 수 있는 안정적인 환자에게 적용하며, 급식시간 이외에는 움직임이 자유롭다는 장점이 있다.

③ 볼러스 주입(bolus feeding): 하루 공급량을 3~6회로 나누어 회당 10~15분 동안 공급하는 방법이다. 가능하면 3시간 이상의 간격으로 공급한다. 임상적으로 안정적인 환자에게 적용하며, 흡인이나 역류의 위험이 있고, 복부 팽만, 설사, 복통, 오심 등이 증상이 나타나면 주입 속도를 줄이거나 간헐적 주입이나 지속적 주입으로 변경한다.

④ 주기적 주입(cyclic feeding): 밤에 8~16시간에 걸쳐 일정한 속도로 영양액을 주입하는 방법이다. 경관급식에서 구강 섭취로 이행하는 이행급식(transitional feeding)을 실시할 때 낮 시간 동안 구강 섭취를 독려하고, 부족한 영양소 섭취량을 밤 동안 일정한 속도로 공급하여 보충한다.

알아두기

경장영양 주입방법

1. 비누로 손을 깨끗이 씻는다.
2. 경관급식에 필요한 기구(계량기구, 경장영양액, 주입용기, 세척할 물)를 준비한다.
3. 경장영영액을 실온 정도가 되도록 준비한다.
4. 경장영양액을 주입할 용기에 담는다. 단, RTH는 주입용기에 영양액을 옮기지 않고 바로 환자에게 삽입되어 있는 급식관에 연결하여 주입한다.
5. 환자의 상체를 30~45도로 높인다.
6. 영양액을 주입하기 직전에 관의 위치를 확인한다.
7. 복부팽만, 배변 횟수 및 양상 등 위장관의 문제가 있는지 점검한다.
8. 물 30~50 cc로 관을 세척한다.
9. 영양액을 주입한다.
10. 물 30~50 cc로 관을 다시 세척한다.
11. 가능한 경장영양액 주입 완료 후 30분 이상 경과한 후 환자를 눕힌다.
12. 캔(또는 팩)에 남은 영양액은 냉장 보관하며 24시간이 지나면 폐기한다.

(4) 경장영양의 합병증

경장영양의 합병증은 크게 위장관 합병증, 기계적 합병증, 대사적 합병증으로 구분할 수 있다. 위장관합병증은 위 마비, 위 배출 지연, 설사와 변비, 구토, 메스꺼움 등이며 설사와 메스꺼움이 많이 발생한다. 기계적 합병증은 관의 막힘, 소화관 점막이 손상되거나 흡인 등이다. 대사적 합병증으로는 고혈당증, 전해질 및 무기질 불균형, 재급식증후군(refeeding syndrome), 탈수 등이 나타날 수 있다.

경장영양 공급 시 합병증의 발생은 질병의 치료와 회복에 직접적인 영향을 주기 때문에 합병증을 예방하고, 빠른 시간 내에 그 원인을 찾아내 개선하는 것이 중요하다. 환자 개개인을 위한 최적의 경장영양 투여 경로와 영양액, 주입방법을 선택하고 체중, 수분 섭취량과 수분 배설량, 위장관 기능을 점검하며, 생화학적 검사 등의 정기적인 모니터링을 통해 합병증을 예방할 수 있다.

표 2-15 경장영양 합병증의 원인과 예방 및 처치

합병증	발생 가능 원인	예방 및 대책
급식관 막힘	영양액이 너무 걸쭉한 경우	• 영양액의 농도에 적합한 굵은 급식관을 사용한다. • 영양액 주입 전후 급식관을 물로 세척한다. • 주입 펌프를 이용한다.
	급식관을 통한 약물의 투여	• 약과 영양소의 상호작용을 확인하고, 액상 약으로 변경 가능한지 확인한다. • 가능한 경우, 약을 곱게 가루로 만든 후 물에 섞어서 급식관을 통해 주입한다. • 약물 투여 전후 급식관을 물로 세척한다.
	관의 세척 부족	• 급식 시작 전후와 지속적 주입 시 4시간마다 급식관 내부로 30 mL 정도 물을 흘려 세척한다.
오심·구토	폐색	• 경관급식을 중단한다.
	위 배출의 지연	• 주입속도를 늦추거나 지속적 주입법을 사용한다. • 위장운동 촉진제의 사용을 고려한다.
	영양액에 대한 부적응	• 지방함량이 낮은 영양액으로 변경을 고려한다.
흡인	하부식도 괄약근의 기능 손상 위 배출 지연	• 관의 위치를 점검한다. • 복부팽만, 배변 횟수 등 위장관 운동성이 양호한지 점검한다. • 경장영양을 공급하는 동안과 공급 후 30분 정도 상체를 높게 유지한다. • 비장관, 공장조루관으로 대체한다.
변비	섬유소 섭취 부족 운동 부족	• 수분 섭취 부족 여부를 평가하고, 필요한 경우 수분을 보충한다. • 고섬유소 영양액을 사용한다. • 가능한 범위에서 움직임을 장려한다.
설사, 복통, 가스 형성	세균 오염	• 개봉 후 남은 영양액은 냉장 보관하고, 24시간이 경과하면 폐기한다. • 급식 기구와 관을 잘 세척한다. • 경관급식 과정을 위생적으로 수행한다.
	유당불내증	• 유당이 함유되지 않은 영양액을 사용한다.
	고삼투성 영양액	• 등장성 영양액을 사용한다. • 적은 양으로 시작해서 조금씩 양을 늘린다.
	빠른 주입속도	• 주입속도를 늦추거나 지속적 주입법으로 변경한다.
고혈당증	당뇨, 대사항진, 약물 치료	• 혈당을 점검한다. • 주입 속도를 낮춘다. • 탄수화물 함량이 적은 영양액을 공급한다. • 인슐린 치료를 고려한다.

알아두기

재급식증후군

중등도 혹은 심한 영양불량 상태에 있는 환자에게 정맥을 통해 갑자기 다량의 영양소를 공급하면 전해질 불균형, 신경계와 근육계의 이상, 혈액학적 이상이 나타나는데 이러한 증상들을 '재급식증후군(refeeding syndrome)'이라고 한다. 정맥을 통해 다량의 탄수화물이 혈장으로 들어오면 굶주린 세포는 포도당과 인, 칼륨, 마그네슘 등 에너지 대사에 필요한 영양소들을 빠르게 세포 내로 이동시켜 저칼륨혈증, 저인산혈증을 유발해서 심장과 호흡기 부전이 나타날 수 있다. 따라서, 오랫동안 영양소 섭취량이 거의 없었던 사람에게 정맥영양을 처음 실시할 때에는 2~3일에 걸쳐 단계적으로 탄수화물 공급량을 목표량까지 증량하고, 영양공급 시작 전에 혈중 인산과 칼륨, 마그네슘 농도를 측정하여 보충하고, 영양 공급을 시작한 후 1주 정도까지 모니터링과 필요한 경우 보충하도록 한다.

2) 정맥영양

정맥영양(parenteral nutrition)이란 소화관을 경유하지 않고 정맥을 통해 영양소를 공급하는 방법으로, 소화관의 기능이 손상되어 구강섭취나 경장영양이 불가능하거나 부족해 영양불량이거나 영양불량이 될 가능성이 높은 환자에게 적용을 고려한다. 정맥영양은 심각한 합병증 유발의 가능성이 높은 방법이므로 일부라도 위장관 기능을 사용할 수 있다면 경장영양 공급을 우선 고려한다.

(1) 정맥영양의 종류

심장에 가까운 굵은 정맥으로 영양액을 주입하는 중심정맥영양(TPN)과 말초정맥을 통해 영양액을 공급하는 말초정맥영양(PPN)으로 분류할 수 있다.

① 중심정맥영양(total parenteral nutrition, TPN): 주로 쇄골하정맥, 내경정맥에 카테터를 삽입하여 실시한다. 대퇴정맥도 사용할 수 있으나 환자의 자세 변경이나 움직임으로 빠지기 쉽고 오염되기 쉬우므로 권장하지 않는다. 혈류량이 많은 혈관을 이용하므로 고농도의 영양액을 사용할 수 있어 충분한 영양소를 공급할 수 있으므로 완전정맥영양(total parenteral nutrition)이라고도 한다. 영양요구량이 많거나 장기간 정맥영양이 필요한 환자, 수분 제한이 필요한 환자들에게 적용할 수 있다. 그러나 카테터의 삽입과 관련된 정맥혈전증, 정맥염, 패혈증과 같은 합병증의 위험이 있으므로 삽입 및 유지하는 동안 엄격한 무균적인 관리가 중요하다.

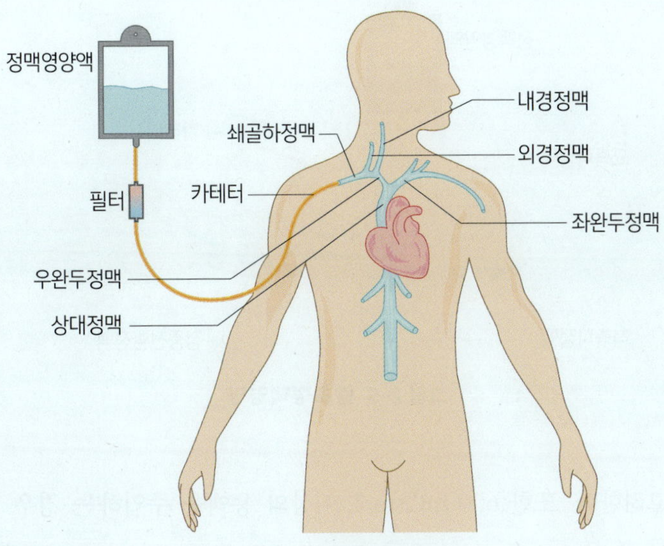

그림 2-4 **중심정맥영양**

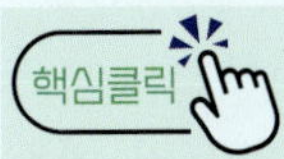

정맥영양을 이용하는 경우

- 경장영양을 위한 급식관을 삽입할 수 없을 때
- 위장관 기능의 심한 손상으로 위장관을 통한 영양공급이 불가능할 때
- 마비성 장폐색(장의 운동성이 소실되었을 때)
- 장간막 허혈
- 소장 폐색
- 소화관 하부의 누공: 단, 누공 부위보다 상부로 급식관 삽입이 가능하거나 누공을 통한 체액 손실이 하루 200 mL 미만일 때는 경장영양 공급 가능
- 단장증후군: 소장 절제 남은 소장의 길이가 60~100 cm 미만일 때
- 개복 수술 후, 5~10일 이상 경구 혹은 경장영양 공급이 불가능할 때
- 항암화학요법, 방사선요법 중인 암환자나 조혈모세포이식 전후 환자가 심한 설사나 구토로 식사 섭취가 거의 불가능할 때

출처: The ASPEN Adult nutrition support core curriculum. 3rd ed. p.288 수정 반영

② 말초정맥영양(peripheral parenteral nutrition, PPN): 손이나 팔의 말초정맥을 통해 영양액을 공급하는 방법으로, 단기간(10~14일) 정맥영양을 실시할 경우, 영양액의 농도가 600~900 mOsm/L 이하인 경우에 주로 사용한다. 중심정맥영양에 비해 카테터 삽입이 쉬워 사용하기 쉽다는 장점이 있으나, 말초정맥영양만으로는 환자의 영양요구량을 충족시키지 못하므로 장기간 금식이 필요하다면 중심정맥영양

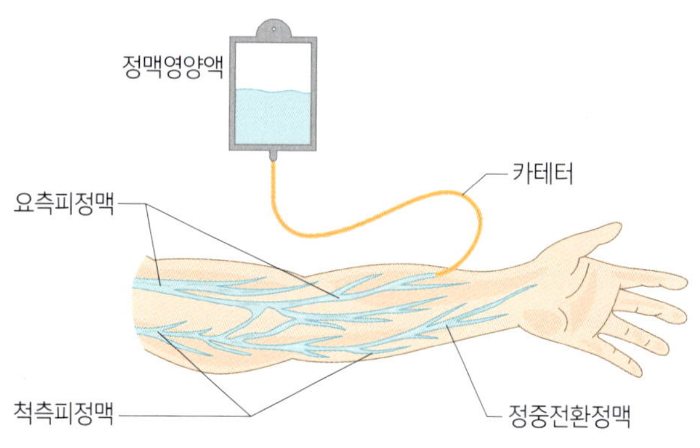

그림 2-5 말초정맥영양

공급을 고려한다. 또한 600 mOsm/L 이상의 용액을 주입하는 경우 말초정맥염이 발생할 수 있으므로 3~4일마다 카테터 삽입 부위를 변경해야 한다.

(2) 정맥영양액의 성분

정맥영양은 소화 과정 없이 영양소를 혈관으로 바로 주입하므로 흡수되기 전 최종 단계까지 가수분해되어야 하며, 주성분은 수분, 아미노산, 덱스트로스, 전해질, 비타민과 무기질로 구성된다.

① 단백질: 합성된 결정아미노산(synthetic crystalline amino acid)이 이용되며, 시판 아미노산 용액의 농도는 3~20%까지 다양하다. 대개 40~50%는 필수아미노산으로 구성되며, 에너지의 15~20%를 공급할 수 있다.

② 탄수화물: 모노하이드레이트 덱스트로스나 무수물의 형태로 공급하며 5~50%의 다양한 농도가 있다. 1 g당 3.4 kcal 또는 3.8 kcal를 제공하며, 일반적으로 체중 70 kg인 성인의 경우 하루에 탄수화물 100 g(10% 덱스트로즈 용액 1 L)을 공급해야 단백질의 분해를 막을 수 있다고 한다. 또한, 고혈당증이나 지방간, 과호흡증 등의 이상 증상의 예방을 위해 탄수화물의 주입속도가 4~7 mg/kg/min을 넘지 않도록 한다.

③ 지방: 유화액의 형태로, 에너지와 필수지방산을 공급하며, 지방산과 글리세롤, 인지질 등을 함유하고 있다. 지방산은 대두유나 홍화씨유를 이용한 장쇄지방산이 가장 많이 사용되며, MCT oil, 단일불포화지방산, 오메가-3 지방산 등이 이용되기

도 한다. 지방 유화액은 10%(1.1 kcal/mL)와 20%(2 kcal/mL)의 농도가 있으며, 필수 지방산 결핍의 예방을 위해서 하루 총 에너지의 2%를, 충분한 에너지 공급을 위해서는 약 30%가량을 지방 유화액으로 공급한다.

④ 비타민: 정맥으로 공급되는 비타민과 장을 통해 흡수되는 비타민은 흡수율이 다르기 때문에 정맥영양에 사용되는 비타민 제재의 함량에 유의해서 사용하여야 한다. 비타민 K는 안전성 문제로 정맥영양 내에 혼합하지 않고, 결핍이 문제가 될 때 근육이나 피하 주사로 별도 공급한다.

⑤ 무기질: 생리작용 조절, 수분과 전해질 균형을 위해 매일 공급되어야 한다. 단, 신장 기능, 산-염기 균형, 소화관을 통한 손실, 복용하는 약물 등에 따라 개인별 조정이 필요하므로 주기적인 모니터링이 필요하다.

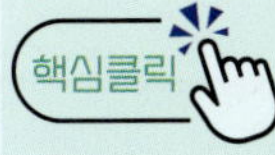

정맥영양액의 종류

정맥영양액은 탄수화물인 덱스트로즈 용액과 아미노산 수액이 하나의 백에 포장되어 있는 2-in-1형태와 덱스트로즈 수액과 아미노산 수액, 지방유화액이 하나의 백에 포장되어 있는 3-in-1 형태가 있다. 3-in-1형태는 지방유화액을 포함해 필요한 영양소가 모두 포함되어 있다는 의미로 total nutrient admixture(TNA)라고도 한다. 지방 유화액의 공급을 제한해야 하는 경우가 아니라면 대부분 3-in-1형태의 정맥영양액을 사용한다. 2-in-1 형태의 정맥영양액을 사용하는 경우에는 필수지방산 결핍의 예방을 위해 지방유화액을 추가로 공급해야 한다.

3) 이행급식

이행급식은 정맥영양에서 경장영양이나 경구 섭취로 전환하거나 경장영양에서 경구 섭취로 전환하는 것을 말한다. 위장에 최소한의 기능이 남아 있으면 위장으로 음식을 공급하는 것이 바람직하다.

정맥영양에서 경장영양으로 이행하는 첫 번째 단계는 먼저 30~40 mL/hr의 속도로 경장영양을 시작해서 소화기계 적응 정도를 보면서 점차 양을 늘린다. 필요한 영양소의 75% 정도를 관급식으로 섭취할 수 있을 때, 정맥영양 공급 중단이 가능하다. 갑작스러운 정맥영양 중단으로 인한 저혈당 예방을 위해 2~3일에 걸쳐 점진적으로 감량한 후 중단하는 것이 바람직하다.

경장영양에서 경구 섭취로 이행할 때는 신경계 질환 등으로 연하기능의 손상이 의심되거나 연하장애를 진단받은 환자라면 연하기능 평가를 통해 연하곤란식 등 적합한 식사를 제공하도록 한다. 연하기능이 정상인 경우에는 맑은 유동식에서부터 시작하며, 환자의 상태에 따라 소량씩 늘려간다. 환자가 잘 적응하면 둘째 날부터 일반유동식이 가능하며 때에 따라서는 바로 고형 음식의 섭취가 가능할 수도 있다. 환자가 식욕이 없을 때에는 식욕을 자극하기 위하여 낮 동안에는 구강 섭취를 독려하고, 밤 동안에 부족한 영양공급량을 경장영양을 통해 공급하는 주기적 주입법을 적용할 수 있다.

영양공급 방법을 변경하는 이행기 동안에는 영양소 섭취량이 부족 또는 과잉될 수 있으므로 구강 섭취와 경장영양, 정맥영양의 모든 경로를 통한 실제 영양소 섭취량을 모니터링하여 적절한 영양공급이 이루어질 수 있도록 해야 한다.

DIET
THERAPY

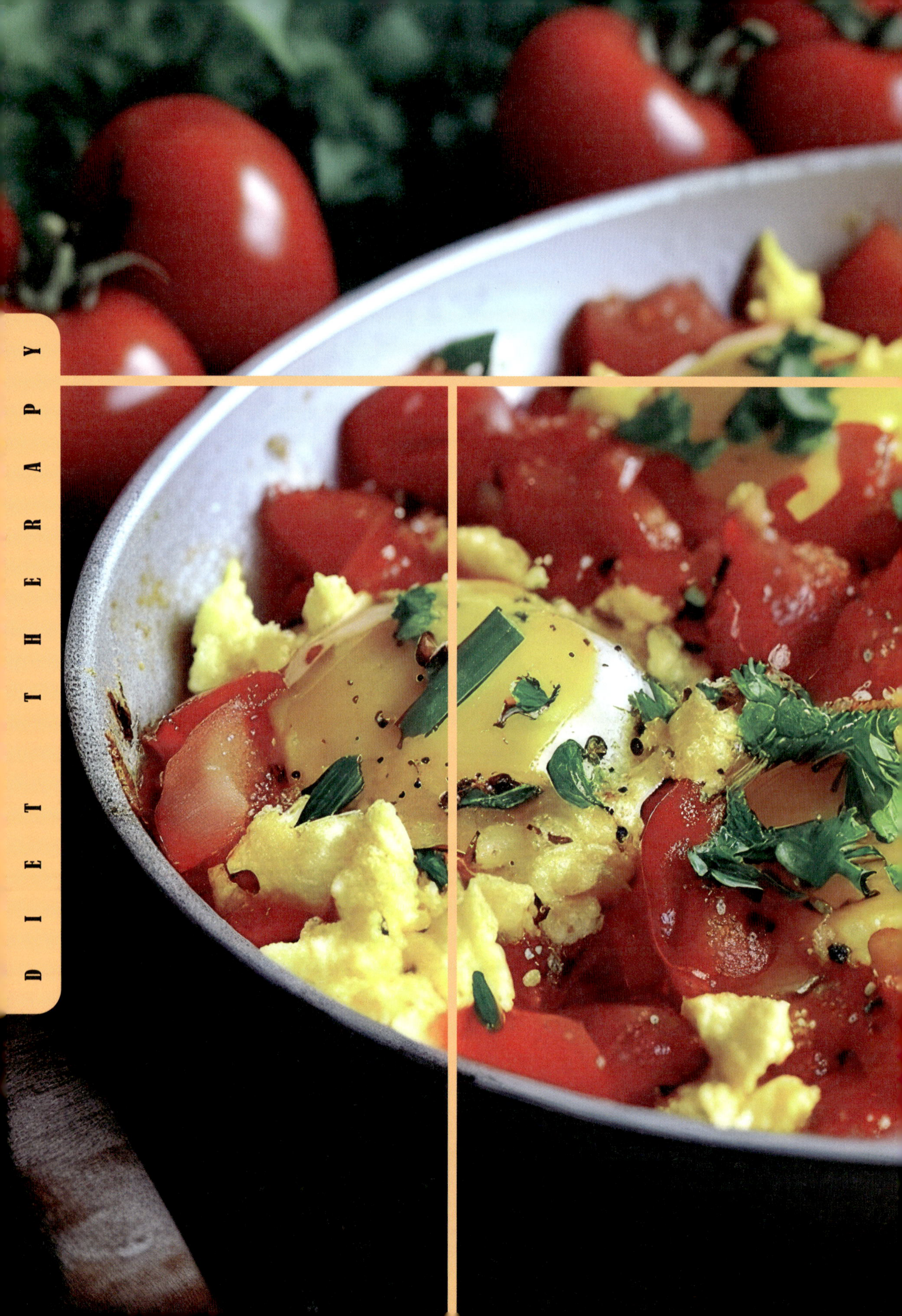
DIET THERAPY

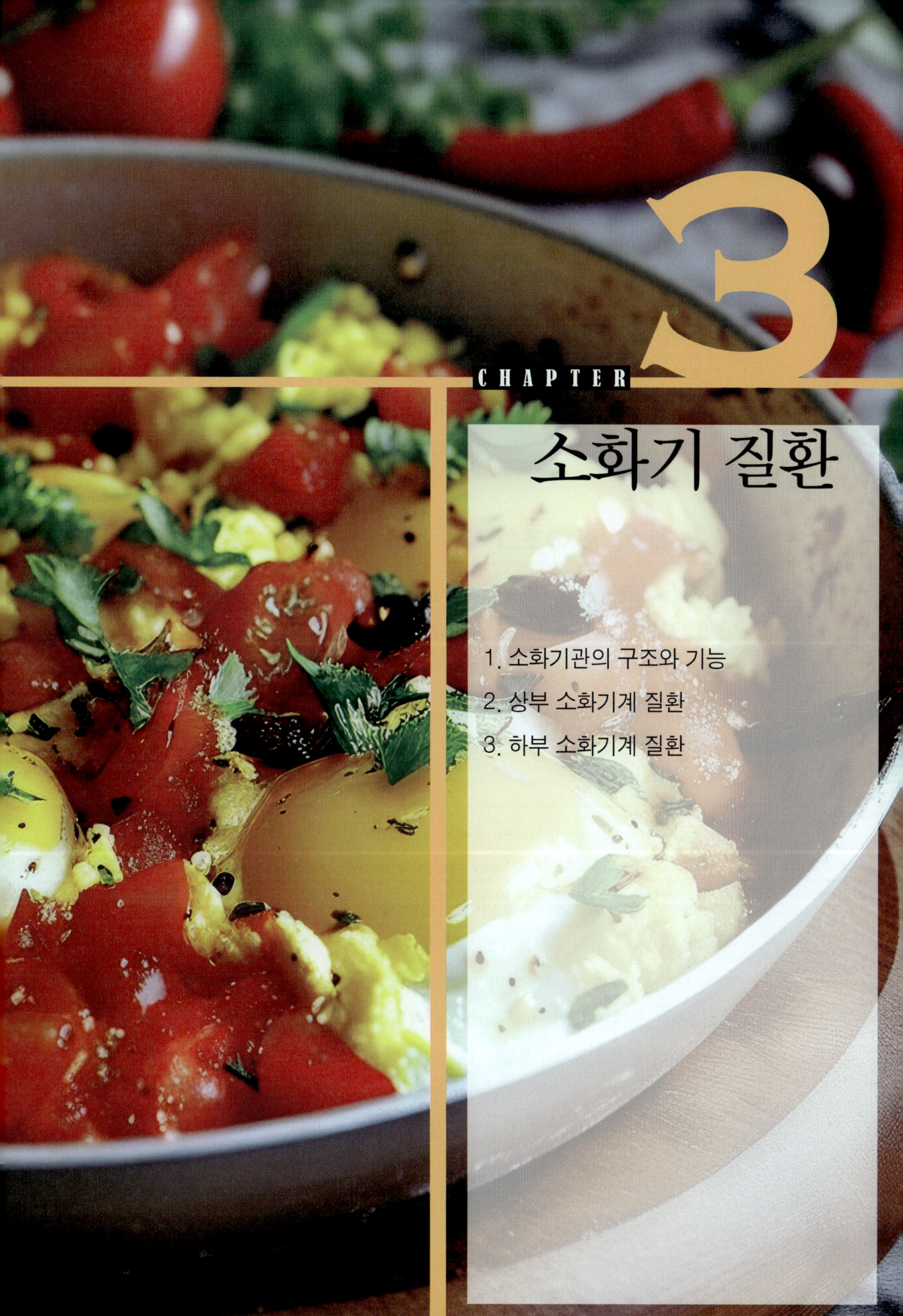

CHAPTER 3

소화기 질환

1. 소화기관의 구조와 기능
2. 상부 소화기계 질환
3. 하부 소화기계 질환

소화기관은 섭취한 음식물에 들어 있는 영양소를 체내로 공급하는 기관계로, 입(구강)에서 시작하여 항문에 이르는 일련의 기관이다. 소화액을 분비하는 타액선과 췌장 및 간장 등의 주변 장기를 포함하기도 한다. 탄수화물(당질)은 구강에서, 단백질은 위에서, 지방은 소장에서 소화가 시작된다. 소화된 영양소와 수분은 대부분 소장에서 흡수되나, 수분은 대장에서도 약 20% 정도 흡수된다. 따라서 소화기 질환은 병의 발생 부위에 따라 영양소의 소화와 흡수에 영향을 미친다.

소화기 질환의 식사요법 원칙은 ① 상해된 소화기관을 자극하지 않아야 하고, ② 저하된 소화·흡수 능력에 알맞게 맞추어야 하며, ③ 최대한으로 영양을 공급하여 체력을 증강할 수 있어야 한다.

1. 소화기관의 구조와 기능

입에서 항문에 이르는 관으로 해부학적으로 길이 약 9 m 정도 되며, 구강, 인두, 식도, 위, 소장, 대장 및 직장 등으로 되어 있다. 각각의 장기는 특별한 형태를 이루고 있지만 일반적으로 공통된 구조를 가지고 있는데, 즉 소화관의 막은 안으로부터 점막, 차점막, 근육층 및 장막층으로 되어 있다.

1) 구강, 인두, 식도

구강(oral cavity)은 음식물이 체내로 들어오는 최초의 기관으로 이하선, 악하선, 설하선 등 세 쌍의 타액선이 열려있어 타액(침, saliva)을 분비한다. 타액은 pH가 6.0~7.0 정도인 액체로 프티알린(ptyalin)이라는 전분분해효소와 뮤신(mucin), 나트륨, 칼륨, 칼슘 등의 무기질이 소량 용해되어 있으며 성분의 99%는 물이다. 구강에서의 소화는 치아, 혀, 턱, 뺨의 운동에 의한 물리적 소화인 저작(mastication)과 타액효소에 의한 화학적 소화로 이루어진다. 인두(pharynx)는 음식물 덩어리의 통로로 약 12 cm 길이의 관이며, 소화관인 동시에 공기의 통로이기도 하다. 식도(esophagus)는 약 25 cm 정도의 관으로 윗부분은 인두에 연결되어 기관과 심장의 뒤쪽으로 내려가 횡격막을 관통하여 위에 연결된다. 식도 상부는 횡문근, 하부는 평활근으로 형성되어 있으며 연동과 수축에 의해 음식물을 위로 보낸다.

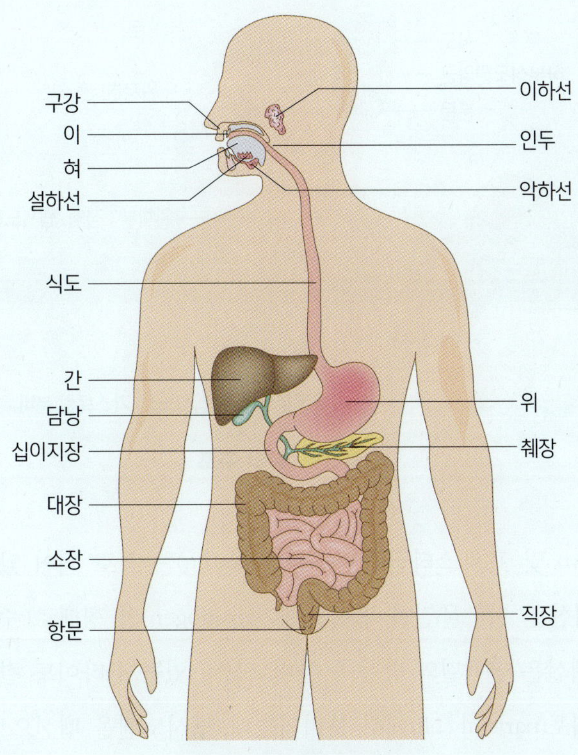

그림 3-1 소화기관의 구조

2) 위

위는 소화기관 중 가장 큰 기관으로 횡격막(diaphragm) 바로 아래 왼쪽에 위치한다. 위의 모양과 용량은 개인차가 있지만, 일반적으로 J자 형태를 하고 있으며 성인의 경우 용량이 1,200~1,400 mL 정도이다.

위는 분문부(cardia), 위저부(fundus), 위체부(body), 유문부(pyloric)로 구분할 수 있다(그림 3-2). 식도하부괄약근과 유문괄약근은 음식물이 식도나 십이지장으로 이동하는 것을 조절하고 있다. 위는 음식물을 일단 머물게 하는 저장고로서 소화가 이루어지는 과정에서 음식물을 받아들이고 보유하였다가 변화된 물질을 장으로 보내는 기능을 한다. 위선에서 분비되는 위액은 공복 시나 자극이 없는 상태에서 하루에 1~1.5 L 정도 분비되며, 식사 섭취나 기타의 자극에 따라 하루 3 L까지 분비량이 증가할 수 있다.

위액의 성분은 각 부위의 위선에서 나온 분비물이 혼합된 것으로 염산(위산, HCl), 펩신(pepsin), 뮤신, 내적 인자(intrinsic factor) 등과 가스트린(gastrin), 히스타민(histamin),

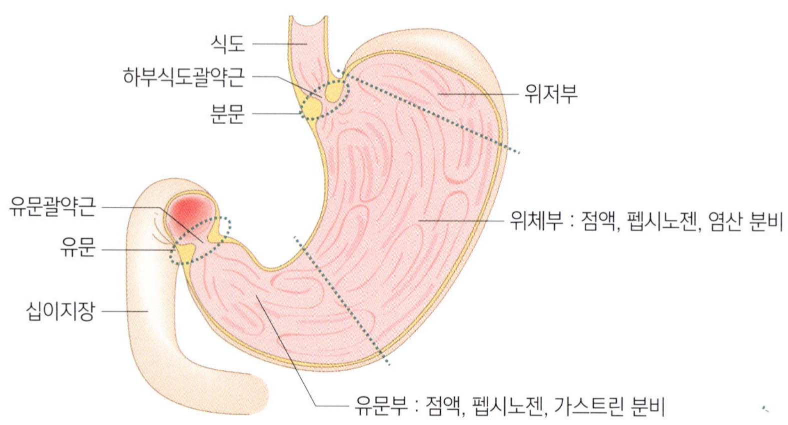

그림 3-2 위의 구조

세로토닌(serotonin) 및 프로스타글란딘(prostaglandin) 등으로 되어 있다. 위액 중 가장 중요한 효소인 펩신은 전구물질인 펩시노젠(pepsinogen)의 형태로 주세포(chief cell)에서 만들어진다. 펩신은 단백질의 방향족 아미노산이 있는 펩타이드 결합만을 가수분해한다. 염산은 벽세포(parietal cell)에서 분비되는데, 펩시노젠을 펩신으로 변화시키고, 펩신을 활성화하기 위해 적절한 산도를 만들며, 위 내 세균을 파괴하는 작용을 한다. 한편 점막세포에서 나오는 점액은 위벽을 보호하며, 음식물이 잘 섞이고 매끄럽게 움직이도록 윤활유 역할을 한다.

위 내로 들어간 음식물은 위액의 작용을 받아 반유동체인 유미즙(chyme)이 되며, 위 근육의 수축과 연동 작용에 의하여 유문부를 거쳐 십이지장으로 보내진다. 참고로, 위에서도 라이페이스(gastric lipase)가 분비되나 단쇄 및 중쇄 중성 지방에만 작용하며 지방의 소화에 필수적이지는 않다. 또한, 구강에서 넘어온 전분은 위 내용물의 pH가 낮아질 때까지 타액의 프티알린의 작용을 계속 받게 된다.

3) 소장

소장은 위의 유문으로부터 맹장에 이르는 긴 관상 장기로서 약 7 m의 길이이며, 십이지장(duodenum), 공장(jejunum), 회장(ileum)의 세 부분으로 되어 있다. 소장의 관벽은 내부에서부터 점막, 차점막, 근육층, 장막층의 4개 층으로 되어 있으며, 소장 내 음식물은 연동운동, 분절운동과 회전운동에 의해 수송된다.

소장은 생명 유지(물질대사)와 활동원(에너지대사)인 영양소를 소화·흡수시키기 위해 장관 내용물의 수송운동, 소화액의 분비와 음식물의 소화, 소화된 영양소의 흡수 등이 이루어져야 한다. 또한 국소 생체 방어기구로서 면역글로불린을 분비한다.

4) 대장

대장은 소장에 연결된 소화기관의 종말 부분으로 길이는 약 1.5 m, 직경은 약 7 cm 되는 굵은 관으로 된 기관이다. 대장은 맹장(cecum), 결장(colon), 직장(rectum)의 세 부분으로 구분된다. 소장에서 흡수되고 남은 여러 가지 영양소 중에서 수분과 약간의 염류가 상행결장에서 흡수되고, 소화되지 않은 찌꺼기, 장 점막에서 탈락된 세포, 장내 세균 등이 혼합되어 대변을 형성하여 항문으로 배설된다.

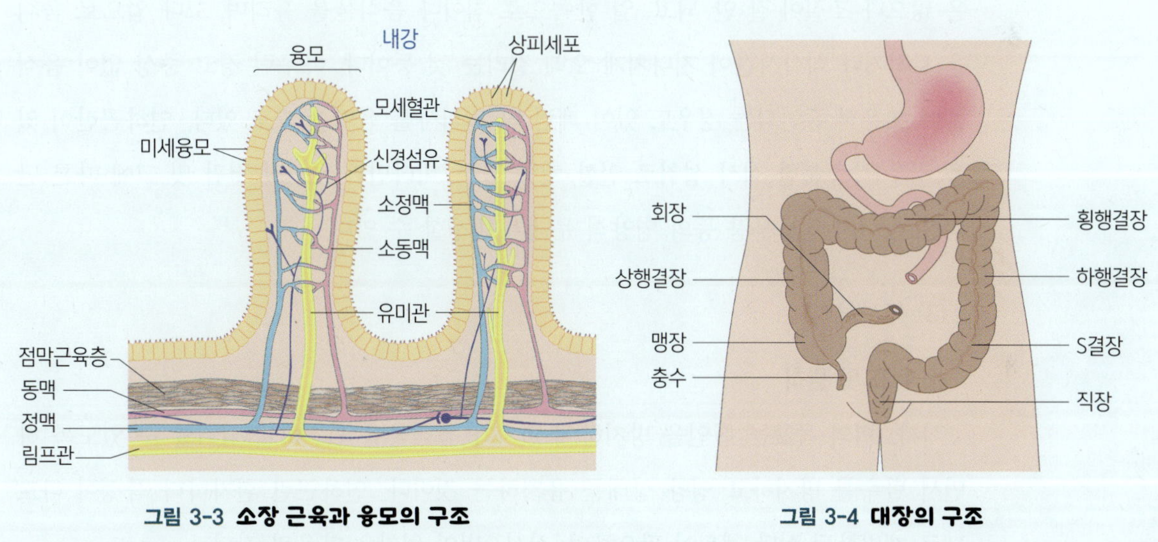

그림 3-3 **소장 근육과 융모의 구조**

그림 3-4 **대장의 구조**

2. 상부 소화기관 질환

상부 소화기관은 구강, 인두, 식도 및 위장을 포함하며, 다음과 같은 질병이나 증상이 발생할 수 있다. 각각의 원인, 증상 및 식사요법은 다음과 같다.

1) 연하곤란

(1) 원인

연하곤란(삼킴장애, dysphagia)은 음식물을 먹거나 액체를 마실 때 삼키기가 어렵거나 불편함을 겪는 현상을 말한다. 원인은 기계적인(mechanical) 것과 마비적인(paralytic) 것이 있다. 기계적 원인은 식도의 외과적 수술, 종양, 폐쇄 혹은 암 등과 관련이 많고, 마비적 원인은 뇌졸중 등으로 연하중추에 손상이 생기거나 머리 손상, 뇌종양, 신경계 질환 등과 관련이 많다.

(2) 증상

연하곤란의 대표적 경고 증상은 입안에 음식물을 물고 있거나 내뱉으며, 혀의 움직임은 많으나 조절이 잘 안 되고, 입 한쪽으로 침이나 음식물을 흘리며, 코나 입으로 음식을 토하거나 식사시간이 지나치게 오래 걸리는 것 등이다. 아무런 경고 증상 없이 음식물이 조용히 흡인되는 경우도 있어 폐렴 및 질식사를 유발할 수도 있다. 연하곤란이 있을 경우 불충분한 식사 섭취로 인한 체중 감소, 비타민과 무기질 결핍 및 그에 따른 단백질, 에너지 영양불량 등의 영양적 문제가 발생할 수 있다.

(3) 식사요법

① 목표 및 원칙

식사요법의 목표는 흡인을 방지하여 환자가 음식물을 안전하게 섭취할 수 있도록 하면서 탈수를 방지하고 영양 상태를 유지하는 것이다. 연하곤란 환자마다 특성이 다르므로 개별화된 식단 계획이 필요하며, 식사요법의 원칙은 다음과 같다.

- 적절한 체중과 영양 상태를 유지할 수 있도록 고영양식을 처방한다.
- 토하거나 흡인의 위험을 줄일 수 있는 음식 및 음료를 제공한다.
- 손상 정도에 변화가 생기면 그에 따라 식사를 재조정한다.
- 연하반사를 자극시킬 수 있는 음식을 제공한다.
- 실온 상태의 부드러운 음식을 공급한다.
- 시각적인 면과 영양을 고려하여 될 수 있는 대로 다양한 음식을 제공한다.
- 식사량이 적을 경우에는 소량씩 자주(1일 5~6회) 공급한다.

② 고려사항

연하곤란 환자의 연하 기능에 따라 일반적으로 연하곤란식 3단계로 식사를 구분하며, 환자의 흡인 위험도, 식사 적응도에 따라 점차로 음식의 점도를 개선하도록 한다(표 3-1). 연하곤란이 있는 환자는 좋은 자세로 식사를 하면 소화관이 일렬로 정렬되어 근육의 굴곡작용에 의해 연하가 촉진되고 흡인의 위험을 감소시킬 수 있다.

표 3-1 연하곤란식 단계별 식사지침

단계	식사지침
1단계	• 푸딩 형태(처음 시작 단계) • 된죽을 제공하고 모든 음식은 갈아서 걸죽하고 부드러운 상태로 제공한다. • 국물 음식은 제한한다. • 전분이나 농후제를 사용하여 점도를 조절한다.
2단계	• 요플레 형태(식사량 증가와 함께 으깬연식 또는 다진연식) • 된죽을 제공하고 반찬은 곱게 다져 제공한다. • 환자의 상태에 따라 소량의 국물 음식을 허용한다. • 전분이나 농후제를 사용하여 점도를 조절한다.
3단계	• 걸죽한 페이스트 형태 • 진밥을 제공하고 다지거나 부드러운 음식을 제공한다. • 환자의 상태에 따라 국물 음식을 허용한다.

③ 영양기준량

연하 기능 단계에 따라 다음과 같이 구성할 수 있다.

표 3-2 연식의 영양기준량 예 (일반연식)

구분	에너지(kcal)	탄수화물(g)	단백질(g)	지방(g)	탄수화물 : 단백질 : 지방 비율(%)
일반연식	1,900	280	90	50	58 : 19 : 23
연하보조연식	2,000	290	95	51	58 : 19 : 23
연하보조상식	2,200	320	105	55	58 : 19 : 23

출처: 대한영양사협회, 제4판 임상영양관리지침서, 2022.

④ 식단 계획 및 식단 작성

연하곤란이 있는 환자의 식단 예시는 다음과 같다(표 3-3, 표3-4).

표 3-3 연하곤란이 있는 파킨슨 환자의 식단 예시

아침	간식	점심	간식	저녁	간식
흰죽 1공기 (갈아서 또는 원형으로) 불고기 1찬기 (갈아서 또는 다져서) 애호박나물 1찬기 (갈아서 또는 다져서)	요거트 1개	닭죽 1공기 (갈아서) 참치살 1찬기 (갈아서 또는 다져서) 무나물 1찬기 (갈아서 또는 다져서)	바나나 1개 (갈아서)	대구살죽 1공기 (갈아서) 계란찜 1찬기 (갈아서 또는 원형으로) 시금치나물 1찬기 (갈아서 또는 다져서)	우유 1/2컵 (점도증진제 섞어서, 꿀농도로)

출처: 서울아산병원 의료정보-식사요법(https://www.amc.seoul.kr/asan/healthinfo/mealtherapy/mealTherapyDetail.do?mtId=108)

표 3-4 연하곤란이가 있는 뇌졸중 환자의 식단 예시

아침	간식	점심	간식	저녁	간식
흰죽 1공기 (갈아서) 불고기 1찬기 (갈아서) 애호박나물 1찬기 (갈아서)	요거트 1개	닭죽 1공기 (갈아서) 참치살 1찬기 (갈아서) 무나물 1찬기 (갈아서)	바나나 1개 (갈아서)	대구살죽 1공기 (갈아서) 계란찜 1찬기 (갈아서) 시금치나물 1찬기 (갈아서)	우유 1/2컵 (점도증진제 섞어서, 꿀농도로)

출처: 서울아산병원 의료정보-식사요법(https://www.amc.seoul.kr/asan/healthinfo/mealtherapy/mealTherapyDetail.do?pageIndex=1&searchCondition=all&searchKeyword=%EB%87%8C%EC%A1%B8%EC%A4%91&mtId=41)

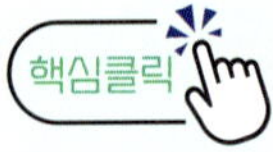

연하곤란 환자의 식사 시 주의사항

- 허리를 쭉 펴고 똑바로 앉을 수 있도록 하고 턱을 약간 아래로 향하도록 하며, 머리가 뒤로 젖혀지지 않게 하고 식사 전후 15~30분간 앉아 있도록 한다.
- 젓가락 사용은 금하고 숟가락을 사용한다.
- 한쪽에 마비가 왔을 경우 마비가 오지 않는 쪽으로 음식을 넣어 준다.
- 식사는 천천히 하도록 하고 식사 도중에 환자가 이야기하지 않도록 한다.
- 환자가 입안에 음식물을 물고 있는지 살피고, 물고 있으면 손가락으로 환자의 뺨을 바깥쪽에서 안쪽으로 부드럽게 마사지해 주거나 살짝 밀어 준다.
- 음식을 입에 넣어 준 후 즉시 입을 닦지 않도록 하고, 삼킨 것을 확인 후 다음 음식을 넣어 준다.
- 식사 전후 입안에 음식물이 남아 있는지 살펴보고 젖은 거즈로 입안을 닦아 주며, 수분을 이용하여 닦지 않도록 한다.

2) 위식도역류질환

(1) 원인

위식도역류질환(gastroesophageal reflux disease, GERD)는 구강과 식도를 거쳐 위로 들어갔던 음식물이 다시 식도로 올라와 속쓰림 등의 불편한 증상을 유발하거나 이로 인하여 합병증을 유발하는 질환으로 정의한다.

역류가 발생하는 원인은 신체적 요인, 생활습관 요인 등 다양하나 가장 일반적인 기전은 식도와 위 사이의 하부식도괄약근의 결함이다. 정상적인 식도는 하부괄약근의 수축으로 위의 내용물이 역류되는 것을 막지만, 하부식도괄약근의 수축이 원활하지 못한 경우 위식도역류 증세가 나타나게 된다. 주요 원인은 기계적 요인(복수, 위배출 지연, 과식, 식후 누워 있는 자세, 비만, 임신, 복부를 압박하는 옷 등), 약물, 호르몬, 음주, 흡연, 카페인, 초콜릿, 고지방식, 구풍제 등이다. 한편 식도 점막을 자극하기 쉬운 음식이나 음료(감귤류, 주스류, 토마토제품, 후추, 매운 음식, 섬유소가 많은 거친 음식, 탄산음료, 뜨겁거나 찬 음식 등)도 식도로 역류를 일으킬 수 있으며, 식도 열공 헤르니아, 비만, 복압의 증가도 원인이 될 수 있다.

(2) 증상

주요 증상은 속쓰림과 가슴앓이(heart burn) 등이다. 만성적인 위식도역류는 식도염(esophagitis), 식도궤양(esophaeal ulcer), 식도암(esophageal cancer)을 유발하고, 식도협착으로 인하여 음식을 삼킬 때 통증과 연하곤란을 일으키기도 한다. 또한 위 내용물이 폐로 들어갈 경우 폐 질환이 발생할 수 있으며, 개인에 따라 증상은 다양하다.

(3) 식사요법

① 목표 및 원칙

식사요법의 목표는 식도역류로 인한 증상을 완화하고 손상된 조직을 치유하여 식도염과 같은 합병증의 위험을 줄이는 것으로, 식사요법의 원칙은 다음과 같다.

- 표준체중을 유지한다.
- 규칙적인 식사를 하고 과식이나 포식을 피한다.
- 야식을 금하고 잠자기 전 2시간 이내에는 음식을 먹지 않도록 한다.
- 하부식도괄약근을 약화시키는 식품을 제한한다.
- 위산 분비를 자극하는 식품을 제한한다.
- 손상된 식도 점막을 자극하는 식품을 제한한다.

② 식단 계획 및 식단 작성

위식도역류질환자의 식단 예시는 다음과 같다(표 3-5).

표 3-5 위식도역류질환자의 식단 예시

아침	간식	점심	간식	저녁
서리태밥 배추된장국 소고기완자조림 물북어조림 마늘쫑볶음 포기김치	딸기 락토우유	쌀밥 호박고추장찌개 버섯불고기 상추쑥갓겉절이 청포묵무침 알타리김치	수박	완두콩밥 모시조개국 서대구이 가지나물 오이무침 깍두기

출처: 서울아산병원 의료정보-식사요법(https://www.amc.seoul.kr/asan/healthinfo/mealtherapy/mealTherapyDetail.do?pageIndex=1&searchCondition=all&searchKeyword=%EC%9C%84%EC%8B%9D%EB%8F%84%EC%97%AD%EB%A5%98%EC%A7%88%ED%99%98&mtId=83)

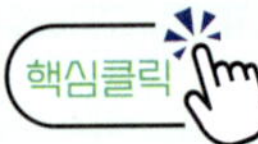

식도 역류 증상을 개선하기 위한 생활요법

- 복압을 증가시키는 꽉 조이는 옷을 입지 않도록 한다.
- 식후 바로 눕지 않도록 한다.
- 잠잘 때는 머리를 높인다.
- 술과 담배를 금한다.
- 아스피린과 같은 비스테로이드성 약물의 사용을 자제한다.

3) 위염

(1) 원인과 증상

위염(gastritis)은 위 점막에서 발생하는 염증성 질환의 총칭으로 급성 위염(acute gastritis)과 만성 위염(chronic gastritis)으로 분류할 수 있고 각각의 주요 원인과 증상의 특징은 표 3-6과 같다.

표 3-6 급성 위염과 만성 위염의 주요 원인과 증상

구분	급성 위염	만성 위염
원인	• 폭음, 폭식, 특히 지방성 음식의 과식, 부패 식품의 섭취, 과다한 음주, 약제, 세균성 식중독, 급성 전염병 등	• 주원인: 헬리코박터균, 진통소염제의 남용, 흡연 • 폭음·폭식 등의 식사 불균형, 자극성 음식의 지속적인 섭취, 정신적 또는 심리적 요인 등
증상	• 상복부의 통증과 설사, 구토, 하품, 식욕부진, 발열 등	• 소화불량, 식욕부진, 위부 팽만감, 상복부 통증, 메스꺼움, 변비 등 • 장기화되어 악화되면 체중 감소와 빈혈 등을 동반

만성 위염은 과산성 위염(위산 분비 과다)과 저산성 위염(위선 위축으로 위산 분비 저하)으로 다시 나눌 수 있는데, 과산성 위염은 주로 젊은층에서 발생하며, 음식물의 자극에 매우 예민하고 소화성 궤양과 같이 공복 시에 심한 통증을 가져온다. 반면, 저산성 위염은 주로 노년층에서 발생하며, 위산에 의한 살균작용이 불충분하여 음식물의 부패 및 발효에 의해 설사가 나타나고 특히 단백질 식품의 소화력이 감소한다. 따라서 이에 따른 식사요법도 다르게 적용된다.

(2) 식사요법

① 목표 및 원칙

- 급성 위염: 식사요법의 목표는 상해를 입은 위장관의 자극을 최소화하는 것으로, 주로 수분과 전해질 공급을 목적이다. 따라서, 초기에는 잔사가 거의 없는 액체 음료로 구성하며, 식사요법의 원칙은 다음과 같다.

- 위를 보호하기 위해 1~2일간은 금식(절식)한다. 그 후 차, 맑은 국, 과즙 등의 형태로 위장관에서 쉽게 흡수되고 잔사가 거의 없는 맑은 유동식을 공급한다.
- 절식하고 있는 동안 구토나 심한 설사가 동반되면 탈수현상이 나타나므로 수분 공급에 유의한다.
- 증상이 호전되면 위장에 거의 자극을 주지 않고 쉽게 흡수되며, 상온이나 체온에서 액체가 되는 식품으로 구성한 일반 유동식을 공급한다. 표 3-7은 유동식 단계별로 적용할 허용 식품과 제한 식품들이다.
- 음식의 온도는 체온 정도로 조절하며, 개인의 증상에 맞추어서 유동식에서 점차 연식, 정상 식사의 단계로 이행한다.

• 만성 위염: 식사요법의 목표는 위 점막의 보호와 염증조직을 재생하는 것이다. 장기적인 병이므로 영양 부족이 되지 않도록 유의한다. 식사요법의 원칙은 다음과 같다.

과산성 위염: 위산 분비를 증가시키고 위점막을 자극할 수 있는 음식은 피한다.

- 진한 육즙 등 위산 분비를 자극하는 음식을 제한한다.
- 자극성이 강한 조미료, 커피, 술, 신 음식, 탄산음료를 제한한다.
- 위에 부담이 적은 탄수화물 위주로 에너지를 제공한다.
- 위벽의 보호와 재생을 위해 적당한 양의 단백질을 섭취한다.
- 소화되기 쉬운 유화 지방을 섭취한다.

저산성 위염: 어느 정도 자극성 있는 음식으로 식욕을 증진하고 위액의 분비를 촉진한다.

- 식욕 증진을 위하여 무즙, 파, 마늘, 생강 등의 양념과 유자차, 레몬차, 연한 커피, 홍차, 과즙, 요구르트 등을 사용한다.
- 단백질은 위산 분비를 자극하나 소화가 잘 안 되므로 소화되기 쉬운 달걀, 우유 및 유제품(치즈), 흰살 생선, 지방을 제거한 육류를 적당량 섭취한다.
- 소화가 쉬운 탄수화물 음식으로 충분한 에너지를 공급한다. 단, 섬유질이 많은 거친 음식은 피한다.
- 지방은 위내 정체 시간이 길어 제한한다.
- 철 흡수가 감소되므로 간, 육류, 굴 등 철이 많은 음식을 섭취하여 빈혈을 예방한다.

표 3-7 급성 위염 환자를 위한 허용 식품과 제한 식품

구분	종류	허용 식품	제한 식품
맑은 유동식 (clear liquid diet)	음료	끓여서 식힌 물, 보리차, 미음, 맑은 과일주스(사과, 포도 등)	넥타, 우유, 크림, 과육이 들어 있는 주스, 토마토주스, 자두주스 등 허용 식품 외의 모든 것
	국	기름기 없는 맑은 장국 기름기 없는 육즙	허용 식품 외의 모든 것
	기타	설탕, 소금, 꿀, 젤라틴, 사탕	허용 식품 외의 모든 것
일반 유동식 (full liquid diet)	곡류	곡류로 만든 미음류, 으깬 감자	모든 빵류, 허용 식품 외의 모든 것
	어육류	조리된 달걀, 고깃국물, 육즙	날달걀, 딱딱하게 조리된 달걀
	채소류	삶아 으깬 채소, 채소주스	
	유지류	버터, 마가린, 크림	
	우유류	우유, 우유음료, 요구르트, 아이스크림, 밀크셰이크	
	과일류	과일즙, 과일주스	생과일, 조리된 과일, 통조림과일, 말린 과일
	기타	보리차, 차, 과일향 음료, 영양 보충음료, 젤라틴, 아이스캔디, 꿀, 설탕, 시럽, 포도당, 소금, 셔벗, 커스터드, 푸딩	견과류, 견과류나 종자가 포함된 후식

② 식단 계획 및 식단 작성

표 3-8 급만성 위염환자 식단 예시

아침	간식	점심	간식	저녁
누룽지 순두부백탕 가자미구이 백김치	바나나	쌀밥 콩나물국 완자조림 숙주나물 물김치	요플레	감자밥 근대국 계란찜 가지나물 동치미

출처: 서울아산병원 의료정보-식사요법(https://www.amc.seoul.kr/asan/healthinfo/mealtherapy/mealTherapyDetail.do?pageIndex=1&searchCondition=all&searchKeyword=%EC%9C%84%EC%97%BC&mtId=35)

4) 소화성 궤양

소화성 궤양(peptic ulcer)은 위액 중의 염산이나 펩신 등의 소화작용에 의해 소화기 점막이 침식·손상된 상처를 말하며, 그 발생 부위에 따라 위궤양(gastric ulcer) 또는 십이지장궤양(duodenal ulcer)이라고 한다. 그러나 위궤양과 십이지장궤양은 병인과 증세가 거의 같으므로 통칭 소화성 궤양이라 부르며 식사요법도 같이 취급한다.

(1) 원인

일반적으로 위나 십이지장은 위에서 분비되는 산(acid)과 산에 의한 점막의 손상을 예방하는 방어 메커니즘 사이의 균형에 의해서 보호되는데, 이러한 균형이 깨지는 경우 궤양이 발생한다고 볼 수 있다. 표 3-9에 위궤양과 십이지장궤양의 원인을 정리하였다.

표 3-9 소화성 궤양의 원인

위궤양	십이지장궤양
• 유문부 기능의 이상 • 십이지장-위 역류에 의한 담즙염의 정화작용 • 위 점막 방어 기능의 결함: 점막 혈류의 감소, 점막 프로스타글란딘 생성 감소와 그 결과 중탄산 염의 생성 감소 • 염산과 펩신 분비 증가	• 위산 분비 능력 및 기저 위산의 분비 증가 • 위벽 세포의 양과 민감성의 증가 • 식후 지속되는 분비 반응 • 위 배출 시간의 이상 • 십이지장 점막 방어 기능의 이상 • 중탄산염 분비 감소, 프로스타글란딘 결함에 의한 췌장의 중탄산염 방출 억제
• 헬리코박터 파일로리(*Helicobacter pylori*) 감염 • 아스피린 등과 같은 비스테로이드성 항염증 약물(NSAID)/코르티코스테로이드(corticosteroid) • 염산 분비를 촉진하는 아세틸콜린 등은 미주신경의 자극(감정적인 스트레스, 걱정, 근심) • 흡연, 카페인, 알코올, 스트레스 등의 잘못된 생활습관	

출처: Mullbolland, MW et al., Chronic duodenal and gastric ulcer, Surg North Am, 67 : 489, 1987.

(2) 증상

가장 흔한 증상은 타는 듯하거나 갉아내는 듯한 복통을 수반하며, 대개 식사 사이나 한밤중에 발생하나 경우에 따라서는 증상이 전혀 없을 수도 있다. 이 밖에도 메스꺼움, 구토, 식욕 감퇴, 체중 감소 등이 있으며 위나 십이지장으로부터 출혈이 있을 수도 있다. 표 3-10는 위궤양과 십이지장궤양의 증상에 따른 차이를 보여 준다.

표 3-10 위궤양과 십이지장궤양의 차이

분류	위궤양	십이지장궤양
통증 부위	명치를 중심으로 넓은 부위	명치의 약간 오른쪽 국소 부위
통증 시기	식후 30~60분	식후 2~3시간, 야간
통증 양상	쓰리거나 뒤틀리게 아픔	물어뜯듯이 아프고 완고한 국소 통증
증상	식후 복부 팽만감, 오심, 구토	배가 고프면서 불쾌감
식욕	감퇴	증가
출혈 양상	토혈	혈변
생활환경	스트레스가 많음	스트레스가 적음

출처: 김을상 외 8인(2000), 임상영양학, 수학사.

(3) 치료법

소화성 궤양 환자에 대한 치료 목표는 증상을 완화시키며 궤양의 상처를 치료하고, 재발을 방지하며 합병증이 생기지 않도록 예방하는 데 있다. 즉 환자에게 안정을 취하며 약물요법이나 식사요법을 실시하여 과다한 위산 분비를 막음으로써 증상을 완화시키면서 치료하는 것이다.

궤양 치료에 사용하는 약물로는 위산의 산도를 감소시키는 제산제, 산의 생성을 감소시키는 위산 분비 억제제(H_2 blocker), 점막 보호작용 및 원인균을 제거하는 항생제 등이 있다. 대다수의 궤양 환자는 약물치료에 반응을 매우 잘하며 오히려 식품을 제한하는 것이 부적절할 수도 있다.

과거의 소화성 궤양 식사(예: 시피 식사)에서는 우유와 크림을 중심으로 한 부드러운 연식이 이용되었으나, 이러한 식사는 철 부족으로 빈혈이 생길 수 있고 비타민 C 등 여러 가지 영양소가 결핍되기 쉽다. 또, 일반식과 비교해서 치료의 속도나 위산 분비의 감소

면에서 효과적이지 않다는 것이 밝혀져 현재는 효과적인 제산제 사용과 함께 평소 식사에서 약간 수정하는 정도의 자유로운 식사를 권한다. 그러나 급성 단계나 단기간이라면 환자의 심리적 측면에 도움을 줄 수 있는 부드러운 연식이나 전통적 궤양식을 사용해도 무방하다.

(4) 식사요법

① 목표 및 원칙

소화성 궤양 식사요법의 목표는 위 점막을 자극하여 과량의 위산을 분비시키는 일부 식품을 제한하면서 개인의 적응 정도에 따라 충분한 영양 섭취가 되도록 조절하는 것이다. 따라서 궤양을 위한 식사요법은 균형된 식사를 하면서 위산의 분비를 증가시키는 음식, 증후군을 악화시키는 음식, 식도·위·십이지장 점막에 손상을 주는 음식은 제한해야 한다.

식사요법의 효과는 개인간 반응 정도가 매우 다르므로 개인 상태에 따라 적절하게 처방되어야 한다. 궤양 환자에게 추천되는 일반적인 식사요법의 원칙은 다음과 같다.

- 안정되고 조용한 분위기에서 편안한 마음으로 식사하도록 한다.
- 통증이 심할 때는 위에 자극을 주지 않는 부드럽고 소화되기 쉬운 음식을 소량씩 자주 먹는다.
- 궤양의 빠른 상처 치유를 위해 단백질, 철, 비타민 C 등을 충분히 섭취한다.
- 술과 알코올 음료, 카페인 음료(커피, 코코아, 콜라 등) 등은 위산과 펩신의 분비를 자극할 수 있으므로 제한한다.
- 고춧가루, 후추 등의 자극성이 있는 조미료는 제한한다.
- 거친 음식, 딱딱한 음식, 말린 것, 튀긴 음식 등은 가능하면 피한다.
- 잠자리에서 간식을 피하고, 흡연은 위 점막을 자극하고 궤양을 악화시키므로 피한다.
- 우유는 칼슘과 단백질이 다량 함유되어 있어 오히려 위산 분비를 증가시키므로 하루에 1컵 정도를 여러 번 나누어 마신다.

② 고려사항

궤양 환자에 대한 식사요법은 궤양의 단계에 따라 대응이 달라지는데, 급성 단계, 특히 출혈이 있을 때는 지혈이 될 때까지 1~2일간 절식해서 위 점막을 보호하고, 2~3일 동안 통증 완화를 위한 무자극성 유동식을 공급하며 차차 연식을 첨가한다. 급성 단계에서 벗어나 회복 단계에 들어서면 초기에는 무자극성 식을 계속 유지하다가 궤양 상처의 재생과 체력 증가를 위해 단백질을 공급하고, 점차 고에너지·고단백질 식사를 하도록 한다.

③ 식단 계획 및 식단 작성

표 3-11 위궤양환자의 식단 예시

아침	점심	저녁
누룽지 순두부백탕 가자미구이 백김치 바나나	쌀밥 콩나물국 완자조림 숙주나물 물김치 요플레	감자밥 근대국 계란찜 가지나물 동치미

출처: 서울아산병원 의료정보-식사요법(https://www.amc.seoul.kr/asan/healthinfo/mealtherapy/mealTherapyDetail.do?pageIndex=1&searchCondition=all&searchKeyword=%EC%9C%84%EA%B6%A4%EC%96%91&mtId=82)

표 3-12 십이지장궤양 및 십이지장염 환자의 식단 예시

아침	점심	저녁
흰죽 호박잎된장국 정육감자조림 연두부찜 도라지들깨나물 물김치 사과	연두부야채죽 쇠고기국 임연수조림 메추리알곤약조림 열무무침 백김치 우유(다른 식품과 함께 섭취)	닭살애호박죽 통배추구이 고등어구이 두부잡채 애호박나물 백김치

출처: 서울아산병원 의료정보-식사요법(https://www.amc.seoul.kr/asan/healthinfo/mealtherapy/mealTherapyDetail.do?pageIndex=1&searchCondition=all&searchKeyword=%EC%8B%AD%EC%9D%B4%EC%A7%80%EC%9E%A5&mtId=76)

5) 위절제후증후군

심한 궤양이나 위암으로 위의 일부 또는 전체를 절제한 환자가 음식을 섭취한 후에 유발되는 복합적인 증상으로, 위절제후증후군(postgastrectomy syndrome) 또는 덤핑증후군(dumping syndrome)이라고 한다.

(1) 원인

위 절제 후 위의 용량이 적어져 식사 후 소화되지 않은 고농도의 음식물이 급속히 장으로 들어가고, 이를 희석하기 위해 혈류로부터 수분이 장으로 유입된다. 그 결과 말초혈관의 혈장량이 갑자기 감소되어 발생한다.

(2) 증상

초기 위절제후증후군은 식후 10~15분 사이에 상복부 팽만감, 복통, 복부 경련, 구토, 설사 등의 복부 증상과 맥박 수 증가, 발한, 저혈압 등의 혈관 증상이 나타난다.

후기 위절제후증후군은 식후 1.5~3시간 후에 나타나며 저혈당으로 인한 허기, 무력감, 구역질, 발한, 경련 등이 나타난다. 위절제후증후군의 증상이 계속되면 환자는 음식 먹는 것을 두려워하므로 결국은 영양불량과 동시에 체중 감소를 일으키게 된다.

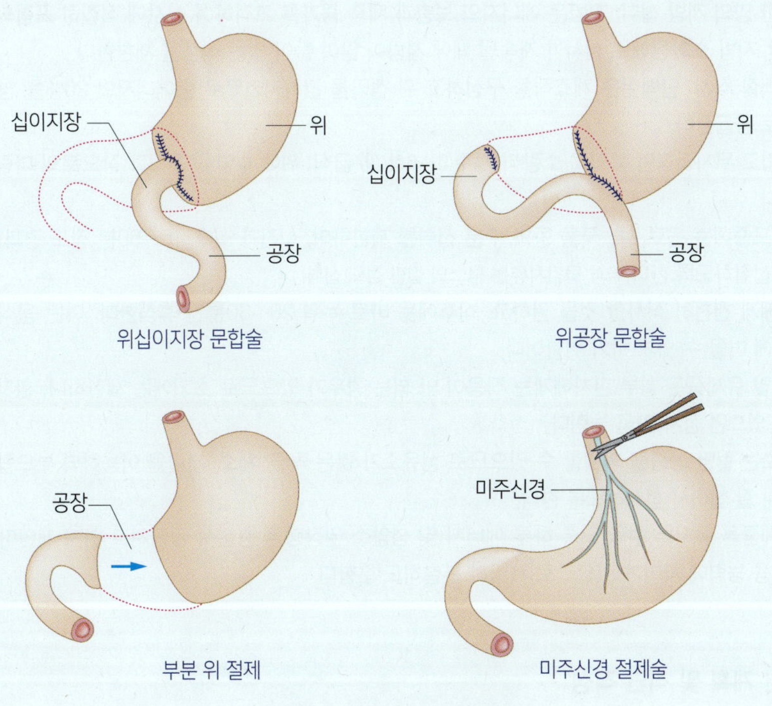

그림 3-5 위절제수술의 예

(3) 식사요법

① 목표 및 원칙

식사요법의 목표는 수술 후 체조직의 재생을 돕고 체중 감소를 줄이기 위해 적절한 에너지와 영양소를 공급하며, 위절제후증후군의 증상을 감소시키는 데 있다.

위수술 후 1~2일 동안은 구강으로 섭취하는 모든 액체와 식품을 금지하며 정맥영양으로 포도당, 아미노산, 비타민, 무기질을 수일간 공급한 후 서서히 구강급식으로 이행한다. 맑은 유동식으로 시작하여 구강급식 실시 2~3일 후에는 전유동식으로 이행하고, 6~7일 정도에 연식으로 이행하며, 10~15일 후에는 회복식을 거쳐 보통 음식을 공급하되 무자극성 식이어야 한다. 위절제후증후군 식사요법의 원칙은 다음과 같다.

- 저탄수화물 식사: 탄수화물은 위에서 공장으로 빨리 유입되고 소화, 흡수되어 혈당을 올리므로 섭취량을 하루 100~200 g으로 줄인다. 그러나 증후군 증상이 없으면 주의 깊게 탄수화물 양을 늘이되 하루 총에너지 섭취량의 60% 이내로 제한한다. 흡수가 빠른 단당류나 농축당은 피하고 전분과 같은 다당류나 달지 않은 과즙이 좋다.
- 적절한 양의 지방 섭취: 지방은 에너지의 보충과 체중 증가를 고려하여 식사에 적절히 포함되도록 한다. 단, 지방 소화장애로 설사가 계속될 때에 지방이 많이 들어 있는 식품을 제한한다.
- 고단백질 식사: 단백질은 체조직을 구성하고 위 점막을 강화시키므로 총에너지의 20%를 양질의 단백질로 공급한다.
- 부드럽고 무자극적인 음식을 소량씩 자주(5~6회/일) 급식: 위에 부담을 줄이고 장으로의 다량 유입을 막는다.
- 식사 도중에는 음료, 물, 국물 등의 수분 섭취를 제한하며, 식전과 식후 45~60분 정도 경과한 후 수분을 섭취하도록 한다(국과 물김치류는 평소의 절반 정도 섭취).
- 환자에게 천천히 식사할 것을 권하고, 식후에는 바로 누워 20~30분간 휴식한다. 이는 음식이 조금 더 위에 머물 수 있게 하기 위함이다.
- 우유 및 유제품은 일부 환자에게는 적응이 안 되는 경우가 있으므로 초기에는 제한하나, 환자가 섭취할 수 있으면 점차 양을 늘린다.
- 섬유소는 혈당 상승을 억제할 수 있으므로 섬유소가 많은 곡류, 채소, 과일을 이용하되 부드럽게 조리하거나 잘 씹어서 섭취하도록 한다.
- 표준체중을 유지할 수 있도록 하루 에너지 및 영양소 권장량을 충분히 공급하고 환자 개인마다 음식의 수용 능력에 차이가 있으므로 세밀히 관찰하도록 한다.

② 식단 계획 및 식단 작성

표 3-13 위절제 환자의 식단 예시

아침	간식	점심	간식	저녁	간식
흰죽 1/2공기 국 80 mL 병어조림 숙주나물	영양음료 100 mL	흰죽 1/2공기 국 80 mL 불고기 애호박나물	호박죽 100 mL	흰죽 1/2공기 국 80 mL 가자미구이 오이나물	요구르트

출처: 서울아산병원 의료정보-식사요법(https://www.amc.seoul.kr/asan/healthinfo/mealtherapy/mealTherapyDetail.do?pageIndex=1&searchCondition=all&searchKeyword=%EC%9C%84+%EC%A0%88%EC%A0%9C&mtId=52)

실습 3-1 점도 및 질감조절식

1. 실습 목표

유동식, 연식, 일반식의 식품량의 차이 및 질감의 차이를 알아본다.

2. 실습내용

(1) 유동식, 연식, 일반식에 따른 질감의 차이를 파악한다.

(2) 점도에 따른 영양소별 차이에 대해서 알아본다.

(3) 유동식은 미음식에 해당되므로 동물성 단백질을 충분히 섭취할 수 있도록 구성한다.

3. 실습 시 유의사항

(1) 조미음은 곡류와 물의 양이 1:10 비율이 되도록 한다.

(2) 미음은 반드시 체에 거른다.

(3) 죽은 곡류와 물의 양이 1:6~7의 비율이 되도록 한다.

4. 실습식단

섬유소 함량별 메뉴: 음식과 재료 구성 목록

기본식단	아침	점심	저녁	간식	영양소 함량
유동식	조미음 요플레 토마토주스 수란 꿀차	잣미음 크림수프 오렌지주스 우유	조미음 채소수프 사과주스 에그노그 락토우유		에너지 1,330 kcal 탄수화물 205 g 단백질 42 g 지방 37 g 수분 2,000 mL
연식	흰죽 감잣국 장조림 달걀찜 시금치나물 우유	녹두죽 가자미구이 연근조림 쑥갓나물 오이물김치	흰죽 명란젓찌개 섭산적 호박나물 나박김치 참기름간장	흑임자죽 황도통조림 사과주스	에너지 1,530 kcal 탄수화물 237 g 단백질 82 g 지방 39 g
일반식	흰밥 북어포국 두부부침 쑥갓나물 김구이 배추김치 우유	보리밥 된장찌개 불고기상추쌈 녹두묵무침 열무김치 과일	완두콩밥 양송이탕 가자미구이 멕시칸샐러드 애호박전 오이소박이		에너지 2,120 kcal 탄수화물 325 g 단백질 99 g 지방 48 g

음식별 재료 중량 제시

	유동식			연식			일반식		
	음식명	재료명	분량(g)	음식명	재료명	분량(g)	음식명	재료명	분량(g)
아침	조미음	쌀	110	흰죽	쌀	60	흰밥	쌀	110
		조	55	감잣국	쇠고기	10	북어포국	북어포	15
	요플레	요플레	100		감자	60		달걀	20
	토마토주스	토마토주스	200	장조림	쇠고기	30		실파	10
	수란	달걀	55		무	30	두부부침	두부	80
	꿀차	꿀	35	달걀찜	달걀	55		식용유	5
				시금치나물	시금치	70	쑥갓나물	쑥갓	70
				우유	우유	200	김구이	김	2
								식용유	5
							배추김치	배추김치	70
							우유	우유	200
점심	잣미음	쌀	110	녹두죽	쌀	50	보리밥	쌀	90
		잣	55		녹두	25		보리	20
	크림수프	밀가루	10	가자미구이	가자미	50	된장찌개	두부	40
		버터	5	연근조림	연근	50		양파	20
		우유	60	쑥갓나물	쑥갓	70		호박	30
	오렌지주스	오렌지주스	200	오이물김치	오이	30		풋고추	10
	우유	우유	200		배추	20		된장	15
							불고기상추쌈	쇠고기	60
								상추	70
							녹두묵무침	녹두묵	100
								김	소량
							열무김치	열무김치	50
							과일	참외	120
저녁	조미음	쌀	110	흰죽	쌀	60	완두콩밥	쌀	110
		조	55	명란젓찌개	명란젓	40		완두	20
	채소수프	육즙	330		두부	80	양송이탕	쇠고기	10
		양파	70	섭산적	고기	40		양송이버섯	20
		감자	100	호박나물	호박	70		무	50
		당근	30	나박김치	배추	30	가자미구이	가자미	70
		버터	10		무	30	멕시칸샐러드	사과	30
	사과주스	사과주스	200		미나리	10		오이	20
	에그노그	달걀	30	참기름간장	참기름	5		당근	10
		우유	100		간장	10		셀러리	10
		설탕	10					햄	10
	락토우유	락토우유	200					달걀	20
								마요네즈	10
							애호박전	호박	50
								달걀	10
								식용유	5
								밀가루	15
							오이소박이	오이	70
간식				흑임자죽	쌀	30			
					흑임자	16			
				황도통조림	황도통조림	100			
				사과주스	사과주스	100			

5. 조리법 및 분량

(1) 조미음

재료	만드는 법
쌀 2/3컵 조 1/3컵 물 10컵	1. 쌀과 조는 깨끗이 씻어 1시간 이상 물에 불린다. 2. 불린 쌀에 정량의 물을 붓고 끓을 때까지는 강한 불에서, 그 후에는 약한 불에서 젓지 말고 50분간 가열한다. 3. 체에 걸러 미음량의 0.3~0.4% 정도의 소금을 넣는다. ※완성된 미음량은 1,500 mL 내외이다.

(2) 사과주스

재료	만드는 법
사과 1개 설탕 15 g 소금 소량	1. 사과는 껍질과 씨를 제거하고 2%의 소금물에 담근다. 2. 믹서에 사과를 넣고 사과가 잠길 정도의 물과 분량의 설탕, 소금을 넣고 2~3분간 간다.

(3) 수란

재료	만드는 법
달걀 5 g 소금 소량 식용유 소량	1. 국자가 수란기 안쪽에 식용유를 살작 바르고 달걀을 깨뜨려 놓은 뒤, 물이 들어있는 냄비에 넣어 익힌다. 2. 표면이 살작 익으면 위에 고명을 얹기도 한다.

(4) 흰죽

재료	만드는 법
쌀 1컵 물 7컵	1. 쌀은 깨끗이 씻어 1시간 정도 불린다. 2. 불린 쌀에 정량의 물을 붓고 중불에서 한소큼 끓인 후 불을 약하게 하여 쌀이 퍼질 때까지 은근하게 끓인다. 3. 불은 끈 후 약 5분간 두었다가 그릇에 낸다.

(5) 녹두죽

재료	만드는 법
녹두 1/2컵 쌀 1컵 물 7컵	1. 녹두는 물을 부어 푹 삶은 다음 체어 걸러 놓는다. 2. 쌀은 깨끗이 씻어 물에 불렸다가 건져 놓는다. 3. 냄비에 녹두의 윗물만 붓고 쌀을 넣고 끓이다가 쌀알이 어느 정도 퍼지면 녹두의 앙금을 넣어 고루 섞으면서 다시 한번 끓인다. ※기호에 따라 소금이나 설탕을 넣는다.

(6) 크림수프

재료	만드는 법
밀가루 10 g 버터 5 g 육수 200 g 우유 60 g 소금 약간	1. 팬에 버터를 녹인 다음 밀가루를 넣고 저으면서 볶는다. 2. 육수를 조금씩 붓고 잘 저으면서 뭉근하게 끓인다. 3. 불을 끌 무렵에 우유를 붓고 소금으로 간한다.

(7) 에그노그

재료	만드는 법
달걀 30 g 찬우유 100 mL 설탕 10 g 코코아 소량	1. 달걀은 흰자와 노른자로 나누어, 난황에 설탕의 반을 넣고 코코아가루를 섞은 뒤 우유를 조금씩 부어가며 잘 섞는다. 2. 난백은 거품기로 거품을 내고 나머지 설탕을 넣는다. 3. 난황과 난백을 잘 섞는다.

6. 조리법 및 분량

(1) 유동식과 연식을 필요로 하는 질병에 대하여 정리하시오.

(2) 사용된 식품재료들의 눈대중치를 기록하고, 저울로 실측하여 기록하시오.

식품명	단위		어림치	실측치	식품명	단위		어림치	실측치
	구매	1교환				구매	1교환		
조					완두콩				
잣					명란젓				
녹두					북어포				
흑임자					양송이버섯				
오이					가자미				
쑥갓					호박				
연근					녹두묵				

(3) 각 음식의 조리 전과 조리 후의 변화를 비교하시오.

음식명	중량의 변화(g)			부피의 변화(mL)		
	조리 전	조리 후	차이(%)	조리 전	조리 후	차이(%)
조미음						
수란						
크림수프						
흰죽						
달걀찜						
기타:						

(4) 실습식단의 영양가를 평가하시오.

구분	연식			교환단위					
	음식명	재료명	분량(g)	곡류군	어육류군	채소군	지방군	우유군	과일군
아침	흰죽 감잣국 장조림 달걀찜 시금치나물 우유	쌀 쇠고기 감자 쇠고기 무 달걀 시금치 우유	60 10 60 30 30 50 70 200						
점심	녹두죽 가자미구이 연근조림 쑥갓나물 오이물김치	쌀 녹두 가자미 연근 쑥갓 오이 배추	50 25 50 50 70 30 20						
저녁	흰죽 명란젓찌개 섭산적 호박나물 나박김치 참기름간장	쌀 명란젓 두부 고기 호박 배추 무 미나리 참기름 간장	60 40 80 40 70 30 30 10 5 10						
간식	흑임자죽 황도통조림 사과주스	쌀 흑임자 황도통조림 사과주스	30 16 100 100						
합계									

(5) 완성된 식단을 시식한 후 양의 변화, 질감의 변화 등을 평가하시오.

7. 실습 고찰

3. 하부 소화기관 질환

소장의 발생하는 많은 장애는 보통 흡수 장애(malabsorption)로 나타나며, 이는 췌장 효소의 결핍, 담즙의 분비 부족, 소장의 흡수 용량의 감소 때문이다. 따라서 설사나 흡수 장애 등의 증상은 그 원인이 다양하며, 여러 가지 내장 질환의 한 과정이나 증상에서 초래되는 현상이므로 그 원인을 정확히 규명하여야 하고, 질병과 병행되는 영양 장애에 대한 대책을 시급히 강구하여야 한다.

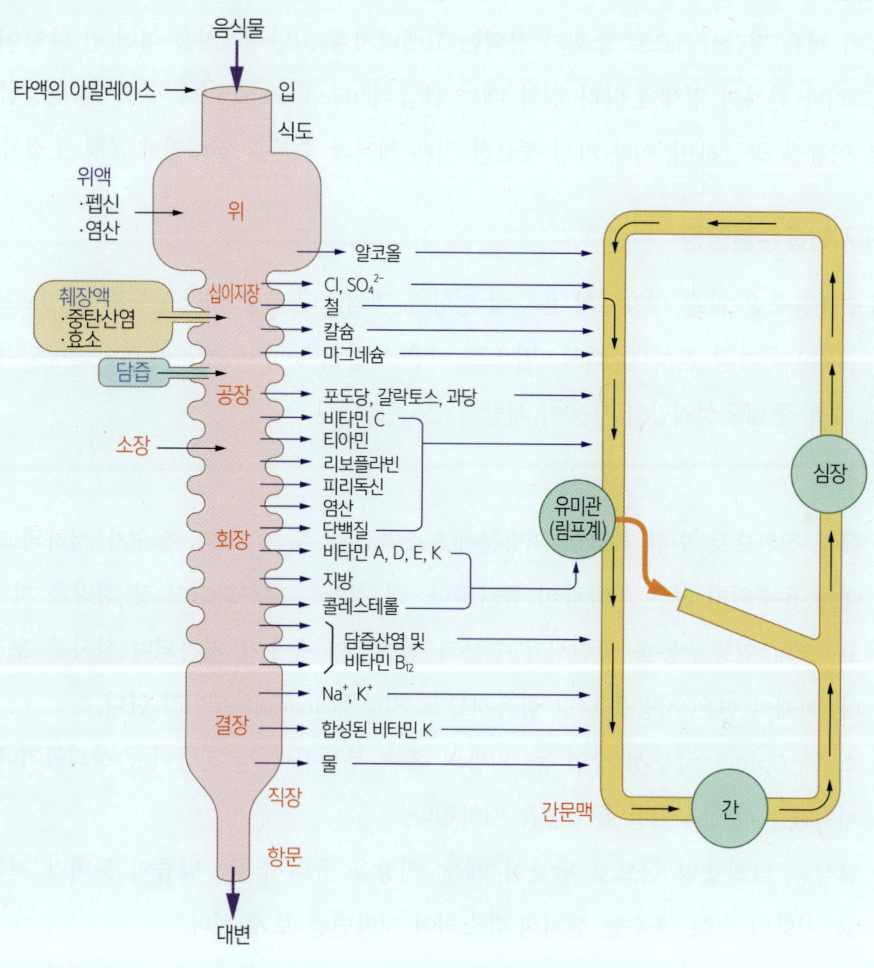

그림 3-6 각 소화기관 내 영양소 흡수 상황

출처: Mahan LK, Escott-Strump S., Krause's Food, Nutrition and Diet Theraphy, 9th ed., WB Saunders Company, 1996.

1) 흡수불량증후군

소장 점막의 대사 부전으로 여러 가지 영양소의 소화, 흡수가 잘 되지 않아 각종 영양 결핍 증상을 나타내는 병태를 일괄하여 흡수불량증후군(malabsorption syndrome)이라고 한다. 흡수불량은 질환에 따라 한 가지의 영양소 흡수 장애가 있는 경우와 많은 영양소의 흡수 장애가 일어나는 경우가 있다.

일반적인 증세로는 설사와 지방변이 흔하고, 영양소의 흡수 장애에 의한 해당 영양소의 결핍 증세와 함께 체중 감소현상이 일어난다. 흡수 장애 시 일반적인 식사요법은 섬유소가 적은 저잔사식으로 소화가 잘되는 고에너지식·고단백질식을 여러 번 나누어 준다. 그러나 환자의 병세에 따라 심할 때는 관급식(tude feeding)이나 정맥주사영양법 등으로 영양을 공급하며, 이때 가장 중요한 것은 체액의 수분과 전해질의 균형 조정이다.

(1) 지방흡수불량증

흡수불량증은 많은 영양소의 흡수에 영향을 끼치는데 그중 지방흡수불량증(fat malabsorption)이 가장 흔하다. 식사요법으로 지방 제한식(fat restricted diet)이 처방되며 경우에 따라 중쇄중성지방의 사용이 처방되기도 한다.

① 원인

- 췌장 질환으로 인한 췌장의 지방분해효소(lipase) 부족: 소화, 흡수가 저하되고 장내에 흡수되지 않은 지방량이 증가한다. 이 지방은 수산화되어 장 점막을 자극하고, 장의 연동운동을 항진시켜 수분과 전해질의 흡수가 저하되며 설사를 초래한다. 이때의 변은 지방을 다량 함유하므로 지방변(steatorrhea)이라 한다.
- 스프루(sprue), 국부성 장염 등: 지방의 흡수 부위인 공장 점막이 손상되었거나 절제되었을 때에도 지방 흡수량은 저하된다.
- 담석증, 담관종양 등으로 담관이 폐쇄: 지방을 유화시키는 담즙의 분비가 저하되고, 지방의 소화, 흡수는 현저히 감소되어 지방변을 보게 된다.
- 장폐쇄, 소장·대장의 누관, 게실증 등으로 장의 연동운동 저하: 장내 세균의 지나친 활성으로 말미암아 생성된 담즙염의 합성이 저해되는 결과를 초래할 수 있는데, 담즙염의 감소는 지방의 흡수에 지장을 주게 된다. 또, 소장 내 여러 영양소에 대해

분해작용으로 독성물질을 만들고 장 점막을 자극한다.

- 회장에 염증이 있거나 절제: 담즙은 소장 내에서 지방을 유화한 후 대부분 회장에서 흡수되어 문맥을 통해 간으로 되돌아간다. 따라서 회장에 장애가 있을 때에는 담즙 흡수량이 저하되어 담즙 분비량도 감소된다.

② 증상

체중이 감소되고 설사, 특히 지방변이 흔하다. 정상적인 변 중의 지방 함량은 하루 2~5 g이나, 소화나 흡수에 장애가 있을 때에는 하루 60 g 이상이 배출되는 경우도 있다. 여러 비타민 결핍증이 나타나며, 특히 칼슘과 비타민 D 흡수 불량 시에는 골다공증과 골연화증이 발생한다. 또한 철 결핍으로 소적혈구성 빈혈, 엽산과 비타민 B_{12} 결핍 시에는 대적혈구성 빈혈이 나타나고, 비타민 K 결핍으로 출혈이 있다.

③ 식사요법

식사요법 목표는 에너지와 영양소를 적절히 공급하며, 지방의 흡수 불량에 따른 임상적 증상을 완화시키는 데 있다. 지방흡수불량증 식사요법의 기본 원칙은 다음과 같다.

- 설사를 동반하므로 수분, 전해질을 보충하고, 환자의 상태가 심할 때는 포도당, 아미노산, 알부민, 지방 유화액 등의 수액을 정맥영양으로 공급한다.
- 회복되는 대로 고에너지, 고단백질, 고비타민, 고무기질의 유동식으로 경구급식을 시작한다.
- 지방은 전체 에너지의 10% 이하(하루 약 20 g 이하)로 제한하며, 장쇄지방보다는 주로 유화 지방이나 중쇄중성지방으로 공급한다.
- 지용성 비타민, 철, 칼륨, 나트륨을 보충하고, 거대적아구성 빈혈이 있을 때는 비타민 B_{12}와 엽산의 보충이 필요하다.

알아두기

중쇄중성지방(medium chain triglyceride, MCT) 급원 및 성상

중쇄중성지방은 탄소 수 8~12 정도의 지방산으로 구성되어 있으며 코코넛유에서 추출된다. 엷은 황색을 띠는 투명한 무향의 액체로, 1 g당 8.3 kcal를 내며, 식사요법의 보조제로 사용되는 특수 목적의 식품이다.

사용 이유

중쇄중성지방은 장쇄중성지방과 다르게 소화, 흡수, 운반되기 때문이다.

① 췌장의 지방가수분해효소가 필요 없음(급속히 가수분해될 수 있지만 가수분해되기 전에 흡수)

② 흡수되기 전에 담즙염에 의한 유미구를 형성할 필요가 없음

③ 중쇄중성지방은 장쇄중성지방보다 점막세포를 통해 빠르게 운송됨

④ 림프관으로 들어가지 않고 알부민과 결합한 유리지방산처럼 문맥을 통해 운송됨
⑤ 카일로미크론(chylomicron)이 형성되지 않으므로 지단백분해효소가 필요 없음

사용 방법

① 소량으로 시작하여 점차 양을 증가시키도록 한다.
② 급격히 과도한 양을 사용시 어지러움, 구토, 복통, 팽만감, 설사 등의 부작용이 유발될 수 있다.
③ 1회 사용량은 15~20 mL를 넘지 않도록 하고 1일 사용량은 개인의 상태, 영양 필요량을 고려하여 조정한다.

(2) 유당불내증

유당불내증(lactose intolerance)은 장 점막에 있는 유당분해효소(lactase)의 분비 부족으로 유당이 단당류로 분해되지 못하는 증상으로, 유당분해효소가 결핍된 환자들에게 유당을 먹였을 때 나타나는 장내 증상을 뜻한다. 유당분해효소 결핍의 진단은 우유를 섭취한 후 발생하는 소화기계 증상, 유당 내성검사, 소장 점막의 생검에 의해 이루어진다.

① 원인

유당분해효소 결핍은 1차적인 것과 2차적인 것으로 분류할 수 있다. 1차적인 불내증은 장 질환의 병력이나 증후 없이 나타나는데, 선천적으로 출생 시부터 유당분해효소가 결핍되어 있거나 출생 시에는 효소가 정상이었지만 이후 우유 섭취량의 감소로 퇴화되는 경우도 있다. 성인은 대부분이 후천적이며 흑인, 동양인, 그리스인, 유대인, 멕시코인, 아메리카 인디언 같은 백인종이 아닌 사람들에게서 많이 나타난다. 2차적 결핍 현상은 흡수 불량과 관련된 급·만성 질환, 소장수술 환자, 위수술 환자, 장기간 완전정맥영양으로 장관을 이용하지 않았던 환자들에게서 많이 나타나며 장기간에 걸쳐 점진적인 식사 공급을 하면 회복이 가능하다.

② 증상

유당분해효소의 결핍으로 유당이 포도당과 갈락토스로 가수분해되지 않으면 유당이 흡수되지 않고 소장 내에 남아 있게 된다. 이로 인해 삼투압이 증가하여 소장 내로 수분이 들어오고, 소화되지 않은 유당에 대한 세균 발효로 젖산과 다른 저급 지방산(acetic acid, propionic acid, butyric acid), 이산화탄소, 수소가 생성된다. 그 결과 부종, 고창, 경련, 설사, 구토가 발생하나 유당의 섭취를 중단하면 이들 증상은 없어진다.

③ 식사요법

식사요법의 목표는 충분한 영양 섭취를 하면서 최대한 증상을 완화시키는 것이다. 유당불내증 환자들은 유당의 소화 능력에 개인차가 크다. 환자의 내성에 따라 우유나 유당 포함 음식을 제한 또는 감소하는데, 하루에 보통 유당 0~10 g 정도 함유하는 식사를 공급한다. 또한 유당 제한식은 유당 제한 정도와 개인의 요구량에 따라 칼슘, 리보플라빈, 비타민 D가 부족할 수 있으므로 부족한 경우 영양 보충제의 이용을 고려하도록 한다.

환자가 10~25 g의 유당을 섭취할 수 있을 때에는 허용 범위 이내의 유제품은 소량씩 몇 번에 나누어 먹을 수 있으며, 찬 우유보다는 따뜻한 우유로 소량씩 섭취하여 내성이 생기면 그 양을 늘린다. 우유를 단독으로 마시는 것보다 전분과 함께 푸딩, 커스터드, 크림수프, 케이크 등의 조리 형태로 먹으면 적응이 잘되는 경우가 많다. 또한 유당불내증인 어린이에게는 우유 대용품으로 두유가 적당하며, 칼슘, 비타민 D 등을 보충해 주어야 한다.

표 3-14는 유당을 소량 함유하면서 칼슘 함량이 높은 식품을 보여주고 있다. 표 3-15는 식품 중 유당 함량이 제시되었다. 치즈와 요구르트는 유당불내증 환자도 무난히 소화하므로 많이 이용된다.

표 3-14 유당을 소량 함유하면서 칼슘 함량이 높은 식품

	식품(분량)	1인 분량당 칼슘 함량(mg/serving)
우유나 유제품	유당분해 우유(1컵)	300
	체다슬라이스 치즈(1장, 20 g)	60~80
단백질 식품	말린 콩(1컵)	90
	대구(90 g)	136
	대두(1/2컵)	130
	두부(40 g)	65
채소류	브로콜리(1/2컵)	89
	시금치(1/2컵)	61
과일	칼슘 강화 오렌지주스(240 mL)	300~450
	프룬(말린 자두, 4개)	49

출처: Hendrick KM, Duggan C, Walker WA, Manual of pediatric nutrition, 5th ed., B.C. Decker, p.408, 2000.

표 3-15 식품의 유당 함량

구분	식품
유당 함유량이 낮은 식품 (2 g 이하)	유당분해효소로 처리한 우유 1/2컵, 셔벗 1/2컵, 숙성시킨 치즈 30~60 g, 가공치즈 30 g, 버터와 마가린 30 g, 일부 약제나 비타민제에 유당이 포함 되어 있을 수 있으나 일반적으로 그 양이 매우 적어 문제되지 않음
유당 함유량이 높은 식품 (5~8 g)	전지, 탈지유, 가당 유산균 우유 1/2컵, 전지분유, 탈지분유 1/8컵, 연유 1/4 컵, 가당 농축우유 3큰술

출처: Nelson JK, Moxaness KE, Jensen MD, Gastineau CF, Mayo Clinic, Diet manual, 7th ed., Mosby, p.266, 1994.

(3) 글루텐 민감성 장 질환

글루텐 민감성 장 질환(gluten-sensitive enteropathy)은 비열대성 스프루(nontropical sprue) 또는 셀리악 스프루(celiac sprue)라고도 부른다.

① 원인

밀에 들어 있는 단백질인 글루텐은 글리아딘과 글루테닌으로 구성되는데, 글루텐 민감성 장 질환은 글리아딘이 소화·흡수 장애를 일으키는 질환이다. 글리아딘이 장점막을 손상시키는 원리는 잘 밝혀져 있지 않지만, 아마도 유전과 면역 메커니즘이 관련 있는 것으로 알려지고 있다. 이 질병은 주로 소장 점막에 영향을 미치는데, 소장 점막의 융모가 위축되고 편평하게 되어 영양소를 흡수하는 면적이 제한된다. 또, 소화에 필요한 효소가 결핍되고, 혈액으로 영양소를 운반할 운반체도 부족해진다. 그 결과 지방, 탄수화물, 단백질, 칼슘, 철, 마그네슘, 아연, 비타민, 특히 지용성 비타민의 흡수 불량이 일어난다.

② 증상

설사가 주증상이지만 항상 나타나는 것은 아니며, 영양소가 제대로 흡수되지 않으므로 체중 감소, 빈혈, 골연화증(osteomalacia) 등이 나타날 수 있다. 이 질병은 유아들이 글리아딘을 함유한 곡류를 먹기 시작할 때 나타날 수도 있지만, 위장관수술, 스트레스, 임신, 바이러스 감염에 의해서 감춰져 있다가 중년 이후에 나타날 수도 있다. 6개월에서 3살된 어린이의 가장 일반적인 증상은 설사, 성장 부진, 구토, 복부 팽만, 하루에 10번 이상의 배변, 탈수, 전해질 고갈, 산독증이 일어나고, 변은 회색의 반고체이다. 성인의 경우는 식욕부진, 체중 감소, 피로, 허약, 변비나 설사, 복부 팽만, 고창 등이 일어난다.

③ 식사요법

이 질환은 식사에 의해 조절되는 만성 질환으로, 식사요법의 목표는 임상적 증상을 완화시키고 흡수 기능을 정상화시키며 점막 내 융모를 재생시키는 것이다. 이를 위해서는 글루텐 제한이 가장 중요하며 평생 주의해야 한다. 글루텐 제한식(gluten-free diet)에는 글루텐을 함유하는 밀, 보리, 호밀, 귀리, 기장, 메밀이 제거된다. 대체해서 사용할 수 있는 곡류는 옥수수가루, 감자가루, 쌀가루, 대두가루, 전분이 있다. 표 3-16에는 글루텐 함유 식품이 제시되었다.

표 3-16 글루텐 함유 식품

구분	함유 식품	함유 가능 식품	비함유 식품
곡류 및 곡류제품	밀, 보리, 맥아, 귀리, 호밀, 밀눈 등이 함유된 곡류 제품(빵류, 크래커, 국수)	시판용 쌀가루, 시판용 감자가루	쌀, 밀전분, 감자, 콩가루, 옥수수가루로 만든 빵, 팝콘
육류 및 육류제품	상업용 햄버거	즉석 냉동 육제품	쇠고기, 돼지고기, 가금류, 달걀, 커티지 치즈, 땅콩버터
채소		시판용 채소 조미제품, 채소 통조림	모든 생채소
기름류	상업용 크림소스	시판 샐러드드레싱, 시판 마요네즈	버터, 마가린, 식물성 기름
우유류		초콜릿 우유	전유, 저지방유, 탈지유
과일			모든 생과일, 과일 통조림
곡류	밀가루, 보리, 귀리, 호밀 등이 함유된 국	시판용 수프, 육수, 수프가루	
후식	시판 케이크, 쿠키, 페스트리	시판 아이스크림, 시판 셔벗	젤라틴, 커스터드, 글루텐이 제거된 재료로 만든 것
음료	곡류음료, 보리음료, 맥주	초콜릿 우유, 코코아가루, 기타 가루음료수	커피, 홍차, 탄산음료, 포도주
당류		시판되는 캔디, 특히 초콜릿	
기타	카레	케첩, 시판 겨자, 간장, 피클, 식초, 시럽	모노소듐글루타메이트(MSG), 소금, 베이킹파우더, 후추, 와인, 식초, 참깨, 해바라기씨, 아몬드, 향신료, 효모, 인공향료

출처: 대한영양사협회, 임상영양관리지침서 제3판(II. 소아 및 청소년기), p.208, 2008.

표 3-17 글루텐 민감성 장 질환 환자의 식단 예시

아침	간식	점심	간식	저녁	간식
쌀밥 된장찌개 삼치구이 미나리나물	사과	불고기백반 오이생채 깍두기	요플레	현미밥 굴무국 애호박전 콩조림	토마토

출처: 서울아산병원 의료정보–식사요법(https://www.amc.seoul.kr/asan/healthinfo/mealtherapy/mealTherapyDetail.do?pageIndex=1&searchCondition=all&searchKeyword=%EA%B8%80%EB%A3%A8%ED%85%90&mtId=67)

(4) 단장증후군

크론병과 소장암, 기타 장 질환을 치료하기 위해서는 소장의 일부분을 절제하는 수술이 필요할 수 있다. 수술 후 남아 있는 장의 흡수력이 영양적 요구량을 충족시키지 못할 때 나타나는 흡수불량증후군을 단장증후군(short bowel syndrome)이라고 한다.

① 원인

일반적으로 소장의 50%까지는 대체로 적응이 가능하지만 더 넓은 범위를 절제하면 일반적인 흡수 불량을 초래하고, 환자는 평생 비경구적 영양 공급과 경구적 영양 보충을 필요로 할 수 있다.

② 증상

장 절제 시 상부 장 절제가 하부 장 절제보다 적응하기 쉬운데 이는 십이지장의 흡수 기능으로 대체될 수 있기 때문이다. 하부 장 절제, 특히 회장의 제거는 공장의 제거보다 결과가 좋지 않은 편이며, 비타민 B_{12}와 담즙산 재흡수에 영구적인 영향을 주고, 지방흡수불량증과 설사를 악화시키며, 지용성 비타민의 흡수 불량을 초래한다.

③ 식사요법

식사요법의 목표는 영양과 수분 공급을 유지하는 것이다. 수술 직후부터 1주일까지는 금식을 하면서 정맥영양을 통해 영양을 공급하고 수술 후 2~6주 정도가 되면서 설사가 감소하는 경향을 보이면 이때부터 경구 섭취를 시작한다. 환자의 흡수 불량의 정도와 영양 및 수분 필요량에 따라 적절한 조합으로 정맥영양, 경장영양, 경구 섭취를 병행하게 된다. 경구식단은 소량의 유동식으로 시작하여 저잔사식에 유당과 수산을 제한하면서 서서히 진행하도록 한다.

2) 장염

장염(enteritis)이란 장에 발생하는 여러 가지 염증과 자극을 말한다. 장염은 발생 부위에 따라서 소장염과 대장염으로 분류되고, 질병의 발생 양태에 따라 급성 장염과 만성 장염으로 분류된다. 장염은 여러 가지 원인에 기인하는데 그것이 기계적이든 화학적이든 장점막을 자극하는 것은 장염을 일으킬 수 있다고 알려져 왔다. 그러나 대부분의 경우 세균성 감염이 병을 일으킨다.

급성적인 발병은 치료를 소홀히 하면 만성이 되므로 잘 관리해야 한다. 염증이 지속될 때 체중 감소, 피로, 경련, 설사 등의 증세가 나타나고, 변에 점액이 나타나며 혈액과 고름도 자주 나온다. 변에 지방이 나오는 것(지방변증)도 하나의 증세이다. 식사에는 변을 만들 수 있는 물질이 적어야 하며, 에너지와 양질의 동물성 단백질, 비타민과 무기질이 충분히 함유된 식품을 섭취해야 한다.

(1) 급성 장염

① 원인

급성 장염(acute enteritis)은 폭음, 폭식, 난소화성 음식물의 다량 섭취, 식중독, 음식 알레르기 및 약물의 섭취로 일어나며, 이질, 살모넬라, 장염비브리오, 콜레라 등의 세균과 바이러스의 감염으로도 일어난다.

② 증상

설사가 특징이며 복통, 복부 팽만감, 구토 등의 소화기 증상이 나타나고, 감염성인 경우는 발열을 수반한다. 심한 설사로 인한 탈수와 전해질 손실로 오는 탈력감이 나타나며, 음식물 알레르기인 경우에는 기관지 천식, 부종, 두드러기 등의 알레르기 증상도 나타날 수 있다.

③ 식사요법

치료를 위하여 배를 따뜻하게 하고 안정을 취하며, 유독물은 장 세척을 통해 씻어 내고, 세균성에는 항생물질을 사용한다. 식욕이 없으면 장관의 안정을 위하여 1~2일간 금식하고, 탈수 상태일 때는 묽은 보리차를 마시거나 생리식염수를 주사한다. 식욕 회복과 함께 미음이나 지방분이 적은 수프 등의 유동식에서 차츰 죽·삶은 국수·토스트·

비스킷 등의 반유동식(연식), 경식으로 이행한다(이 기간은 5~6일).

부식으로는 지방이 적은 생선살, 삶은 채소, 달걀(최초 2~3일은 사용하면 안 됨) 등을 사용한다. 우유는 증세에 따라 곧 설사를 하는 수도 있으므로 처음 2~3일은 사용하지 말고 수일 경과 후 미음에 섞어 공급한다. 생과일이나 탄산음료, 알코올음료는 좋지 않다. 고추나 후추 등의 자극적인 향신료는 사용하지 말고, 온도가 지나치게 차거나 뜨거운 것도 피한다.

(2) 만성 장염

① 원인

급성 장염에서 이행할 때가 많고 과음, 과식, 불규칙한 식습관, 약물의 상용(설사제), 만성 질환(장결핵, 궤양성 대장염, 아메바성 이질, 암, 간장·췌장·콩팥의 질환 등), 비타민 결핍증 등이 원인이 된다.

② 증상

설사, 식욕부진, 복부 팽만감, 복부의 불쾌감, 복통, 소화되지 않은 변, 가스, 배에서 소리가 나는 것 등이다. 소화·흡수 불량의 정도에 따라 체중 감소 및 빈혈 등이 나타난다.

③ 식사요법

식사요법의 목표는 손상된 장 점막을 자극하지 않고 소화가 용이한 식품을 선택하여 영양소 흡수가 최대가 되도록 하는 데 있다. 급성 장염의 식사요법 원칙은 다음과 같다.

- 육류 중 결합조직이 많은 부위는 피한다.
- 1일 6회 이상의 식사로 장에 자극을 줄이면서 영양소 흡수를 최대한으로 한다.
- 가스를 발생시키는 식품이나 강한 향신료는 피한다.
- 지방도 많은 양은 소화되지 않고 장벽을 자극하여 설사를 일으키므로 제한하고, 유화 지방인 우유, 달걀, 버터 등을 적정량으로 사용한다.
- 당분 함량이 많은 과자류는 대장 내에서 발효하여 장을 자극하므로 제한한다.
- 증상에 따라서 유동식, 연식, 상식으로 이행하며, 병의 기간이 긴 만큼 영양이 풍 부한 식품을 선택해야 한다.
- 생우유는 설사하기 쉬우므로 음식에 혼합하여 사용하는 것이 좋다.
- 알코올음료나 탄산음료도 장운동을 자극하므로 섭취를 금한다.

만성 장염 환자의 식단 작성 시 허용 식품과 제한 식품은 표 3-18과 같다.

표 3-18 만성 장염 환자를 위한 허용 식품 및 제한 식품

식품군	허용 식품	제한 식품
곡류군	정제된 빵, 흰밥, 찹쌀밥, 국수	전곡류, 콩류, 고구마, 옥수수, 통밀빵, 팝콘
어육류군	부드러운 고기, 닭고기, 생선, 달걀	질긴 고기나 결합조직, 햄류, 조개류
채소군	익힌 채소, 통조림 채소, 채소주스	생채소, 말린 나물, 해조류
지방군	유화 지방	견과류, 종자류, 땅콩버터
과일군	주스, 수박, 포도, 통조림 과일	생과일, 말린 과일

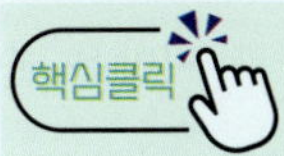

가스 생성 식품

사과, 배, 브로콜리, 양배추, 콜리플라워, 옥수수, 마른 콩, 땅콩, 부추, 순무, 유제품(유당불내증의 경우), 양파, 맥주, 탄산음료, 감자, 과일주스

3) 염증성 장 질환

염증성 장 질환(inflammatory bowel disease, IBD)은 만성적으로 소장이나 대장에 염증이 생겨 설사와 통증 등을 유발하는 질환으로, 크론병(Crohn's disease, CD)과 만성 궤양성 대장염(chronic ulcerative colitis)을 말한다. 염증성 장 질환은 영양불량의 위험이 매우 크므로 적절한 영양 지원이 무엇보다 중요하다.

(1) 크론병

크론병 또는 국부적 장염(regional enteritis)은 만성적이며 소장 또는 대장 모두에 나타나고 특히 회장과 대장에서 흔히 발생하는 궤양성 염증성 질환이다. 궤양의 범위는 장내의 점막층에만 제한되지 않고 장벽을 통과하면서 광범위하게 발생하여 협착, 폐색, 누관 형성 및 농양 등을 수반한다.

① 원인

원인은 아직 불분명하나 세균이나 바이러스에 의한 감염, 면역 이상, 유전적 요인 등이 거론된다. 유전적 요인을 지니고 있는 사람에게 여러 가지 환경적 요인이 작용하여 발생하는 것으로 여겨지고 있다.

② 증상

주 증상은 식욕부진, 발열, 체중 감소, 복통 등이며, 어린이의 경우 성장 부진 등이 나타난다. 장 협착이나 누공을 초래하기도 하며, 장출혈로 인한 빈혈, 비타민 결핍증, 흡수불량증 등 영양 결핍이 초래된다.

③ 식사요법

식사요법의 목표는 수분 및 전해질을 유지하며 체중 감소와 영양소의 결핍을 방지하고, 어린이의 경우 성장 발육을 도모하는 것이다. 식사는 고에너지, 고단백질, 저지방, 저잔사식을 공급한다.

만성 염증성 장 질환 환자는 콩팥 결석이 생길 수 있어서 식사에서 칼슘과 지방은 줄이고 수산 함량이 높은 식품도 제한한다. 그 밖에 비타민 및 무기질의 보충이 필요하다. 급성기에는 장이나 염증이 있는 소화관의 자극을 최소화하는 것이 우선이며, 지방이 많은 육식이나 유제품, 섬유소가 많은 채소류, 자극성이 강한 향신료, 술, 커피, 탄산음료 등을 피한다. 식사의 형태도 경장영양이나 정맥영양을 공급하고 차츰 유동식에서 일반식으로 이행한다.

(2) 만성 궤양성 대장염

① 원인

만성 궤양성 대장염(chronic ulcerative colitis)은 대장의 점막층에 염증과 궤양을 일으키는 만성 질환으로, 염증 범위는 직장에만 국한되는 경우부터 전체 결장에 퍼져 있는 경우 등 다양하다. 원인은 아직 불분명하나 최근 스트레스에 의한 심신적 요인, 세균 감염, 식사성 알레르기, 자율신경 장애, 자가면역(autoimmunity) 현상 등이 원인으로 주목 을 받고 있다. 따라서 여러 가지 요인이 복잡하게 관련해서 발병하는 것으로 생각된다.

② 증상

식욕부진, 메스꺼움, 복통, 구토, 점액이 섞인 피설사 등이며, 어린이의 경우 성장 부진을 나타낸다. 더욱 악화되면 탈수, 고열, 저단백혈증, 전해질 이상, 빈혈, 체중 감소 등이 일어나며 영양 상태를 극도로 악화시킨다. 이 병에 걸린 환자들은 흔히 기분이 우울하고 신경질적이며, 정서적으로 불안정한 양상을 보이기도 한다.

③ 식사요법

식사요법의 목표는 영양불량과 관련된 제반 증상을 예방하는 것이다. 즉, 영양소 결핍의 예방과 장 점막의 상처 치유, 염증과 궤양 부위에 대한 자극의 최소화와 정상적인 성장과 발달을 도모하는 것이다. 이를 위한 식사요법의 원칙은 다음과 같다.

- 충분한 에너지 섭취: 성인의 경우 체중 유지 및 회복에 필요한 에너지를 공급하고, 어린이의 경우 성장 발달을 유지할 수 있도록 1일 체중 kg당 35~45 kcal의 충분한 에너지를 섭취한다.
- 고단백질 식사: 1일 체중 kg당 1.5~2.5 g 정도로 고단백질과 생물가가 높은 단백질 식품의 공급이 필요하다.
- 무기질과 비타민 섭취: 염증성 장 질환 환자는 여러 가지 비타민과 무기질이 결핍될 위험이 높으므로 정상인 권장량의 1~5배 이상의 복합 비타민과 무기질 제제를 보충하여야 한다. 특히 염증 치료를 위한 약물의 사용으로 인한 엽산 결핍이 우려 되므로 엽산의 보충이 필요하다.
- 저섬유소식과 저잔사식: 질환의 급성 단계나 염증 부위의 물리적 자극을 최소화하고 변의 장 통과시간을 늦추기 위해 저섬유소식이나 저잔사식이 필요하다.

알아두기

염증성 장 질환의 식사지침(경구 섭취가 가능한 경우)

- 저섬유소식을 공급하여 대변량을 줄인다.
- 육류 중 결합조직이 많은 부위의 섭취를 제한한다.
- 고단백(1.5~2.5 g/kg)과 고에너지(35~45 kcal/kg)식으로 염증을 치료하고 영양 상태를 개선한다.
- 1일 6회 이상의 식사로 장의 자극을 줄이면서 영양소 흡수를 최대한으로 한다.
- 수분을 충분히 섭취하여 설사로 인한 탈수를 막는다.
- 유당불내증이 있으면 우유나 유제품은 제한한다.
- 과일과 채소주스는 연동작용을 자극할 수 있으므로 제한한다.
- 지방변이 있으면 식사 내의 지방을 제한한다.
- 중쇄중성지방(MCT)과 상업용 영양 보충음료를 이용하여 부족한 에너지를 보충한다.
- 회복기에는 개인의 수응도에 따라 식품 선택의 폭을 넓힌다.

자료 : 대한영양사협회, 임상영양관리 지침서 제3판, 2008.

4) 설사

설사(diarrhea)는 수분이 많은 변을 잦은 횟수로 배설하는 증상이다. 임상적으로는 배변 횟수가 하루 4회 이상, 대변량이 하루 250 g 이상의 묽은 변이 있을 때를 보통 설사라고 한다. 또한 성인에서 4주 이상 지속되는 설사를 만성 설사라 하고, 그 이하를 급성 설사라고 한다. 설사 환자에게 가장 기본적인 영양지침은 수분과 전해질의 보충이다.

(1) 원인 및 분류

장벽의 수분 흡수력 저하, 장내 분비액의 증가 및 장의 연동운동이 항진되는 등 기능 이상이 초래되어 다량의 액체 변을 배설한다. 또한 흡수되기 어려운 고삼투성 물질이 많아지면 설사를 초래하기도 한다(삼투성 설사). 폭음, 폭식, 복부의 냉각(물리적 자극), 부적당한 음식물 섭취, 바이러스, 약제 및 알레르기 등이 원인이 되며, 증상의 경과에 따라 급성과 만성으로 분류한다(표 3-19).

표 3-19 급성설사와 만성설사의 원인에 따른 분류

급성설사	만성설사
• 감염성 설사: 이질, 콜레라, 세균성 식중독, 바이러스성 및 진균성 설사 • 비감염성 설사: 중금속, 약물에 의한 중독성, 과식, 방사선 조사, 한랭으로 인한 물리적 자극성, 알레르기성 및 신경성 설사 등 • 소화불량성 설사: 탄수화물의 이상 발효에 의한 발효성 설사와 단백질의 이상 분해에 의한 부패성 설사	• 특징: 주로 소화기관의 장애에 의해 발생 • 만성 위축성 위염, 위 절제, 위암 등 저산증에서 오는 위장성 설사 • 크론병, 장결핵, 소장 절제, 장암 등으로 인한 소장성 설사 • 궤양성 대장염, 크론병, 장결핵, 악성 종양, 과민성 대장 질환 등으로 인한 대장성 설사 • 만성 췌장염, 췌장암, 간, 담낭 질환으로 인한 것 • 기타 만성 감염증, 기생충, 약제에 의한 설사, 전신성 질환(내분비질환, 요독증, 신부 전) 등

(2) 증상

식욕부진, 복통, 설사, 복부의 불쾌감, 권태감 등이며, 중증인 경우 발열도 있다. 설사의 성상은 점액이 섞이기도 하는데, 소장보다 대장에 병변이 있는 경우 더 심하고 탈수 현상을 보인다.

(3) 식사요법

소화·흡수 후 장에 남는 찌꺼기를 최소화하여 배변의 양과 횟수를 감소시켜 손상된 장에 휴식을 주는 것이 목적이다. 식사요법의 원칙은 다음과 같다.

표 3-20 급성설사와 만성설사의 식사요법 원칙

급성설사	만성설사
• 복통과 설사가 섞인 경우 1~2일은 절식. 변의 상태를 보아 탄수화물 중심의 유동식, 연식으로 이행시키며 그 사이에도 수분 보급을 위해 탕이나 차를 공급 • 소화되기 쉬운 것으로, 영양가 높은 식품을 부드럽게 조리하여 제공 • 섬유소가 많은 채소와 과일, 발효되기 쉬운 식품, 지나치게 차거나 뜨거운 음식 등은 장 점막을 자극하여 장의 연동운동을 촉진하므로 피하기 • 유지류는 설사를 일으키므로 소화·흡수가 쉬운 버터, 크림, 마요네즈 등의 유화 지방을 소량 사용 • 우유는 영양가가 높은 식품이지만 설사를 촉진하므로 초기에는 피하기	• 특징: 수 주에서부터 수개월에 발생되어 많은 영양소의 결핍 초래 • 저섬유식을 원칙으로 하며, 체중과 조직단백질의 급격한 감소를 막기 위해 에너지와 단백질을 적당한 양으로 공급 • 설사로 인해 흡수에 손상을 일으켜 전해질, 무기질 등의 손실이 있으므로 보충 • 탈수로 인해 많은 양의 액체 섭취(2~3 L/일)가 필요하며, 설사로 인한 체내의 수분 손실을 보충할 수 있도록 과일주스 및 고깃국물을 식사 첨가

5) 변비

변비(constipation)는 흔한 소화기 증상으로 결장 안에 대변이 수일 이상 머물러 있고 배변시간도 불규칙한 경우를 말한다.

일반적으로 변비의 형태에는 기능성 변비와 기질성 변비가 있다. 이완성 변비, 경련성 변 비, 배변 장애성 변비는 기능성 변비에 속하고, 기질성 변비에는 장관의 협착에 따른 장의 통과 장애에 의한 것, 종양이나 장 형태의 이상(긴 S상 결장증, 거대 결장증 등)으로 인한 것, 직장, 항문의 기질적 질환 등에 의한 것이 있다. 식사요법의 대상이 되는 것은 주로 기능성 변비이다.

(1) 이완성 변비

① 원인

이완성 변비(atonic constipation)는 직장 벽의 민감도 저하로 연동운동이 약해져서 변이 천천히 이동하는 것으로, 노인, 비만자, 임신부, 수술 후 환자에게 주로 발생한다. 원인으로는 부적당한 음식의 섭취, 불규칙적인 식사시간과 배변시간, 운동 부족, 약물 복용으로 인한 부작용 등이 있다.

② 증상

초기에는 자각 증세가 없는 경우가 많으나 변비가 심해지면 복부 팽만감과 압박 감을 느끼게 되고, 장내에 생긴 중독물질이 흡수되어 두통, 식욕 감퇴, 구역질, 피로감, 불면 등이 나타난다. 배변 시 항문 부위의 통증이 있다.

③ 식사요법

이완성 변비는 무엇보다 생활습관을 개선하면서 식사요법을 실시하면 효과가 있다. 즉, 규칙적이고 적절한 양의 식사와 섬유소가 많은 식품의 섭취로 변의 용적을 늘리고, 장의 연동운동을 촉진하여 배변작용을 용이하게 하는 데 식사요법의 목적이 있다. 식사요법의 원칙은 다음과 같다.

- 고섬유소 식사: 변의 용적을 늘리며 장내 통과시간을 빠르게 하므로 전곡, 과일, 채소 및 해조류를 충분히 섭취한다.
- 적당량의 지방 섭취: 지방은 촉변작용이 있으므로 기름을 이용하여 조리한다.
- 충분한 수분 섭취: 변을 부드럽게 하기 위해 수분을 충분히 섭취한다(8~10컵/일).
- 장운동을 자극하는 음료 섭취: 가스를 발생시키는 탄산음료, 특히 조기 공복 시 에 차가운 물이나 우유는 장의 운동을 자극해서 효과적이다.
- 저탄닌식: 탄닌은 수렴작용이 있어 변비를 초래하므로 감, 포도 껍질, 덜 익은 바 나나, 쑥, 차, 도토리, 코코아, 초콜릿 등의 과식을 피하도록 한다.

(2) 경련성 변비

① 원인

결장의 흥분 증상인 경련성 변비(spastic constipation)는 앞에서 설명한 이완성 변비의 형태와 반대이다. 장의 불규칙한 수축으로 인해 장의 신경말단이 지나치게 수축하여 발생한다. 여기에 관계되는 요인들은 매우 다양하다. 즉, 매우 거친 음식의 섭취, 많은 양의 커피·홍차, 알코올의 과음, 다량의 하제 복용, 지나친 흡연, 긴장이나 정서적인 혼란, 항생제의 과용, 장의 감염과 수면 부족, 과로, 수분 섭취 부족 등이 원인이 되기도 한다.

② 증상

환자는 장의 팽창으로 불쾌감을 느끼며 속이 쓰리고, 배가 불룩 나오며 심한 경련을 일으키는 등 일종의 과민성 대장증후군을 나타내는 점이 특징이다. 이들 환자에게는 흔히 체중 미달과 신경질적 증세가 나타난다.

③ 식사요법

식사요법의 목표는 환자의 장에 자극을 주지 않는 저섬유소 식사로 과도한 장운동을 완화시키는 것이며, 식사요법의 원칙은 다음과 같다.

- 고섬유소 식사: 변의 용적을 늘리며 장내 통과시간을 빠르게 하므로 전곡, 과일, 채소 및 해조류를 충분히 섭취한다.
- 저섬유소 식사: 우유, 달걀, 정제된 곡물과 빵, 버터, 기름, 잘 간 고기, 생선, 가금류, 간단한 후식과 같은 영양가 있는 식품이 포함된 저섬유소 식사를 제공한다.
- 잔사가 적은 식품: 불용성 섬유소보다는 수용성 섬유소를 섭취하며, 장에 자극을 주지 않는 연한 섬유질 음식을 계획한다.
- 장에 자극을 주는 향신료, 알코올음료, 탄산음료, 산미가 강한 것은 피한다.
- 지방은 장을 자극하기 때문에 기름기가 많은 육류나 어패류는 피한다.
- 우유는 따뜻하게 데워 먹으며 너무 뜨겁거나 찬 음식에 주의한다.
- 기름을 사용한 조리법보다는 굽거나 찌는 방법이 적당하다.

(3) 장애성 변비

장애성 변비(obstructive constipation)는 장 내용물의 이동이 방해되거나 막히는 것을 말한다. 장애는 전체적으로 또는 부분적으로 일어날 수 있으며, 암·종양·장의 점착 등은 이러한 장애를 일으키므로 수술 치료가 필요하다.

변을 만드는 물질이 최소가 되도록 하고, 환자에게 영양과 편안함을 제공하기 위하여 경련성 변비와 같은 내용의 음식을 공급한다. 만약, 장애가 매우 심하면 유동식이 필요하다. 이 경우 액체는 충분한 영양을 공급할 수 있도록 크림, 엿기름을 넣은 우유, 기름, 설탕, 과일주스와 같은 음식들이 포함되도록 하고, 비타민 농축물을 보충하며, 가끔 정맥주사로 영양을 공급하는 것이 바람직하다. 또한, 식사의 형태와 관계없이 에너지, 단백질, 전해질, 비타민, 액체를 충분히 공급하며, 환자가 음식을 입으로 섭취할 수 없을 때는 모든 영양소가 정맥으로 공급되어야 한다.

6) 게실염

(1) 원인

게실염(diverticulitis)은 오랜 기간의 저섬유소식으로 발생된다. 중년층에서는 변비 방지를 위해 많은 윤활제를 사용한 경우 나이가 들어감에 따라 나타나는 경우도 있는데, 이는 결장 점막의 탄력성이 저하되는 것과 관련이 있는 것 같다. 오랜 기간 섬유소 섭취량이 적으면 장내 변의 양이 감소되고, 따라서 장관의 지름이 작아져 장내의 압력이 커지면서 장의 분절운동이 항진되어 장이 작은 외형 점막주머니, 즉 게실(diverticula)을 형성한다.

게실은 주로 S자 모양의 결장에서 발견되는데, 많은 게실이 존재할 때에는 다발성 게실증(diverticulosis)이라고 한다. 게실 내에 변이 축적되면 가끔 염증을 일으키며, 때로는 궤양과 천공까지 나타난다. 이것이 게실염이고, 수술적 치료가 필요하다. 게실증 환자의 10~15%가 게실염으로 진단된다.

(2) 증상

증상은 복부 팽만, 복통, 설사, 변비, 식욕부진, 메스꺼움 등이 있고, 화농으로 발열이 있거나 누관, 출혈이 있을 때에는 약물 치료와 수술이 필요하다.

(3) 식사요법

고섬유소 식사는 부드럽고 부피가 있는 변을 형성하여 대장을 더 빨리 통과하고 더 쉽게 배변이 되므로 결장 내 압력을 낮출 수 있어 게실증 환자에게 권장되고 있다. 그러나 급성 게실염인 경우에는 초기에 저잔사 식사로 시작하여 점차적으로 고섬유소 식사를 공급하도록 한다. 또한 노년기의 게실염을 예방하기 위해서는 고섬유소 식사와 물을 충분히 섭취하는 것이 필요하다.

실습 3-2 섬유소 및 잔사량 조절식

1. 실습 목표

위장관 질환의증상과 종류에 따른 고섬유소식과 저섬유소식, 저잔사식의 차이점을 파악한다.

2. 실습내용

(1) 고섬유소식, 저섬유소식, 저잔사식을 알아본다.

(2) 섬유소 섭취를 증가시키는 방법을 알아본다.

(3) 고섬유소식은 섬유소 함량이 40-50g, 저섬유소식은10-15g 정도 되게 구성한다.

(4) 저섬유소식과 저잔사식의 차이를 파악한다.

3. 실습 시 유의사항

(1) 고섬유소식에서는 전곡류의 섭취를 증가시키도록 한다.

(2) 저섬유소식에서는 질긴 육류와 조개류이 조리는 피한다.

(3) 저잔사식에서는 국물만 이용하고, 우유량을 하루 반컵 이하로 제한한다.

섬유소 조절 식사의 종류

- 고섬유소식: 식이섬유를 1일 25~50 g 이상 함유하는 식사
- 저섬유소식: 식이섬유를 1일 10~15 g 정도로 제한하는 식사
- 저잔사식: 식이섬유를 1일 8~10 g 이하로 제한하며 변의 용적을 증가시킬 수 있는 우유나 고기의 결합조직 등도 함께 제한하는 식사

섬유소 식사의 유의사항

다량의 섬유소를 갑자기 섭취할 경우 설사, 복통, 가스 발생, 복부 팽창 등의 증상이 나타날 수 있고, 섬유소가 무기질과 결합하여 해당 무기질의 흡수를 감소시킬 수 있다. 따라서, 식이섬유의 양을 점진적으로 증가시키는 것이 바람직하며 하루 6~8잔 이상의 수분을 섭취하여야 수용성 섬유소의 효과를 높일 수 있다.

4. 실습식단 예시

섬유소 함량별 메뉴: 음식과 재료 구성 목록

구분	아침	점심	저녁	영양소 함량
고섬유소식	콩밥 배추된장국 동태전 감자조림 고사리나물 배추김치 딸기	현미밥 버섯국 닭찜 무말랭이무침 도라지생채 총각김치 우유 단감	현미밥 쇠고기미역국 돼지고기김치볶음 풋고추전 깻잎나물 배추김치 사과	에너지 2,150 kcal 탄수화물 371 g 단백질 88 g 지방 35 g 식이섬유 45 g
저섬유소식	쌀밥 해물된장국 감자조림 숙주나물 동태전 오이소박이 복숭아통조림	쌀밥 달걀국 닭찜 애호박나물 파래무침 김치 우유	쌀밥 쇠고기뭇국 새우전 돼지고기고추장볶음 가지나물 오이소박이 복숭아통조림	에너지 2,090 kcal 탄수화물 334 g 단백질 97 g 지방 40 g 식이섬유 15 g
저잔사식	쌀밥 왜된장국 으깬감자 숙주나물 동태전 물김치국물 복숭아통조림	쌀밥 달걀국 연두부찜 무나물 애호박나물 동치미국물 두유	쌀밥 쇠고기미역국물 새우전 가자미찜 가지나물(껍질 제외) 물김치국물 복숭아통조림	에너지 1,940 kcal 탄수화물 339 g 단백질 71 g 지방 32 g 식이섬유 13 g

음식별 재료 중량 제시

	고섬유소식			저섬유소식			저잔사식		
	음식명	재료명	분량(g)	음식명	재료명	분량(g)	음식명	재료명	분량(g)
아침	콩밥	쌀	80	쌀밥	쌀	110	쌀밥	쌀	110
		검정콩	20	해물된장국	오징어	20	왜된장국	왜된장	20
	배추된장국	배추	70		새우	20		실파	3
		된장	15		게	20	으깬감자	삶은감자	130
	동태전	쇠고기	10		홍합	10	숙주나물	숙주	70
		동태	70		모시조개	10	동태전	동태	70
		밀가루	15		양파	20		밀가루	15
		식용유	5	감자조림	감자	50		달걀	20
	감자조림	감자	70		간장	10		식용유	5
	고사리나물	고사리	70	숙주나물	숙주	70	물김치국물	국물	100
	배추김치	배추김치	70	동태전	명태	50	과일	복숭아통조림	100
	과일	딸기	200		밀가루	15			
					달걀	10			
					식용유	5			
				오이소박이	오이	70			
					부추	10			
				과일	복숭아통조림	100			

	고섬유소식			저섬유소식			저잔사식		
	음식명	재료명	분량(g)	음식명	재료명	분량(g)	음식명	재료명	분량(g)
점심	현미밥	현미	110	쌀밥	쌀	110	쌀밥	쌀	110
	버섯국	표고버섯	15	달걀국	달걀	30	달걀국	달걀	30
		양송이버섯	20	닭찜	닭	40	연두부찜	연두부	50
		느타리버섯	20		감자	20		달걀	20
		배추	30		당근	20	무나물	무	55
	닭찜	닭고기	40		양파	10		파	15
		감자	30	애호박나물	호박	70	애호박나물	애호박	70
		당근	20	파래무침	파래	40	동치미국물	국물	100
	무말랭이무침	무말랭이	30		오이	20	두유	두유	200
		고춧잎	10	김치	배추김치	60			
	도라지생채	도라지	50	우유	우유	200			
		오이	20						
	김치	총각김치	50						
	우유	우유	200						
	과일	단감	100						
저녁	현미밥	현미	110	쌀밥	쌀	110	쌀밥	쌀	110
	쇠고기미역국	쇠고기	20	쇠고기뭇국	쇠고기	20	쇠고기미역	쇠고기	40
		미역	6		무	40	국물	미역	6
	돼지고기	배추김치	40	새우전	새우	60	새우전	새우	50
	김치볶음	돼지고기	10		밀가루	15		달걀	10
		식용유	5	돼지고기	식용유	5		밀가루	15
	풋고추전	풋고추	70	고추장볶음	돼지고기	50		식용유	5
		쇠고기	20		양파	20	가자미찜	가자미	70
		두부	10		고추장	10		콩나물	10
		달걀	15		식용유	5		무	30
		밀가루	15	가지나물	가지	70		양파	10
		식용유	5	오이소박이	오이	70		미나리	10
	깻잎나물	깻잎	70		부추	10	가지나물	가지(껍질제외)	70
	배추김치	배추김치	70	과일	복숭아통조림	100	물김치국물	국물	100
	과일	사과	100				과일	복숭아통조림	100

5. 실습 평가

(1) 고섬유소식사를 필요로 하는 질병에 대해서 정리하시오.

(2) 저섬유소식사를 필요로 하는 질병에 대해서 정리하시오.

(3) 저섬유소식사와 저잔사식사의 차이를 설명하시오.

(4) 완성된 3개의 식단을 시식한 후 조리 시 특징, 질감, 맛, 생상 등을 평가하시오.

(5) 실습식단의 영양가를 평가하시오.

구분	고섬유식			교환단위수					
	음식명	재료명	분량(g)	곡류군	어육류군	채소군	지방군	우유군	과일군
아침	콩밥	쌀	80						
		검정콩	20						
	배추된장국	배추	70						
		된장	15						
	동태전	쇠고기	10						
		동태	70						
		밀가루	15						
		식용유	5						
	감자조림	감자	70						
	고사리나물	고사리	70						
	배추김치	배추김치	70						
	과일	딸기	200						
점심	현미밥	현미	110						
	버섯국	표고버섯	15						
		양송이버섯	20						
		느타리버섯	20						
		배추	30						
	닭찜	닭고기	40						
		감자	30						
		당근	20						
	무말랭이무침	무말랭이	30						
		고춧잎	10						
	도라지생채	도라지	50						
		오이	20						
	김치	총각김치	50						
	우유	우유	200						
	과일	단감	100						

구분	고섬유식			교환단위수					
	음식명	재료명	분량(g)	곡류군	어육류군	채소군	지방군	우유군	과일군
저녁	현미밥	현미	110						
	쇠고기미역국	쇠고기	20						
		미역	6						
	돼지고기	배추김치	40						
	김치볶음	돼지고기	10						
		식용유	5						
	풋고추전	풋고추	70						
		쇠고기	20						
		두부	10						
		달걀	15						
		밀가루	15						
		식용유	5						
	깻잎나물	깻잎	70						
	배추김치	배추김치	70						
	과일	사과	100						
합계									

(6) 다음 식품 중의 식이섬유 함량을 알아보시오.

식품군	식품명	교환단위 분량(g)	1교환단위 분량 내 식이섬유 함량
곡류군	백미	30	
	현미	30	
	보리	30	
	옥수수	50	
	국수(삶은것)	90	
	식빵	35	
	감자	150	
	고구마	70	
어육류군	검정콩	20	
	두부	80	
채소군	배추김치	70	
	무	70	
	시금치	70	
	오이	70	
	양배추	70	
	당근	70	
	깍두기	50	
	미역	6(건미역)	
	김	2(날것)	
	파래	70	

식품군	식품명	교환단위 분량(g)	1교환단위 분량 내 식이섬유 함량
지방군	땅콩 호두	10 8	
과일군	사과 배 귤 딸기 참외 토마토 수박	100 100 120 200 120 250 250	

6. 실습 고찰

고섬유소식

고섬유소식 영양기준량

에너지(kcal)	탄수화물(g)	단백질(g)	지방(g)
2,160	360	80	45

고섬유소식 식품구성의 예

식품군			단위수	식품의 중량(g)	탄수화물(g)	단백질(g)	지방(g)	에너지(kcal)
1	곡류군		12	쌀 315, 감자 130, 밀가루 15	376	24		1,200
2	어육류군	저지방	1	육류 40		8	2	50
		중지방	2	두부 80, 달걀 55(1개)		16	10	150
3	채소군		9	녹황색채소 280, 담색채소 350	27	18		180
4	지방군		4	식용유 15(3작은술), 버터 5(1작은술)			20	180
5	우유군		2	전유 400(2봉)	22	12	12	250
6	과일군		3	사과 100(1/3개), 배 100(1/4개), 귤 100(1개)	36			150
계					361	78	44	2,160

고섬유소식 식단의 예(이완성변비)

구분	음식명	재료명	분량(g)	구분	음식명	재료명	분량(g)
아침	삼색샌드위치	통밀빵	(140) 4조각	아침	채소수프	양배추	30
		달걀	55			당근	20
		셀러리	40			셀러리	20
		양파	30			올리브잎	약간
		오이피클	30			토마토케첩	30
		붉은색양배추	30		우유	우유	1봉
		마요네즈	14		과일	파인애플(통)	100

저섬유소식

저섬유소식 영양기준량

구분	에너지(kcal)	탄수화물(g)	단백질(g)	지방(g)
저섬유 연식	1,650	235	75	45
저섬유 상식	2,050	330	80	45

저섬유소식 식품구성의 예

식품군			저섬유 연식		저섬유 상식	
			단위수	식품의 중량(g)	단위수	식품의 중량(g)
1	곡류군		8	곡류 210, 감자 130	12	곡류 330, 감자 130
2	어육류군	저지방	3	육류 80, 생선류 50	3	육류 80, 생선류 50
		중지방	3	두부80, 달걀 50(1개), 생선류 50	3	두부 80, 달걀 55(1개), 생선류 50
3	채소군		2	녹황색채소 70, 담색채소 70	2	녹황색채소 70, 담색채소 70
4	지방군		3	식용유 15(3작은술)	3	식용유 15(3작은술)
5	우유군		1	전유 200(1봉)	1	전유 200(1봉)
6	과일군		3	과일주스 100 mL, 통조림 과일 200	3	과일주스 100 mL, 통조림 과일 100, 수박 250
계				에너지 1,630 kcal 탄수화물 237 g 단백질 74 g 지방 42 g		에너지 2,030 kcal 탄수화물 329 g 단백질 82 g 지방 42 g

저섬유소식의 허용 식품 및 제한 식품

식품군	허용 식품	제한 식품
곡류군	정제된 빵, 흰밥, 찹쌀밥, 국수	전곡류, 콩류, 고구마, 옥수수, 통밀빵, 팝콘
어육류군	부드러운 고기, 닭고기, 생선, 달걀	질긴 고기나 결체조직, 햄류, 조개류
채소군	익힌 채소, 통조림 채소, 채소주스	생채소, 말린 나물, 해조류
지방군		견과류, 종자류, 땅콩버터
우유군	모든 유제품	
과일군	주스, 수박, 포도, 통조림 과일	생과일, 말린 과일

저섬유소식 식단의 예시

저섬유 연식

구분	음식명	재료명	분량(g)
아침	흰죽	쌀	60
	달걀실파탕	실파	약간
		달걀	20
	닭야채볶음	닭정육	60
		당근	10
		감자	10
		식용유	2
	숙주색채	숙주	40
		당근	5
		오이	5
	죽간장	쇠고기	10
	과일	황도	100
10시 간식	혼합죽	쌀	30
		혼합가루	4
점심	흰죽	쌀	60
	어묵맑은국	무	약간
		어묵	20
	연두부찜	연두부	150
		참기름	3
	호박고기볶음	호박	50
		쇠고기	20
		식용유	2
	죽간장	쇠고기	10
	나박김치(국물만)		100
	과일	백도	100
3시 간식	식빵죽	식빵	35
		우유	130
		탈지분유	9
저녁	흰죽	쌀	60
	아욱국	아욱	약간
	굴린만두찜	쇠고기	60
		숙주	10
		달걀	20
	오이뱃두리볶음	오이	50
	죽간장	쇠고기	10
	나박김치(국물만)		100
	과일	귤 통조림	100
8시 간식			
영양소 섭취량	에너지	1,760 kcal	
	탄수화물	263 g	
	단백질	82 g	
	지방	39 g	

저섬유 상식

구분	음식명	재료명	분량(g)
아침	쌀밥	쌀	90
	양송이탕	양송이버섯	20
	달걀명란찜	달걀	55
		명란젓	40
	시금치나물	시금치	50
	과일	프루츠통조림	100
10시 간식	타락죽	쌀	30
		우유	130
점심	쌀밥	쌀	90
	근대된장국	근대	10
	부세조림	부세	80
		무	10
	양상추샐러드	양상추	30
		당근	10
		오이	10
		맛살	20
		마요네즈	7
		토마토케첩	7
	나박김치(국물만)		100
	과일	귤 통조림	100
3시 간식	크림수프	수프	30
		우유	70
저녁	쌀밥	쌀	90
	무쇠고기국	무	약간
	고기볶음	쇠고기	60
		양파	10
		참기름	2
	잡채	시금치	5
		당근	5
		당면	5
		돼지고기	20
		참기름	2
	나박김치(국물만)		100
	과일	백도	100
8시 간식	카스텔라	카스텔라	50
영양소 섭취량	에너지	2,220 kcal	
	탄수화물	357 g	
	단백질	88 g	
	지방	43 g	

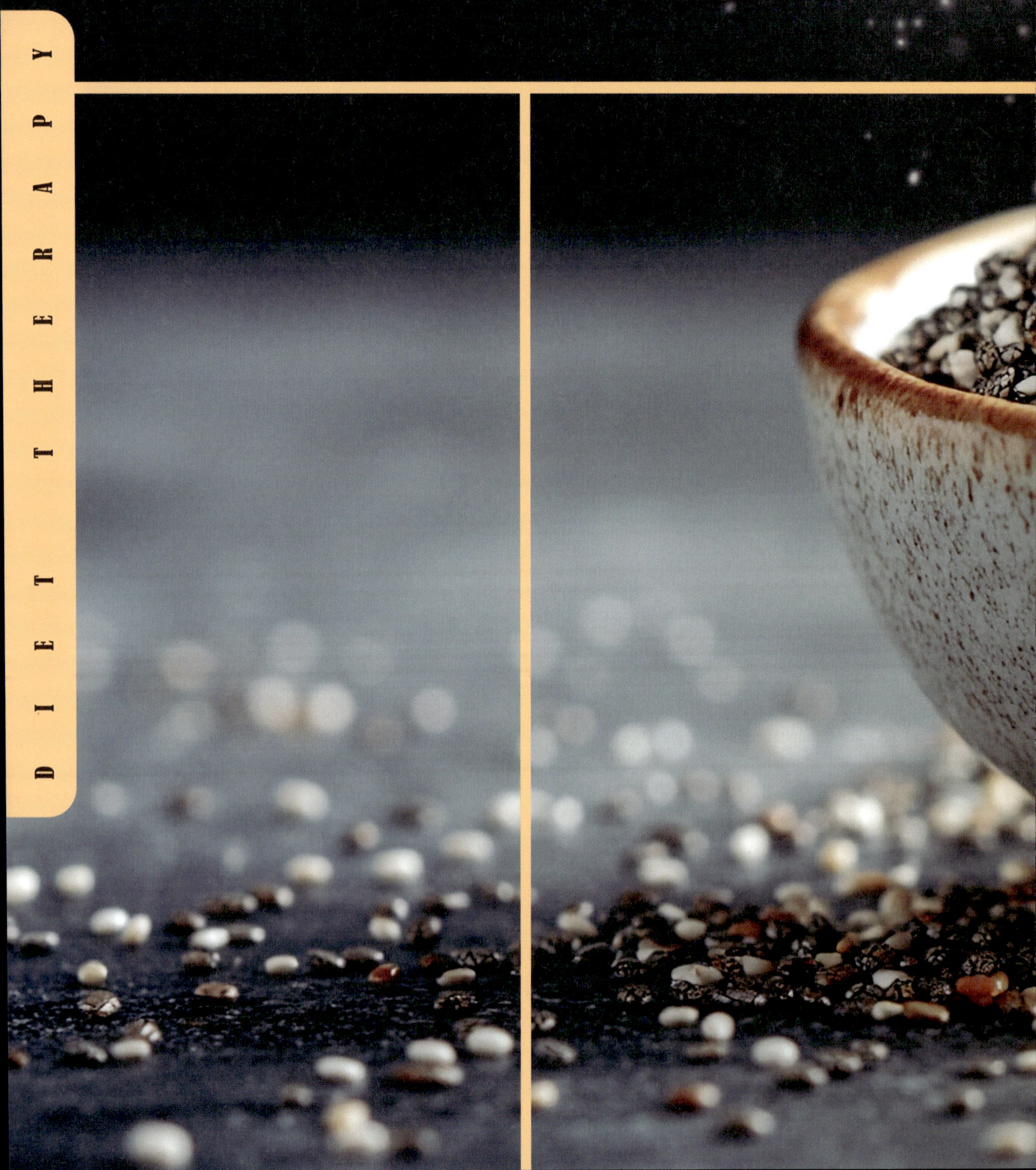
DIET THERAPY

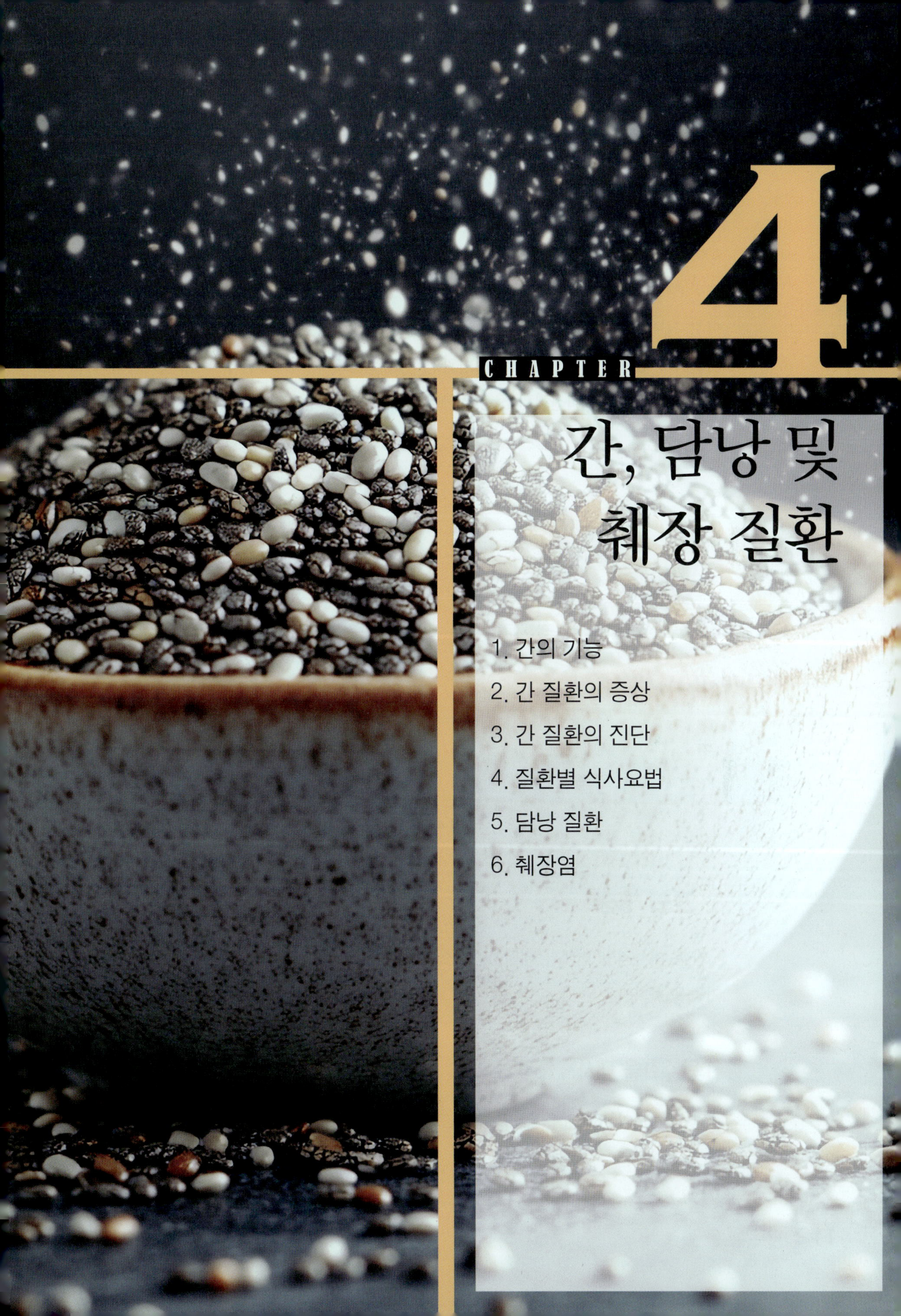

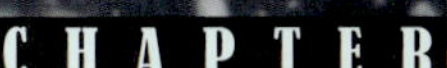

4

간, 담낭 및 췌장 질환

1. 간의 기능
2. 간 질환의 증상
3. 간 질환의 진단
4. 질환별 식사요법
5. 담낭 질환
6. 췌장염

간은 인체에서 가장 큰 장기이며, 무게는 1.2~1.5 kg 정도이다. 위치는 횡격막 아래 우측 상복부에 있으며, 낫 모양의 인대에 의해 좌엽과 우엽으로 나누어진다. 간에 유입되는 혈류는 간동맥과 정맥의 일종인 간문맥(portal vein)인데, 간동맥을 통하여는 분당 400 mL 정도의 산소가 풍부한 동맥혈이 유입되고, 간문맥을 통하여는 위나 장에서 흡수된 영양분이 함유된 정맥혈이 분당 1,200 mL 정도 유입된다. 이들 혈관은 점차 가늘어져 시누소이드(sinusoid)라는 미세혈관으로 유입된다. 간세포는 마치 밭이랑처럼 길게 배열되어 있으며, 그 사이를 모세혈관인 시누소이드가 지나가면서 물질교환이 일어나고, 각종 대사물과 이산화탄소 등은 결국 간정맥을 통하여 간에서 나온다.

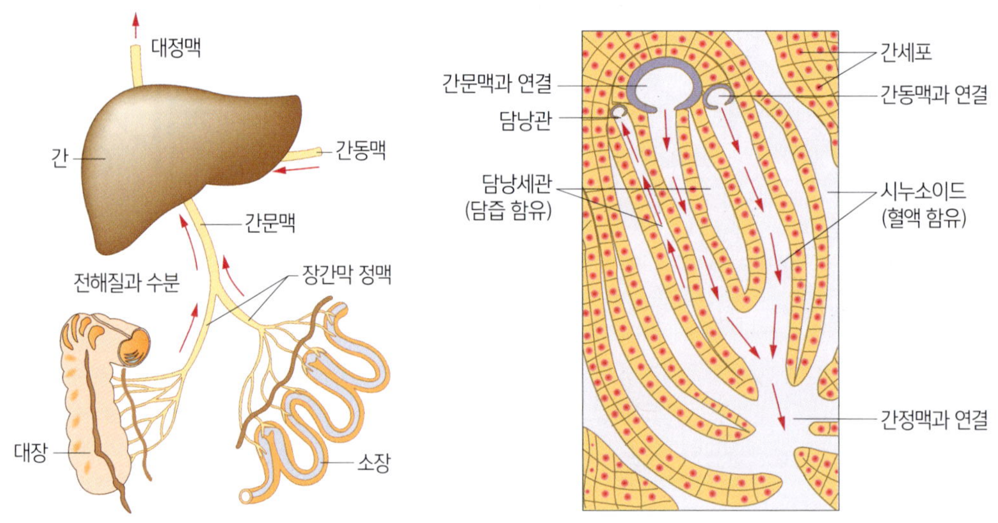

그림 4-1 **간의 구조**

1. 간의 기능

간은 대사적인 면에서 에너지영양소의 대사, 배설, 보관, 그리고 해독작용의 네 가지 기능을 한다.

1) 탄수화물 대사

간은 여분의 포도당을 글리코겐으로 합성(glycogenesis)하여 저장하였다가 필요에 따라 포도당으로 분해(glycolysis)하여 혈당을 조절한다. 또, 혈당이 정상 이하로 떨어진 경우에는 포도당 생성(gluconeogenesis) 과정을 통하여 아미노산, 글리세롤, 젖산으로부터 포도당을 합성하여 혈당 조절에 기여한다.

상당히 진전된 간 질환자의 경우에 저혈당증이 나타나는 것도 일반적으로 포도당 생성 장애와 글리코겐의 저장 능력이 감소하기 때문으로 여겨진다.

2) 단백질 대사

- 단백질 합성: 문맥을 통하여 간으로 들어온 여러 가지 아미노산으로부터 단백질을 합성한다. 혈청 100 mL에는 6~8 g 정도의 단백질이 있으며, 이 중 90%가 간에서 만들어진다. 혈장단백질인 알부민과 혈액 응고 단백질인 피브리노겐, 프로트롬빈을 합성하며 면역과 관련이 있는 글로불린과 C 반응성 단백(C-reactive protein)과 같은 급성기 반응 단백질(acute phase reactant protein)이 만들어진다. 또한 지단백질, 트랜스페린, 레티놀 결합 단백질 등의 영양소 운반 단백질이 간에서 주로 합성된다.
- 요소 합성: 아미노산의 대사 과정에서 생성된 유독성의 암모니아는 간에서 요소회로를 거쳐 무독성의 요소로 전환되어 소변으로 배설된다.
- 혈액의 아미노산 농도 및 대사에 관여: 간 기능 저하 시 포도당이 에너지원으로 효율적으로 이용되지 못하면 근육이 분해되어 아미노산이 혈액으로 방출된다. 이때 혈중 측쇄 아미노산(BCAA)[1]는 근육에너지로 이용되어 감소하고 상대적으로 증가된 방향족 아미노산(AAA)[2]는 혈관 뇌장벽을 통과하여 간성혼수의 원인이 되기도 한다. 정상인의 혈중 BACC/AAA는 3~4인데 비해 간성혼수 시 1 이하로 감소한다.

3) 지방 대사

- 지방의 분해, 산화 및 합성: 지방은 글리세롤과 지방산으로 분해되고, 지방산은 간세포의 미토콘드리아 내에서 β-산화를 거쳐 많은 아세틸 CoA를 생성한다. 아세

1) BCAA(branched chain amino acid): 측쇄 아미노산으로 발린(valine), 루신(leucine), 아이소루신(isoleucine)이 해당

2) AAA(aromatic amino acid): 방향족 아미노산으로 페닐알라닌(phenylalanine), 타이로신(tyrosine), 트립토판(tryptophan)이 해당

틸 CoA는 TCA 회로에서 산화되어 에너지를 생성하거나 다시 글리세롤과 결합하여 중성지방 또는 인지질을 합성한다. 간에는 일반적으로 3~5%의 지방이 존재하고 있다. 그러나 비정상적으로 지방산이 간으로 유입되거나 지방산의 합성 증가 또는 지방산의 산화와 지단백의 합성이 감소하게 되면 간에 지방이 축적됨으로써 지방간과 같은 간 질환을 유발한다.

- 지단백질 합성: 지단백질(lipoprotein)을 합성하여 간에서 합성된 지방을 혈액을 통하여 각 조직으로 운반한다.
- 콜레스테롤 합성: 아세틸 CoA로부터 콜레스테롤을 합성한다.
- 담즙 합성: 간은 지방의 소화와 흡수에 필수적인 담즙을 합성하여 분비하는데, 하루에 보통 500~800 mL에 달한다. 간 질환에 의해 담즙의 합성이나 분비에 장애가 있으면 지방이 소화, 흡수되지 않고 그대로 대변으로 배설되는 지방변증이 나타난다. 또 지용성 비타민의 흡수도 장애를 받아 지용성 비타민의 결핍 증상이 나타날 수 있다.

4) 영양소의 저장과 활성화

비타민 A, D, B_1, B_2, B_{12}, 엽산 등의 비타민과 철 등의 무기질이 간에 저장되어 있다. 특히, 비타민 D의 경우 간에서 1차 활성화가 일어나므로 간 질환 시에 이들 영양소의 결핍이 나타난다.

5) 혈액의 저장고

간에는 보통 450 mL의 혈액이 들어 있고, 이 양은 전체 혈액량의 10%에 해당한다. 간은 인체의 혈액량 과다 시 과잉 혈액을 수용할 수 있고, 반대로 혈액이 부족할 경우 혈액을 공급할 수 있다.

6) 해독작용

약물, 술, 식품첨가물, 방부제 및 여러 가지 유기화합물질을 분해, 대사하여 소변이나 담즙을 통하여 배출하는 작용을 한다. 간 질환이 있는 경우 약물 자체나 변화된 대사산물이 간에 해를 줄 수 있으므로 의사의 철저한 지시에 따라 약물을 사용해야 한다.

7) 체내 호르몬 균형 유지

간은 각종 호르몬을 분해하고 대사하는 작용이 있어 간 질환 시 호르몬 불균형을 초래할 수 있고, 신체 기능에 문제가 생길 수 있다. 간경변증 환자의 경우 인슐린 분해가 잘 되지 않고 간 글리코겐 저장량은 감소하여 공복으로 인한 저혈당이 발생할 수 있다. 또한 성 호르몬의 대사가 저하되어 남성에게서는 에스트로겐 호르몬의 불균형으로 인한 고환 위축과 여성형 유방이 나타나기도 한다.

8) 면역 기능

간에는 쿠퍼세포(Kupffer's cell)라는 식균작용을 하는 세포가 있는데, 이는 대장에서 흡수되어 간으로 유입된 세균의 대부분을 식균작용으로 처리하여 체내 혈액 중에 세균이 순환하지 못하도록 한다.

2. 간 질환의 증상

1) 영양불량

만성 간 질환은 간 손상의 정도에 따라 다르지만 영양불량 빈도가 높게 보고되고 있으며, 특히 입원 환자의 경우는 이보다 높은 영양불량 상태를 보인다. 그러나 간 질환자의 영양상태 평가는 부종 때문에 혈중 알부민 농도나 체중만으로 정확하게 평가하기 어렵다.

간 질환에서 영양불량의 원인은 상당히 복합적이다. 대부분 간 질환자들은 식욕 감퇴와 구토, 메스꺼움, 복부 팽만감 등의 위장 증상 때문에 식사 섭취량이 감소하며, 복수 치료를 위한 나트륨 제한식을 실시할 경우 더욱 식욕을 잃게 된다. 또한 지방흡수불량증에 의한 설사 때문에 영양소 손실이 증가하며, 감염이나 염증에 의한 이화작용의 항진 등으로 인하여 영양불량이 나타나게 된다. 간세포 손상(간염 등)이 장기간 지속되면 간에 흉터가 쌓이는 간섬유화증이 진행되며, 간섬유화증이 간 전반에 걸쳐 진행되면 간경변증으로 진행한다. 표 4-1에는 간경변 시에 나타나는 영양불량의 원인을 제시하였다.

표 4-1 간경변 시에 나타나는 영양불량의 원인들

	영양불량의 원인
섭취 부족	• 식욕부진 • 조기 만복감(복수) • 미각의 변화(Zn 부족) • 메스꺼움, 구토 • 금식(검사, 위장 출혈과 같은 문제) • 부적절한 식사(단백질, Zn, 비타민 B군의 부족) • 엄격한 단백질, 염분의 제한으로 떨어진 순응도로 인한 섭취 부족
대사 변화/영양소 요구량 증가	• 대사 항진 • 이화작용의 촉진 • 인슐린 저항성의 증가 • 포도당 생성작용 증가
흡수 불량	• 지방흡수불량증(담즙 생성 감소) • 구토 • 설사 • 위장관 출혈 • 소화불량

알코올성 간염 환자의 경우 실제로 하루에 3,000 kcal 이상을 섭취한 환자가 1,000 kcal 이하를 섭취한 환자에 비해 치료 효과가 뚜렷하여 간 질환자에게 적극적인 영양 공급이 중요함을 지적하고 있다.

2) 간성뇌증

간성뇌증(hepatic encephalopathy)은 주로 간 질환의 말기에 나타나며, 경미한 정신 착란, 우울감, 집중력 감소, 졸음, 무관심 등의 성격 변화를 일으킬 수 있다. 심해지면 정신적 수행 능력을 상실하고, 정신 착란과 혼수 상태에 들어가게 된다. 간성뇌증의 원인은 정확하게 규명되지는 않았지만 혈중 암모니아의 상승과 혈중 아미노산 조성의 변화가 중요한 요인으로 알려지고 있다.

- 혈중 암모니아의 관련성: 간성뇌증의 원인은 아직 정확하게 밝혀지지는 않았으나 혈중 암모니아의 증가 때문으로 알려져 있다. 혈중 암모니아는 간 기능 장애로 인

한 요소 생성의 감소, 장내 세균에 의한 암모니아의 생성 증가, 요소의 장간 순환 장애 등으로 증가한다.

혈중 암모니아 수준을 떨어뜨리기 위하여 약물을 사용하는데, 주로 완화제로 이용되는 락툴로스(lactulose)는 대장에서의 암모니아 생성과 흡수를 감소시키고, 항생제인 네오마이신(neomycin)은 대장에서의 암모니아 생성을 억제한다.

- 혈중 아미노산 조성의 변화: 신경전달물질을 생성하는 방향족 아미노산은 간에서 대사되지 못하고 제거율이 저하되어 혈중 농도가 증가한다. 반면 측쇄 아미노산은 포도당 생성이나 케톤체 생성이 저하될 경우에, 근육, 심장, 뇌에서 필요한 에너지의 30% 정도를 공급하고 있어 간 기능이 저하되면서 혈중 농도가 감소한다. 따라서 BCAA/AAA 비율이 감소하고 신경전달물질의 균형이 깨어져 간성뇌증을 일으킨다.
- 기타 신경계 독성물질의 상승: 메티오닌의 대사물인 메르캅탄(mercaptane)과 같은 유황화합물, 단쇄지방산, 신경전달물질인 GABA(gamma-amino butyric acid) 등이 뇌조직에 축적되어 신경전달물질의 활성을 변화시키므로 혼수가 발생된다.

표 4-2 간성뇌증의 유발 요인들

증가된 질소 부하	전해질 불균형	약제	기타
• 위장관 출혈 • 과잉의 식이 단백질 • 질소혈증 • 변비	• 저칼륨혈증 • 알칼리혈증 • 저산소증 • 저체액용량증	• 마약 • 신경안정제 • 진정제 • 이뇨제	• 감염증 • 수술

3) 복수 및 부종

복수(ascites)란 복강 내에 수분이 축적되는 것으로 간 질환의 말기 환자에게서 주로 나타난다. 생명에 치명적이지는 않지만 복막염을 일으키기 쉽고, 심하면 정상적인 생활을 하기 힘들어진다. 복수가 생기는 원인으로는 문맥고혈압(portal hypertension)과 저알부민혈증(hypoalbuminemia)에 기인한 혈장 삼투압의 감소를 들고 있다.

순환되는 혈장량의 감소는 콩팥에서의 레닌-안지오텐신 체계(renin-angiotensin system)를 활성화하고, 이는 알도스테론의 분비를 통하여 콩팥에서 수분과 나트륨의 재흡수를 증가시킨다. 복수 환자를 위해서는 우선적으로 2~4 g의 나트륨 제한식을 시도

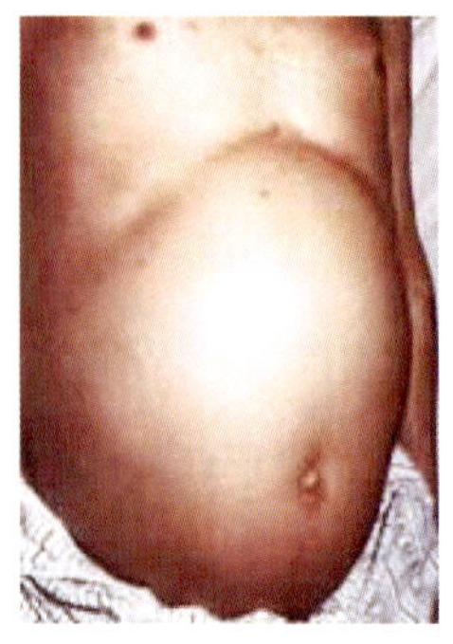

그림 4-2 간경변증으로 복수가 찬 모습

출처: liver.co.kr/persub7.html

한다. 만일 이러한 나트륨 제한식이 효과적이지 않을 경우에는 이뇨제를 사용한다.

4) 문맥고혈압

간문맥의 정상 혈압은 약 7~10 mmHg이며, 간 시누소이드의 낮은 저항은 간문맥을 통한 비교적 많은 혈류를 가능하게 한다. 간경변증 환자에게서 간으로 들어가는 문맥 혈류가 차단되면 문맥고혈압(>10 mmHg)이 발생하고, 간으로 이동되던 혈류가 광범위한 전신성 정맥 측부순환, 즉 위식도, 치핵, 배꼽 주위, 후복막강 등으로 이동하게 된다. 그 결과로 치질, 울혈성 비장 증대, 식도정맥류, 복수, 간성혼수 등의 증상을 보이며, 식도정맥류의 출혈은 간경변증 환자의 주요 사망 원인이 되고 있다. 식도나 위에 정맥류(varices)가 있을 때에는 부피가 큰 음식물이나 거칠고 자극적인 음식은 피한다.

5) 황달

헤모글로빈의 최종 대사산물인 빌리루빈은 혈액에서 알부민과 결합하여 간으로 이동, 흡수되고, 간세포 내에서 담즙의 성분이 되어 장으로 배설된다(그림 4-3). 대개 빌리루빈의 농도는 빌리루빈의 생성과 배설 사이의 균형을 의미하며, 정상 총 빌리루빈 농도는(결합 및 비결합) 1.5 mg/dL(<25 mol/L) 이하이고, 총 빌리루빈이 3 mg/dL을 초과하면 임상적으로 황달이 나타난다.

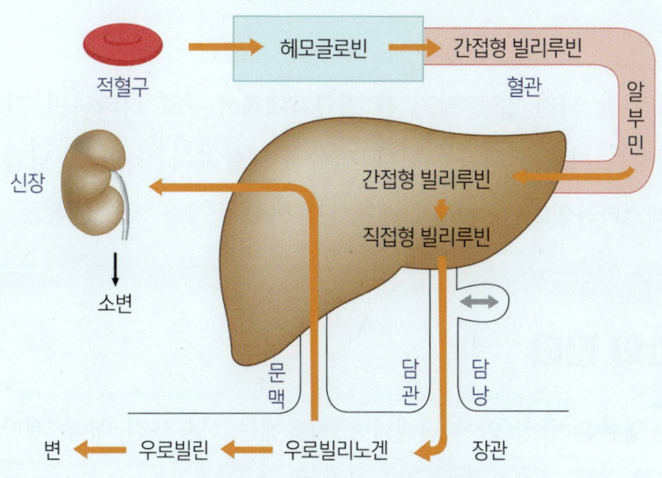

그림 4-3 빌리루빈의 생성과 배설

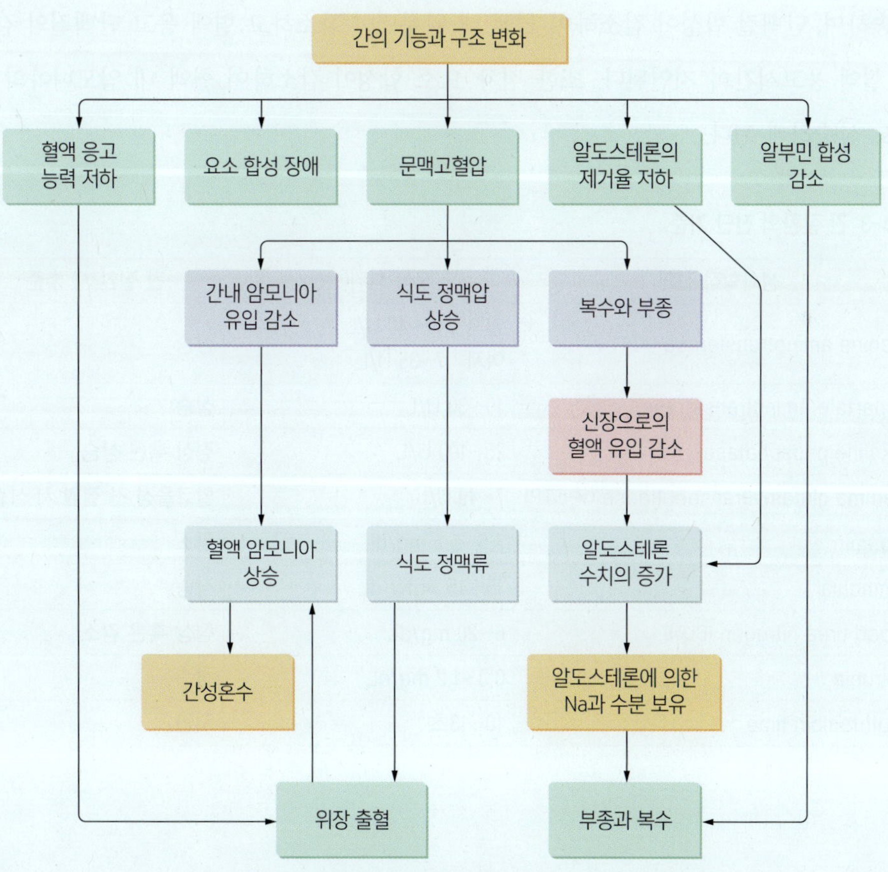

그림 4-4 간 기능의 변화로 나타날 수 있는 문제점

6) 가려움증

담즙의 분비가 잘 되지 않는 말기 간 질환자에게서 주로 나타나며, 간 이식을 해야 하는지를 결정하는 지표가 된다고 한다. 담즙과 결합하여 장에서의 담즙 분비를 증가시켜 주는 콜레스티라민(cholestyramine)을 이용하여 증상을 치료한다.

3. 간 질환의 진단

대부분의 간 질환은 증상 없이 진행되며, 처음에는 식욕부진, 복부 팽만감 등 소화기 증상이나 전신적 피로 증상을 보이다가 차츰 간 손상이나 간 부전으로 진행된다. 이때 세포에 존재하고 있던 AST, ALT와 같은 효소들이 혈액으로 방출되어 혈액 내 수준이 상승하며, 단백질 합성이 감소하여 혈액 내 알부민이 감소하고 혈액 응고 단백질의 감소로 혈액 응고시간이 지연된다. 또한 점차 요소 합성이 감소하여 혈액 내 암모니아의 수치도 상승하게 된다.

표 4-3 간 질환의 진단 기준

생화학적 진단	정상 범위(혈청)	간 질환 시 수준
Alanine aminotransferase (ALT)	남자 : 10~40 U/L 여자 : 7~35 U/L	상승
Aspartate aminotransferase (AST)	10~30 U/L	상승
Alkaline phosphatase	25~100 U/L	정상 혹은 상승
Gamma glutamyltranspeptidase (γ-GTP)	7~49 U/L	알코올성 간 질환 시 상승
Albumin	3.5~5.5 mg/dL	감소
Ammonia	15~45 μgN/ dL	상승
Blood urea nitrogen (BUN)	6~20 mg/dL	정상 혹은 감소
Bilirubin	0.3~1.2 mg/dL	상승
Prothrombin time	10~13초	지연

4. 질환별 식사요법

1) 간염

간염(hepatitis)이란 간에 염증이 생겨 간세포가 파괴되는 것으로 급성 간염과 만성 간염이 있다. 급성 간염은 간염의 임상 증상이나 간 기능의 수치가 간염이 생긴 뒤 3~4개월 이내에 회복되는 경우이며, 만성 간염은 증상이 6개월 이상 지속되어 간에 염증뿐만 아니라 간세포 괴사까지 나타난다. 간염은 바이러스, 과량의 알코올 섭취, 해로운 약이나 독성 화학물질, 자가면역 등에 의해 발생한다.

(1) 종류와 원인

- A형 간염: 간염 바이러스에 의해 발생하며 환자의 대변, 혈액, 소변을 통하여 오염된 물이나 음식으로 전염되는 경구감염성 질환이다. 소아나 청소년층에서 많이 발생하고 잠복기가 짧으며, 예후는 매우 좋아 대부분 치유되어 만성 간염으로 거의 진전되지 않는다.
- B형 간염: B형 간염 바이러스는 주로 혈액, 땀, 정액, 소변 등 다양한 경로로 체액을 통해 감염된다. 따라서 수혈, 주삿바늘, 침, 문신, 면도기, 성관계 접촉과 모자 간 수직감염 등이 주요 감염 경로가 된다. 우리나라는 B형 간염 바이러스의 감염률이 높아 전 인구의 7~8% 정도가 보유자이다. 한국인의 만성 간염, 간경변 및 간암의 70% 이상이 B형 간염 바이러스의 만성 감염에 의하여 발생하므로 예방 백신을 의무화하여 미리 예방하는 것이 중요하다.
- C형 간염: C형 간염 바이러스는 혈액을 통한 감염이 가장 중요한 감염 경로이며, 혈액 투석 환자, 혈우병, 정맥 투여 약물중독자 등에서 매우 높은 빈도로 발견된다. 우리나라의 경우, 전 인구의 약 1%가 C형 간염 바이러스의 보유자로 알려져 있다. C형 급성 간염은 만성 간염 및 간경변으로 진행될 수 있으며, 일본과 서구에서는 B형 간염보다 C형 간염이 간암 발생의 주요 원인으로 알려져 있다. C형 간염 바이러스는 유전적 변이성이 심하여 효과적인 백신을 아직 개발하지 못하고 있다.

이외에도 D형과 E형 간염 바이러스에 의한 간염도 드물게 발생하고 있는데, 어린이나 노약자, 임산부의 경우 증세가 심각할 수 있어 주의가 필요하다.

(2) 증상

식욕부진, 오심, 구토, 복통 등의 소화기 증상과 함께 전신 쇠약감, 피로감, 발열, 두통 등의 증상을 보인다. 관절이나 허리가 아플 때도 있어 처음에는 감기로 오인할 때가 많다. 간과 비장이 비대해지고, 발병 후 4~5일에 황달이 나타나며, 대개 1개월 사이에 황달 증상이 사라지면서 호전된다. 안정을 취하여 간으로의 혈류량을 증가시키면 회복이 빠를 수 있다. 만성으로 진행되어도 일반적으로 특징적인 자각 증세가 없고 전신 권태, 피로감, 식욕부진, 구역질과 상복부 팽만감 등을 느낀다. 또, 간이 커져서 딱딱하게 만져지고 압통이 있다.

(3) 식사요법

간염 식사요법의 목표는 환자의 영양상태를 개선하여 체조직의 분해를 막고 간세포의 재생을 촉진하며, 간경변이나 간암으로의 진전을 막는 데 있다.

① 충분한 에너지 섭취: 간조직의 재생과 체조직의 분해를 막기 위하여 체중당 35~45 kcal의 충분한 에너지 섭취가 필요하며, 특히 고열이 있을 때는 에너지를 더 추가하여 섭취하도록 한다.

② 탄수화물 위주 식사: 급성기에는 식욕이 없으므로 소화되기 쉬운 탄수화물 식품을 하루에 300~400 g 정도 공급한다. 만일 구토와 식욕부진이 심할 때는 5~10%의 포도당 용액을 정맥으로 주입한다. 먼저 미음, 과즙, 우유부터 시작하여 점차로 빵제품, 곡류 등을 소량씩 자주 섭취하도록 한다.

③ 고단백질 식사: 간세포의 재생을 위해서 체중 kg당 1.5~2.0 g의 단백질을 섭취하도록 한다. 또, 항지방간인자(lipotropic factor)인 메티오닌과 콜린의 공급을 위해서도 충분한 단백질의 섭취가 필요하다. 질이 좋고 소화되기 쉬운 생선, 두부, 달걀, 우유 등의 단백질 식품을 이용하며, 육류의 경우는 지방 함량과 결합조직이 적은 부위를 선택하도록 한다.

④ 지방 섭취에 유의: 지방의 섭취는 황달 증상이 있을 때 제한하는 것이 좋다. 환자가 식욕부진과 메스꺼움 등으로 기름진 음식을 회피하거나 황달 증상이 있을 때

저지방 식사를 한다. 지방은 우유, 버터, 치즈, 난황 등의 유화 지방이나 식물성 기름 위주로 공급하며, 증세가 회복됨에 따라 하루에 50~60 g의 지방을 섭취하도록 한다.

⑤ 충분한 비타민과 무기질 섭취: 항진된 에너지 대사가 원활하게 진행되기 위해서는 조효소의 역할을 하는 비타민과 무기질을 충분히 공급하는 것이 중요하다. 특히 비타민 B 그룹, 비타민 K, 아스코르브산(ascorbic acid, 비타민 C)을 보충해야 한다.

⑥ 알코올 제한

⑦ 환자를 위하여 사용된 음식은 폐기 처분하고, 식기는 철저히 소독하도록 한다.

표 4-4 간염의 영양 기준량과 식품 구성

에너지(kcal)	탄수화물(g)	단백질(g)	지방(g)
2,500~2,700	380	115	75

식품군	곡류군	어육류군		채소군	지방군	우유군	과일군
		저지방	중지방				
단위 수	13	4	4	7	5	2	3

2) 간경변증

간경변증(liver cirrhosis)은 오랫동안 염증으로 인하여 간세포가 파괴되고 다시 재생되어 결절을 생성하는 등 간의 외형이 울퉁불퉁하며 딱딱한 섬유상의 조직으로 변화된 것을 말한다. 일단 섬유상으로 되면 대개 정상의 간으로 돌아갈 수가 없으며, 간 내 혈관의 변형 및 간 기능이 변화되어 여러 합병증을 유발하고 간암으로 진전될 수 있다. 그림 4-5는 간경변증 환자의 간으로 외형이 우둘투둘한 것을 볼 수 있다.

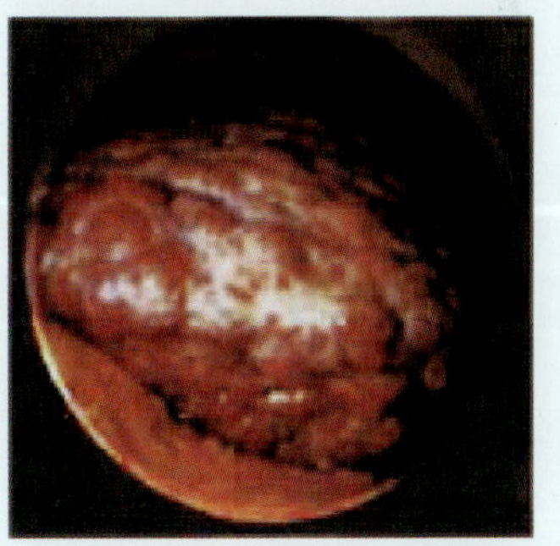

그림 4-5 간경변증 간의 변화

출처: http://liver.co.kr/persub7.html

(1) 원인

간경변증은 바이러스와 알코올에 의해 가장 많이 발생하는데, 우리나라에서는 알코올보다 바이러스에 의한 간경변증의 발생률이 더 높다. 만성 담낭염이나 담관 폐쇄, 혈색소증(hemochromatosis)과 윌슨씨병(Wilson's disease)에 의한 만성적인 간 염증과 독성물질, 약 제 및 화학물질에의 노출 등으로 간경변증이 발생할 수 있다.

(2) 증상

간은 원래 크기의 1/3 정도만 남아 있어도 그 기능을 수행할 수 있어서 초기에는 전신 피로, 권태, 식욕 감퇴, 메스꺼움과 구토, 복부 팽만감 등 비특이적이고 전신적인 증상이 나타난다. 병이 진행되면 황달이 나타나고, 여러 가지 합병증이 나타나는데, 위-식도 정맥류 파열에 의한 위장관 출혈로 갑작스런 토혈과 혈변이 나타날 수 있고, 복수, 부종, 간성혼수에 빠질 수 있다.

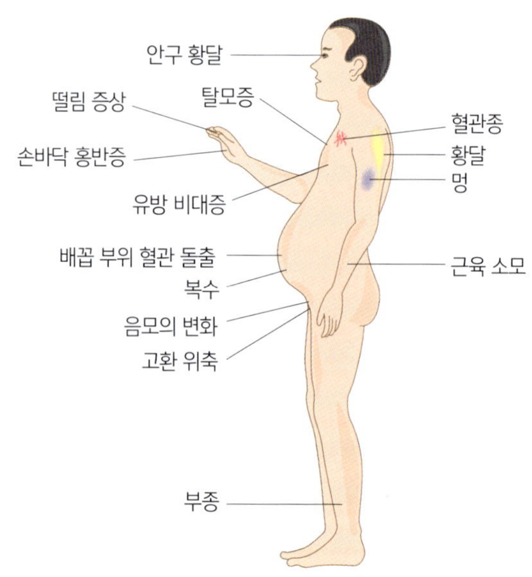

그림 4-6 간경변증 환자의 임상 증상

(3) 식사요법

간 내에 결합조직의 생성과 지방세포의 침착을 막고 간세포를 재생하며, 복수와 부종 또는 간성혼수와 같은 증상을 예방하기 위해 철저한 식사지침이 필요하다.

① 충분한 에너지 섭취: 체조직의 분해와 영양불량을 막기 위하여 건체중(dry weight) kg당 30~35 kcal를 권장하며, 감염이나 패혈증 등이 동반되면 에너지의 섭취를

더욱 높여야 한다. 만일 간성혼수로 단백질을 제한해야 할 경우는 꿀, 사탕, 젤리와 같은 에너지 보충식을 이용한다.

② 탄수화물 위주 식사: 하루에 탄수화물을 300~400 g 정도 섭취하도록 한다. 주로 소화되기 쉬운 형태로 섭취하면 환자의 식욕부진, 메스꺼움, 구토 등의 증상을 완화해 줄 수 있다. 간경변증 환자의 경우에 인슐린 저항성이 증가하므로, 단순당보다는 복합탄수화물의 형태로 섭취하는 것이 바람직하다.

③ 단백질 조절: 단백질의 양은 합병증의 유무에 따라 조절하여 섭취한다. 합병증이 없을 경우 간조직의 재생을 위하여 체중 kg당 1.0~1.5 g의 단백질을 권장하며, 영양불량이 있을 경우는 이보다 더 많은 양의 단백질 섭취도 권장한다. 단, 간성혼수가 있을 때는 체중 kg당 0.5~0.7 g으로 하루에 약 30~40 g 정도로 단백질을 제한한다. 이 양은 어육류군을 하루에 1~2회 정도 섭취하는 양이며, 간성혼수가 호전됨에 따라 단백질의 양은 점차로 늘려가도록 한다. 단백질 급원식품으로는 육류 단백질 급원보다 우유와 채소 단백질에 메티오닌과 방향족 아미노산이 적게 함유되어 있으며, 장내 세균도 변경시킬 수 있어 간경변증 환자에게 우유나 채소, 단백질을 권장한다. 암모니아를 생성하는 것으로 알려진 다양한 치즈, 살라미(이탈리아산 소시지), 베이컨, 햄, 갈아 놓은 고기, 젤라틴은 사용하지 않는 것이 좋다. 측쇄아미노산(BCAA)이 풍부하고 방향족 아미노산(AAA)이 적은 식품을 선택한다.

④ 지방 조절: 지방은 황달의 유무와 흡수 불량 정도에 따라 조절하여 섭취한다. 지방은 적은 양으로 많은 에너지를 낼 수 있어 일반적으로 크게 제한하지 않는다. 단, 간 기능의 저하로 담즙 생성이 잘 안 되고 이 때문에 지방의 흡수 불량과 지방변이 나타난다면 저지방 식사가 요구된다. 가능한 한 유화 지방과 MCT oil (medium chain triglyceride oil)을 사용하며, 필수지방산의 결핍이 생기지 않도록 리놀레산(linoleic acid)과 리놀렌산(linolenic acid)을 보충한다.

⑤ 충분한 비타민과 무기질 섭취: 지방의 흡수 불량과 함께 지용성 비타민의 흡수도 저하되므로 비타민 A, D, E, K의 섭취에 유의한다. 비타민 K는 프로트롬빈의 활성화에 관여하므로 혈액 응고시간이 지연될 경우 보충하는 것이 좋다. 에너지 대사에 관여하는 비타민 B그룹과 비타민 C를 충분히 섭취하도록 한다. 또한 비타민 D의 활성화가 잘 이루어지지 않아 골연화증이 발생할 수 있어 비타민 D와 칼슘의

섭취에 유의한다.

⑥ 염분과 수분 조절: 복수가 있을 때는 나트륨 2,000 mg 이하의 저염 식사를 하고, 수분은 제거한다.

⑦ 부드러운 식사: 식도 정맥류가 있을 때는 부드러운 식사를 하도록 한다. 위 식도의 점막을 자극하지 않도록 거친 곡류, 생과일을 피하고, 죽이나 과일통조림, 저섬유소 식사 등을 권장한다.

⑧ 알코올 제한

표 4-5 간경변증의 영양 기준량과 식품 구성

	에너지(kcal)	탄수화물(g)	단백질(g)	지방(g)
중단백 식사	2,000	320	75	45
저단백 식사	1,820	325	40	40

식품군		곡류군	어육류군		채소군	지방군	우유군	과일군	에너지 보충군
			저지방	중지방					
단위 수	중단백 식사	13	2	2	7	4	1	3	3
	저단백 식사	7	1		7	6	0.5	3	4

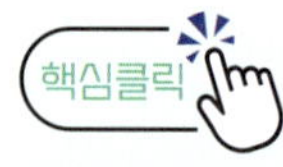

단백질 조절 식사의 종류

무단백 간 질환 식사

- 단백질 25 g, 어육류군 0교환단위로 구성된 식사
- 간이 심하게 손상되어 암모니아를 제거하지 못하고 혼수가 생긴 경우 적용
- 체단백의 이화를 막기 위해 충분한 에너지 제공

저단백 간 질환 식사

- 단백질 40~45g, 어육류군 1교환단위로 구성된 식사
- 간성혼수에서 호전되었거나 간성혼수의 우려가 있는 경우 적용

중단백 간 질환 식사

- 단백질 70~75 g, 어육류군 4교환단위로 구성된 식사
- 간성혼수의 경험이 없는 일반적인 간 질환자에게 적용
- 정상 체중당 1~1.5 g의 단백질을 공급

고단백 간 질환 식사

- 단백질 110~115 g, 어육류군 8교환단위로 구성된 식사
- 간성혼수 유발 가능성이 없으며 저알부민혈증이 있거나 간염 환자에게 적용
- 정상 체중당 1.5~2g의 단백질 공급

표 4-6 단백질 조절 식단의 예

구분	간염식 110 g 단백질(육류 : 8단위)			간염식·간경변식 75 g 단백질(육류 : 4단위)			간경변증(간성혼수 우려) 40 g 단백질(육류 : 1단위)			간성혼수 25 g 단백질(육류 : 0단위)		
	음식명	재료명	분량(g)	음식명	재료명	분량(g)	음식명	재료명	분량(g)	음식명	재료명	분량(g)
	쌀밥	쌀(밥)	210	쌀밥	쌀(밥)	210	쌀밥	쌀(밥)	140	쌀밥	쌀(밥)	140
	무국	무	60	무국	무	60	무국	무	30	무국	무	30
		쇠고기	10		쇠고기	10		쇠고기	5		쇠고기	5
	쇠고기완자	**쇠고기**	40	**쇠고기완자**	**쇠고기**	40	시금치나물	시금치	50	시금치나물	시금치	50
아침	**메추라기알**	**메추라기알**	50	**연근조림**	연근	30	연근조림	연근	30	연근조림	연근	30
	케첩조림			콩나물무침	콩나물	70	콩나물무침	콩나물	50	콩나물무침	콩나물	50
	콩나물무침	콩나물	70	배추김치	배추김치	50	물김치	물김치	50	물김치	물김치	50
	배추김치	배추김치	70	우유	우유	200	(국물)	(국물)		(국물)	(국물)	
	우유	우유	200				꿀차	꿀	30	꿀차	꿀	30
	쌀밥	쌀(밥)	280	쌀밥	쌀(밥)	280	쌀밥	쌀(밥)	140	쌀밥	쌀(밥)	140
	감잣국	감자	60	감잣국	감자	60	감잣국	감자	40	감잣국	감자	40
		건멸치	3		건멸치	3		건멸치	1		건멸치	1
	마파두부	**두부**	120	**마파두부**	**두부**	60	**마파두부**	**두부**	60	느타리	느타리	40
		돼지고기	20		**돼지고기**	10		**돼지고기**	10	버섯볶음	식용유	5
	닭살초무침	**닭가슴살**	40	**닭살초무침**	**닭가슴살**	40	미나리	미나리	30	미나리	미나리	30
점심	취나물	취나물	70	취나물	취나물	70	초무침	당근	20	초무침	당근	20
	배추김치	배추김치	70	배추김치	배추김치	70	취나물	취나물	50	취나물	취나물	50
	과일	딸기	150	과일	딸기	150	물김치	물김치	50	물김치	물김치	50
							(국물)	(국물)		(국물)	(국물)	
							과일	딸기	150	과일통조림	복숭아	100
							꿀차	꿀	30	꿀차	꿀	30
	쌀밥	쌀(밥)	210	쌀밥	쌀(밥)	210	쌀밥	쌀(밥)	140	쌀밥	쌀(밥)	140
	달래된	달래	20	달래된	달래	20	달래된	달래	20	달래된	달래	10
	장찌개	호박	30	장찌개	호박	30	장찌개	호박	40	장찌개	호박	20
	쇠고기	**쇠고기**	80	**쇠고기**	**쇠고기**	40	껍질콩볶음	껍질콩	30	껍질콩볶음	껍질콩	30
	껍질콩볶음	껍질콩	30	**껍질콩볶음**	껍질콩	30	호박볶음	호박	50	호박볶음	호박	50
	병어조림	**병어**	50	호박볶음	호박	70		식용유	3		식용유	3
저녁	무생채	무	70	무생채	무	70	무나물	무	50	무나물	무	50
	배추김치	배추김치	70	배추김치	배추김치	70		식용유	3		식용유	3
	과일	귤	100	과일	귤	100	물김치	물김치	50	물김치	물김치	50
							(국물)	(국물)		(국물)	(국물)	
							과일통조림	복숭아	100	과일통조림	복숭아	100
							꿀차	꿀	30	꿀차	꿀	30
	머핀	머핀	1개(중)	꿀떡	꿀떡	50	인절미	인절미	2개	토스트	식빵	1쪽
간식	우유	우유	200(1컵)	오렌지주스	오렌지주스	1/2컵	꿀	꿀	30	잼	잼	35
	과일	사과	100				과일통조림	파인애플	100	과일통조림	파인애플	100
							우유	우유	100(1/2컵)			
영양소 섭취량	에너지 2,420 kcal 탄수화물 339 g 단백질 108 g 지방 70 g			에너지 2,080 kcal 탄수화물 348 g 단백질 76 g 지방 41 g			에너지 1,790 kcal 탄수화물 325 g 단백질 42 g 지방 36 g			에너지 1,650 kcal 탄수화물 323 g 단백질 32 g 지방 25 g		

사례연구

간경병증 환자

P씨는 43세의 남자이다. 그는 오랜 기간 동안 술을 마셔 왔으며, 술로 인하여 직장을 잃었다. 좌절한 그는 점점 더 술에 빠져들어 일주 일에 5일 이상 독한 술을 마셨으며 식사는 불규칙하였다. 그는 밖에서 패스트푸드를 먹었으며, 비교적 보관기간이 긴 스낵과 가공식품을 사서 보관하였다. 그는 점점 식욕을 잃었고, 온종일 거의 아무것도 먹지 않아도 먹고 싶은 생각이 전혀 들지 않았다.

어느 날 그는 자신의 발목이 부었고, 배가 부르며, 음식이나 술 등을 삼킬 때에 가슴 부위에 통증이 있음을 느꼈다. 또, 자세히 얼굴을 보았을 때 황달의 기미가 있음을 알고 병원을 찾았다. 그의 병명은 간경변증이었고 의사의 권유대로 입원하였다. 그의 병원 기록에 의하면 헤모글로빈 수치는 11 mg/dL(정상 : 14~17), 혈청 알부민은 2.5 g/dL(정상 : 3.5~5.5), 프로트롬빈 시간은 25초(정상 : 10~13)이었다. 의사는 에너지 3,000 kcal, 단백질 60~70 g, 나트륨 2,000~3,000 mg, 비타민과 무기질 정제를 처방하였고, 하루에 6회의 연식을 급식하도록 하였다.

질문

1. P씨에게 처방된 나트륨 양으로 보아 어떠한 식사를 권유한 상태인가? (예, 나트륨 정상식사, 나트륨 제한식사, 나트륨 권장식사 등)
2. P씨는 왜 이러한 나트륨 식사를 해야 하는가?
3. 고에너지와 중 정도의 단백질 식사를 처방한 이유는 무엇인가?
4. 고에너지와 중 정도의 단백질 식사를 하기 위해서는 어떻게 해야 하는가?
5. 왜 부드러운 연식을 처방했는가?
6. P씨는 식욕이 없어 처방된 식사를 하기 어렵다. 어떻게 해야 하는가?
7. 처방된 식사를 잘 따르지 않은 채 며칠이 지나자 P씨는 혼수의 기미를 보이기 시작했다. 의사는 그의 식사를 1,500 kcal의 에너지, 20 g의 단백질 식사로 바꾸었다. 그 이유는 무엇이며 어떻게 식단을 구성할 수 있겠는가?
8. P씨는 상태가 호전되어 병원에서 퇴원하게 되었다. 의사는 영양사에게 영양교육을 부탁하였다. 자신이 영양사라면 어떠한 사항을 교육할 것인가?

정답 및 해설

1. 나트륨 제한식사
2. 발목이 부었고, 배가 부른 것으로 보아 부종과 복수가 있기 때문에 나트륨을 제한하는 식사를 해야 한다.
3. 충분한 에너지를 공급하여 체중을 유지하고 체단백질의 분해를 막는다. 부종 때문에 알부민 수치만으로 단백질 영양상태의 평가가 어려우나, 혈청 알부민 수치가 낮고 식습관으로 단백질 영양상태의 불량이 예상된다. 그러나 프로트롬빈 시간이 지연되어 있어서 간 기능이 저하되어 있으므로 고단백 식사는 간에 부담이 되나, 혼수의 기미는 보이지 않아 중 정도의 단백질 섭취가 적당하다.
4. 곡류는 하루에 12단위 이상, 채소류 6단위 이상, 과일군 3단위 이상을 섭취하도록 하며, 충분한 에너지 섭취를 위하여 사탕, 잼, 꿀 등의 에너지 보충식품을 자주 이용하도록 한다. 식도 정맥류가 의심되므로 생과일보다는 과일통조림(귤, 황도, 포도)을 이용하는 것이 좋다. 황달이 있으므로 지방의 섭취를 제한하고 유화 지방을 이용하여 에너지를 보충한다. 육류는 하루에 4단위 정도 두부, 달걀, 쇠고기나 닭고기를 이용하며, 우유는 하루에 1단위 이상 섭취하지 않도록 한다.
5. 음식을 삼킬 때 통증을 느끼는 것으로 보아 식도 정맥류가 의심된다. 따라서 위와 식도의 점막을 자극하지 않도록 거친 곡류, 생과일은 피하고 죽, 과일통조림, 삶은 채소, 저섬유소 식품 등으로 구성된 부드러운 식사를 하도록 한다. 또한 시고, 맵고 짠 자극성이 있는 음식은 제한하도록 한다.
6. 나트륨을 제한하는 식사이므로 더욱 식사하기가 어려울 것이다. 환자에게 식사의 중요성을 설명하고, 기호도를 조사하여 좋아하는 식품과 조리법 등을 식단에 이용한다. 에너지를 보충할 수 있는 상업용 조제품을 이용하는 것도 좋다.
7. 간성혼수가 있으므로 단백질을 제한하였다. 우유나 어육류군은 식단에서 제외하고 하루에 곡류는 6단위 정도, 채소류 6단위, 과일류 2단위, 지방류 4단위를 사용한다. 후식으로 꿀차나 과일통조림을 이용하며 에너지를 충분히 공급하여 체단백질이 분해되지 않도록 한다.
8. 우선 충분한 에너지를 섭취하여 체중을 유지하고 체단백질의 분해가 일어나지 않도록 한다. 간성혼수 상태가 개선되면 3~4일마다 10 g 정도 단백질을 늘려 섭취하도록 하며, 고단백 식사보다는 중 정도의 단백질 식사를 유지하도록 한다. 그동안 주로 먹었던 패스트푸드, 스낵, 가공식품에는 지방과 나트륨이 많으므로 섭취하지 않도록 한다. 간 기능의 저하로 담즙 생성이 저하되므로 황달이 있을 때는 지방의 섭취를 제한하고 약간의 유화 지방이나 에너지 보충군을 이용하여 에너지를 충족시킨다. 나트륨이 적은 식품을 선택하고, 조리할 때에도 조미료와 소금의 사용을 줄이도록 한다. 거친 곡류나 거친 채소를 사용하지 않고, 자극적인 식품을 섭취하지 않도록 한다. 식사관리로 간경변증 상태를 호전시키고 합병증을 예방할 수 있으므로 식사는 규칙적으로 하도록 한다. 알코올은 절대 섭취하지 않도록 한다.

3) 지방간

지방간(fatty liver)은 간세포 내 중성지방의 침윤으로 간이 다소 커진 상태이다. 정상적인 간에는 간 무게의 3~5% 정도의 지방이 존재하나 중성지방의 침윤이 심할 때에는 약 40%에 이를 수도 있다. 혈액검사, CT, 초음파, MRI 등의 영상사진으로 간 내 지방이 증가된 것을 알 수 있다.

(1) 원인

간으로 유입된 지방산은 그림 4-7에서 보는 바와 같이 산화되어 에너지를 생산하고, 콜레스테롤과 인지질을 합성하며, 에스테르화하여 중성지방을 합성하는 것이 정상적인 경로이다. 그러나 다음 단계들은 간에 중성지방을 증가시킬 수 있어 지방간의 원인을 제공한다.

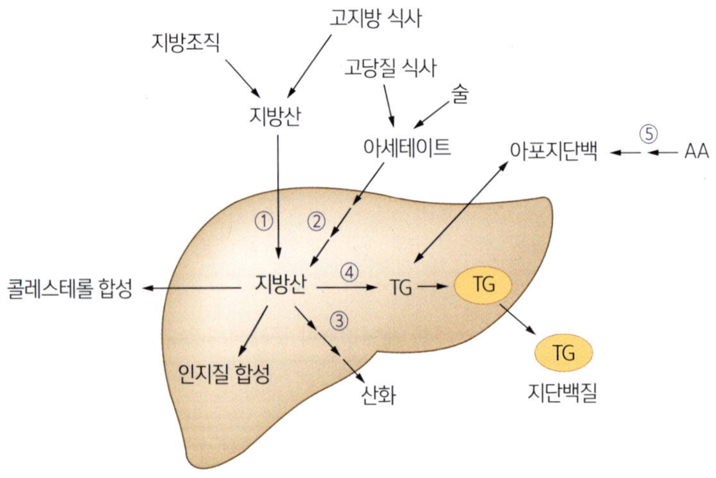

그림 4-7 간에서의 중성지방 합성 경로

① 지방산의 간 내 유입 증가: 지방이 많은 식사, 당뇨병성 케톤증에 의한 지방조직의 분해로 생성된 지방산이 간으로 유입된다.

② 아세테이트의 간 내 유입 증가: 고에너지, 고탄수화물 식사 또는 알코올의 과량 섭취로 많은 아세테이트가 간으로 유입된다.

③ 지방산의 산화 감소

④ 중성지방 합성의 증가

⑤ 지단백질 합성의 감소: 단백질 섭취 부족, 단백질 합성을 방해하는 테트라사이클린과 같은 항생제의 과용 시에 나타난다.

지방간은 주로 음주와 비만, 고지혈증이나 당뇨병 등의 질병에 동반되어 나타나며, 부신 피질호르몬제(스테로이드제)나 여성호르몬제 등의 약제의 남용, 독성물질, 단백질 결핍 등도 원인이 되고 있다. 최근 사회활동이 활발한 30~50대 남성에게서 지방간 질환이 증가하고 있는데, 이는 술 소비량의 증가도 원인이지만 당뇨병과 고지혈증, 비만에 의한 비알코올성 지방간의 증가 때문인 것으로 조사되었다.

(2) 증상

비만 혹은 당뇨로 인한 만성 지방간 질환은 자각 증상이 별로 없고, 비대해진 간에 다소의 동통과 식욕부진, 구토, 피로, 복부 팽만감 등이 있을 수 있다. 간 기능검사는 정상이며, 경미하게 alkaline phosphatase, transaminase(ALT, AST)가 상승할 수 있다. 일시적인 지방간은 간에 별 영향을 주지 않으나 지속적인 지방 축적과 만성화는 간세포에 영향을 주고 간 손상을 초래할 수 있다.

(3) 식사요법

지방간의 원인을 알아내고 그 원인을 제거하는 것이 가장 중요하다. 비만이나 당뇨에 의한 경우는 체중 조절을 원칙으로 하며, 과다한 음주로 인한 경우는 알코올 섭취를 제한한다.

① 체중에 따른 적절한 에너지 섭취: 과체중 또는 비만일 경우 현재 체중의 10%를 감량했을 때 지방간이 개선될 수 있다.

② 탄수화물 섭취에 유의: 탄수화물의 과잉 섭취는 간에 중성지방의 합성을 증가시키므로 필요 에너지의 60% 이상을 넘지 않게 한다. 단순당의 섭취는 되도록 줄이고 복합탄수화물의 섭취를 늘린다.

③ 양질의 단백질 섭취: 양질의 단백질이 많은 육류, 생선, 두부, 콩, 달걀, 우유 및 유제품을 충분히 섭취한다.

④ 콜레스테롤과 지방 제한: 콜레스테롤이나 지방이 많은 음식은 피한다.

⑤ 충분한 비타민과 무기질 섭취: 신선한 과일과 채소를 섭취한다.

⑥ 알코올 섭취 제한

4) 알코올성 간 질환

알코올성 간 질환(alcoholic liver diseases)이란 술을 과음하는 사람들에게서 생기는 알코올성 지방간, 알코올성 간염 그리고 알코올성 간경변증 등을 말한다.

(1) 알코올 대사가 간에 미치는 영향

알코올은 분자량이 적고 물에 완전히 녹아 흡수가 빠르다. 섭취한 알코올의 10% 정도가 위에서 흡수되고 나머지 90%는 소장에서 흡수된다. 알코올의 흡수는 여러 가지 요인에 의해 결정되는데, 위 내 음식물 종류와 양, 알코올 함량, 술을 마시는 속도 등에 따라 달라진다.

위와 장에서 흡수된 알코올은 95% 정도가 간에서 대사되며, 시간당 체중 kg당 약 0.1 g 정도의 알코올이 분해될 수 있다. 5% 정도는 알코올 형태로 혈액 중에 존재하다가 호흡, 소변, 피부 등을 통하여 배출된다.

알코올은 세 가지 서로 다른 효소 체계, 즉 알코올 탈수소효소(alcohol dehydrogenase, ADH)[3], MEOS(microsomal ethanol oxidizing system)와 카탈레이스(catalase)가 관여하는 경로에 의해서 대사된다. ADH는 혈중 알코올 농도가 옅을 때 작용이 활발하며, 체내 알코올 대사의 80% 정도를 담당한다. 알코올의 농도가 10 mol/L 이상인 농도에서는 MEOS를 통해 주로 대사되며, 만성적인 알코올 섭취자의 경우는 주로 이 경로를 통하여 알코올을 산화한다.

ADH와 MEOS 경로에 의해서 알코올이 산화되어 아세트알데하이드(acetaldehyde)가 생성되고, 다시 아세트알데하이드 탈수소효소(acetaldehyde dehydrogenase, ALDH)[4]에 의해 아세트산(acetic acid)이 되면 말초 조직에서 에너지원으로 이용된다. 이 과정에서

3) 알코올을 산화하여 아세트알데하이드를 생성하는 효소

4) 아세트알데하이드를 산화하여 아세트산을 생성하는 효소로, ALDH-1과 ALDH-2가 있으며 ALDH-2의 아세트알데하이드 분해 능력이 높다. 서양인은 두 효소를 다 가지고 있으나 동양인의 40% 정도는 ALDH-1만 가지고 있어 얼굴이 붉어지고 두통을 느끼게 됨

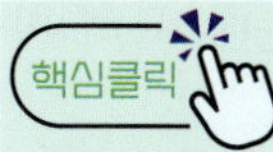

알코올에 의한 대사적 변화들

- NADH/NAD의 비율 증가 → TCA 회로 억제
- 피루브산을 젖산으로 환원 → 체액의 산성화
- 포도당 신생 과정의 감소 → 저혈당증 유발
- 지방산과 지방 합성의 증가 → 지방간 초래
- 요산 배설 감소 → 고요산혈증, 통풍 유발

알아두기

술의 종류에 따라 간 손상이 다른가요?

간 손상은 마신 알코올의 양에 비례하는 것이지 술의 종류에 따라 다른 것은 아니다. 알코올 도수가 낮은 맥주나 막걸리도 많이 마시면 독한 술처럼 간이 손상되며, 비싸거나 고급 술이라도 예외가 없다. 체중 70 kg인 성인은 하루에 약 160~170 g(0.1 g×70 kg×24시간) 정도의 알코올을 대사할 수 있으나 이 양은 온종일 간을 혹사시키게 된다. 이러한 일이 지속되면 간 손상이 오게 되므로 간의 건강을 위해 훨씬 적은 양을 섭취해야 한다.

각종 주류의 알코올 농도

종류	용량(cc)	알코올 농도(%)
맥주	작은 병(334)	4
와인	한 병(750)	12
청주	1홉(180)	16
소주	1홉(180)	25
브랜디	한 병(700)	40
위스키	한 병(700)	40
샴페인	한 병(750)	6
막걸리	한 병(1200)	7

생성된 과량의 수소는 간의 산화·환원 체계를 변화시키고 여러 가지 대사적 변화를 초래한다. 또, 알코올이나 아세트알데하이드가 직접 세포에 영향을 주어 간세포의 기능을 손상시킬 수 있다.

(2) 알코올 중독자의 영양 상태

보통의 알코올 섭취는 식품 섭취를 감소시키지 않으며 오히려 식욕을 촉진하여 필요 이상의 에너지를 섭취하게 한다. 이러한 경우 알코올은 쉽게 대사되어 지방으로 전환되고, 주로 복부 부위에 축적되어 중심성 비만을 초래한다. 그러나 만성 알코올 중독자는 알코올 섭취로 인한 다른 식품의 섭취가 감소하고, 사회·경제적 여건으로 충분한 식품을 섭취할 수 없는 경우가 많아 흔히 영양불량이 관찰된다.

만성 알코올 중독자는 전반적으로 위장 기능의 장애로 소화와 흡수가 감소되어 있으며, 소변과 담즙을 통한 영양소 손실이 증가하고 영양소 요구량은 증가하는데, 특히 비타민과 무기질 결핍에 의한 여러 가지 증상들이 나타난다.

표 4-7 알코올에 의해 영향을 받는 비타민과 무기질

영양소	영향
엽산	• 콩팥을 통한 배설 증가 • 호모시스테인을 메티오닌으로 전환하는 엽산의 기능이 방해되어 혈중 호모시스테인이 증가하며, 이것은 심장 질환의 발병과 관련 있다.
비타민 B_1	• 섭취와 흡수의 저하로 티아민 부족이 발생하며, 알코올 중독에서 흔히 발견되는 Wernicke-Korsakoff syndrome[5]과 관련 있다.
비타민 B_6	• 아세트알데하이드가 비타민 B_6를 파괴하며, 이는 적혈구의 형성을 저하한다.
비타민 A	• 레티놀이 레티날로 산화되는 데 관여하는 효소가 알코올을 아세트알데하이드로 산화하는 데 소모되어 암적응력이 감소된다.
비타민 D	• 간 기능의 저하로 비타민 D의 활성화가 감소한다.
마그네슘	• 섭취 감소, 흡수 감소, 배설의 증가로 부족이 초래된다. • 심장 부정맥이 생기고 간세포의 손상을 심화시키며, 비타민 B_1의 활성화를 감소시킨다.
아연	• 섭취 감소, 흡수 감소, 배설의 증가로 부족이 초래된다. • 미각이 변하고 간 손상을 심화시키며, 암적응 장애가 온다.

(3) 알코올 중독에서 오는 간 질환의 임상적 증상

알코올성 질환은 다음과 같은 일련의 과정을 통하여 진행된다.

- 알코올성 지방간(fatty liver, liver steatosis): 만성 알코올 중독자의 80% 이상에서 지방간이 나타나며 권태, 식욕부진, 구토, 쇠약, 간 비대, 빈혈, 저알부민혈증이 나타난다.
- 알코올성 간염(alcoholic hepatitis): 만성 알코올 중독자의 30%에서 발현하며 지방성 간으로 이어지지는 않는다. 증상으로는 피로, 쇠약, 식욕부진, 발열, 간비대증 등이며, 간 기능 부진과 뇌 질환을 일으키기도 하고 악화되면 만성 간 질환과 간경변으로 진행된다.
- 알코올성 간경변증(alcoholic cirrhosis, Laennec's cirrhosis): 임상 증상은 처음에는

5) 베르니케-코르사코프 증후군. 만성 알코올 중독에서 나타나는 증후군으로 눈 주위 근육의 마비, 근육 움직임의 부족, 반응성 둔화, 기억력 저하와 말초신경병증이 나타난다. 티아민 을 보충하면 증상은 사라짐

피로, 쇠약, 신경증상 등 전신적인 증상에서 점차 심한 쇠약, 문맥고혈압 등이 나타나고 간성혼수로 사망할 수 있다. 혈청에서 아미노기 전이효소(transaminase)와 알칼리성 인산가수분해효소(alkaline phosphatase)의 효소 수치와 암모니아 수준이 증가하고 알부민과 적혈구 수치는 감소한다.

알아두기

술을 마시면 누구나 간경변증이 되나요?

개인의 음주량과 음주 기간, 성별(여자가 확률이 높음), 유전적 요인, 영양상태, 바이러스성 간염의 유무 등에 따라 달라질 수 있다. 통계에 의하면 하루에 60~80 g의 알코올(맥주는 1,500 mL, 소주는 240 mL 정도)을 15~20년 동안 마신 사람 중에서 약 1/3 정도가 간경변증으로 진전되었다고 한다.

(4) 식사요법

금주와 적절한 치료로 회복이 가능하다. 식사요법을 통하여 영양불량을 치료하고, 특히 부족되기 쉬운 영양소를 보충해 주도록 한다. 회복기 동안 만성 중독자는 비경구적 보충이 필요하지만, 수분 및 전해질 불균형과 저혈당증을 바로잡기 위해 가능하면 경구 섭취가 바람직하다. 장기간에 걸쳐 영양적으로 균형 있는 식사를 제공하는 것이 중요하다.

간 질환은 간의 손상 정도에 따라 증상이 다양하므로 증상에 맞게 단백질, 지방, 탄수화물, 나트륨의 섭취를 조절하도록 한다.

① 충분한 에너지 섭취: 알코올 중독자는 대사가 항진되어 있으므로 체조직의 분해를 막기 위하여 체중 kg당 30~35 kcal를 충분히 섭취하도록 한다.

② 충분한 탄수화물 섭취: 탄수화물을 충분히 섭취하도록 한다. 특히 간 손상에 의해 저혈당이 생겼을 때 탄수화물의 섭취에 유의하며, 복합탄수화물을 섭취하도록 한다.

③ 단백질: 간조직의 재생을 위하여 체중 kg당 1~1.5 g의 단백질을 섭취하도록 한다. 그러나 간 질환이 진전되어 혈청 내에 암모니아 수준이 증가하거나 간성혼수가 있을 때는 단백질의 섭취를 감소한다.

④ 지방: 지방은 에너지의 30% 이하를 섭취하며, 환자가 수용 가능한 범위에서 분으로 한다. 간 기능의 저하로 담즙 생성이 저하되면 지방의 소화, 흡수가 장애를 분으로 지방의 섭취를 줄이고 소화되기 쉬운 유화 지방을 섭취한다.

⑤ 비타민과 무기질: 비타민과 무기질을 충분히 섭취하도록 한다. 특히 티아민, 리보플라빈, 비타민 B_6, 니아신, 엽산 등을 충분히 섭취하고 마그네슘과 아연의 섭취에도 유의한다. 나트륨은 간 질환에 의한 복수가 있을 때 제한하도록 한다.

5) 간 이식

간 이식(liver transplantation)은 정상으로 회복하기 어려운 말기 간 질환자(end stage liver disease, ESLD)에게 적용된다. 최근에는 면역 억제제와 의료 기술의 발달로 합병증과 사망률이 감소되었으며, 간 이식 이전과 이식 직후 그리고 이식 후의 장기적이고 철저한 식사관리를 통해서 합병증을 줄이고 삶의 질적 수준을 유지할 수 있다.

(1) 이식 전의 식사관리

이식 전 환자는 영양불량일 경우가 많아 이 시기의 적절한 영양관리가 수술에 의한 합병증을 줄이고 회복을 도울 수 있다. 대사가 항진되어 있어 에너지 섭취량을 20~30% 증가하도록 하며, 식사 외 간식, 영양 보충음료 등을 이용하여도 좋다. 단백질은 수술 이후 근육 손실을 최소화하기 위해 체중 kg당 1~1.5 g 정도의 고단백질을 섭취하도록 한다. 지방은 지방 흡수의 문제가 없으면 제한할 필요가 없다. 부종이 있으면 나트륨을 2~4 g 정도로 제한하고 수분의 섭취도 제한한다. 비타민과 무기질을 보충하며, 특히 칼슘의 섭취에 유의한다. 식사는 소량씩 자주 하도록 하며, 만일 구강으로 충분한 식사가 어려운 경우는 관 급식이나 정맥급식을 통하여 적극적인 영양 보충을 하도록 한다.

(2) 이식 직후(이식 후 4~8주)의 식사관리

간 이식 후 2~3개월에는 상처의 회복, 감염 방지, 체내에 고갈된 영양소를 보충하기 위하여 영양소의 요구량이 더욱 증가한다. 그러나 다량으로 사용하는 면역 억제제는 식욕부진, 위장장애, 이화작용의 촉진, 설사, 고혈당, 고칼륨혈증, 칼슘의 소변 배설 증가 등의 부작용을 일으키므로 사용하는 약물의 종류와 부작용을 파악하여 식사관리를 하는 것이 중요하다.

일반적으로 15~30% 정도 증가한 고에너지와 체중 kg당 1.2~1.5 g의 고단백질 식사를 하도록 하며, 면역 억제제 복용으로 인한 골격 약화를 예방하기 위하여 800~1,200

mg 정도의 칼슘 섭취를 권장한다. 또한 약물로 인한 고혈당으로 단순당 섭취를 자제하고 섬유소가 많은 채소를 충분히 섭취하도록 한다.

이 시기에는 특히 감염에 유의해야 하므로 식원성 질병을 일으킬 수 있는 음식을 분으로 한다. 즉, 완전히 익히지 않은 육류와 생선류 및 해조류, 날달걀, 치즈, 모든 생채소, 껍질째 먹는 생과일은 제한한다. 또, 식품을 취급하고 조리하는 과정에서도 각별한 주의가 요구된다.

(3) 이식 후 장기적인 식사관리

이식 후에는 대개 체중이 증가하고 알부민 수준이 상승하는 등 영양상태가 많이 호전된다. 그러나 장기적으로 사용하는 면역 억제제인 글루코코르티코이드(glucocorticoids)는 체내에 나트륨을 보유하고, 고혈당과 고지혈증을 유발한다.

또한, 식욕의 증가로 비만을 초래하며, 칼슘과 인의 배설을 촉진하여 골질량의 감소(osteopenia)도 유발된다. 이러한 부작용을 고려하여 식사요법은 비만, 고지혈증, 고혈압, 당뇨, 골질량의 감소를 예방, 치료하는 방향으로 이루어진다. 에너지는 비만을 예방하고 정상 체중을 유지하는 정도로 섭취하고, 단백질은 체중 kg당 1 g 정도를 공급한다. 고혈당과 고지혈증을 예방하기 위하여 단순당과 지방의 섭취를 줄인다.

간 이식 후 고지혈증의 발병률은 16~60%이며, 주로 혈청 내 콜레스테롤 상승에 따라 콜레스테롤의 섭취량을 1일 200 mg 이하로 제한한다. 비타민과 무기질은 충분히 섭취하며, 특히 칼슘의 섭취량을 1일 1,200~1,500 mg 정도로 한다. 나트륨은 고혈압을 예방하기 위하여 2,000~4,000 mg 정도로 싱겁게 먹는 식습관을 갖는 것이 바람직하다.

5. 담낭 질환

담낭(gallbladder)은 간의 아랫부분 오른쪽에 자리 잡고 있으며 담낭관은 췌장관과 함께 십이지장에 연결되어 있다(그림 4-8).

1) 담낭의 기능

담낭의 중요한 기능은 간에서 분비하는 담즙을 저장하는 것이다. 담즙은 담즙염과

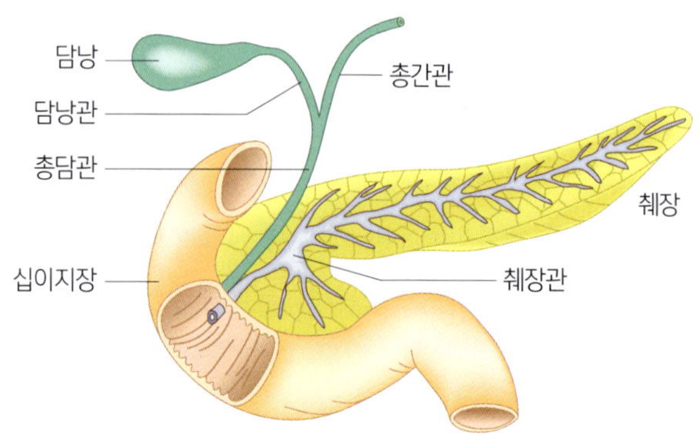

그림 4-8 담낭과 췌장의 구조

콜레스테롤, 담즙색소(빌리루빈), 단백질, 인지질(레시틴) 등으로 구성된 황색 액체이며, 담낭에 저장되어 있는 동안 수분의 감소로 농축된다. 지방을 섭취하면 담낭은 반사적으로 수축하여 담즙을 담낭관과 총담관을 거쳐 십이지장으로 배출된다.

담즙은 지방의 소화·흡수와 지용성 비타민 A, D, E, K의 흡수를 돕고, 대변이 나오게 하는 약간의 하제 역할을 하며 장내의 발효를 저하시킨다. 담즙은 지속적으로 생성되는데 환경과 때에 따라 다르나 보통 1일 4컵이 생성된다. 담즙의 분비율은 소화된 식사의 내용에 따라 직접적으로 영향을 받는다.

육식은 담즙의 분비를 증가시키고 탄수화물 식사는 반대로 분비를 감소시키는데, 지방식 중 특히 콜레스테롤이 많은 식사는 담즙의 분비를 촉진시킨다. 또한 걱정이나 감정에 따라 분비가 방해될 때도 있으므로 식후에 불쾌한 토론이나 말은 피해야 한다.

2) 원인

담낭 질환은 크게 담낭염(cholecystitis)과 담석증(cholelithiasis)으로 분류된다. 담낭염은 세균 감염, 비만, 임신, 변비, 부적당한 식사, 소화기관 장애 등에 의해 발생하며, 환자의 90% 이상이 담석과 관련이 있는 것으로 나타났다.

담석(gallstone)은 크게 담즙 내 구성 성분의 과농도나 결정화에 의해 생성되며, 콜레스테롤 담석(cholesterol gallstone)과 색소성 담석(pigment gallstone)으로 나뉜다. 담석 환자의 80% 이상이 콜레스테롤 담석이며, 20% 정도는 칼슘염과 빌리루빈을 함유하는 색소성 담석이다. 콜레스테롤 담석은 담즙에 콜레스테롤 성분이 너무 많을 때 농축되어 결정이 생기며, 담낭의 수축력이 약화되었을 때도 담즙이 담낭에 계속 잔류함으로써 생기게 된다. 현대인의 고에너지, 고지방, 고콜레스테롤 식사는 콜레스테롤 담석을 초래하기 쉽다.

색소성 담석은 많은 양의 담즙색소가 농축되어 형성되며, 간경변증 환자, 담낭관에 염증이 있는 경우, 겸상적혈구성 빈혈(sickle cell anemia)과 같은 유전적으로 혈액에 이상이 있는 사람에게서 발견된다.

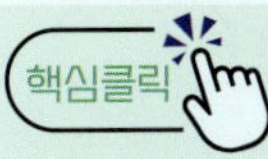

담석의 발생 요인

- 체중: 비만한 사람의 경우 간의 콜레스테롤 농도가 높고 담즙의 분비가 많아져 담석 발생률이 정상 체중인 사람에 비해 3~7배 정도 높다.
- 심한 다이어트: 비만 치료를 위해 장 절제를 한 사람, 단식이나 800 kcal 이하의 극심한 다이어트를 하는 사람에게서 흔히 담석이 발생한다. 담낭의 충분한 수축을 위한 지방 섭취의 부족이 원인이다.
- 성: 20~60세의 여성이 남성에 비해 담석 발생률이 높다. 특히 임신한 여성, 에스트로겐 호르몬 치료를 하는 사람, 피임약을 복용하는 사람에게서 발생률이 높다.
- 임신: 임신 기간 호르몬의 변화에 기인한다. 프로게스테론은 담낭의 운동성을 저하하고 에스트로겐은 콜레스테롤의 담즙 분비를 증가시킨다.
- 나이: 남성이나 여성 모두 나이가 많을수록 발생 위험률이 높다.
- 식사 요인: 단순당, 알코올, 육류의 섭취가 많고, 채소 섭취가 적을 때 발생률이 높다.
- 담낭 부위를 압박하는 꽉 끼는 옷

3) 증상

지속적이고 심한 상복부의 통증이 30분에서 길게는 수 시간 지속된다. 때로는 통증이 어깨 부위로 퍼지며 마치 협심증이나 심근경색증의 통증과 유사하다. 지방이 많은 음식을 섭취했을 때 통증이 나타나고, 주로 밤에 통증이 생겨 잠을 깨게 된다.

소화가 안 되고, 메스꺼움과 구토가 나타나며, 복부에 가스가 차기도 한다. 만일 통증이 가라앉지 않고 발열, 오한, 심한 구토와 메스꺼움, 황달, 진흙색의 변이 나타나면 신속한 의료 조치를 취하여야 한다.

담석이 담낭관에 존재하면 좀 더 심각한 증상들이 나타난다. 담낭이 담즙 분비를 위해 수축하면 담석은 담즙의 흐름을 방해하고, 담낭염과 담낭관염을 일으킨다. 담석에 의해 췌장관이 파괴되어 급성 췌장염을 일으킬 수 있고, 담낭관이 담석에 의해 막히면 담즙이 분비되지 못하고 역류하여 간세포가 상하게 된다.

4) 식사요법

담낭 염증세포에 대한 자극과 담석의 이동을 억제하여 통증을 완화하고, 담낭세포의 재생을 위하여 식사요법이 필요하다. 급성 발작이나 통증이 있을 때에는 절식을 하고 정맥영양을 실시한다.

통증이 사라지면 전유동식에서 차츰 연식, 일반식으로 식사를 하도록 한다.

① 체중을 감소하기 위하여 저에너지 식사를 한다.

② 탄수화물을 충분히 섭취하도록 한다.

③ 단백질 식품은 담즙 분비를 자극하므로 급성기 때는 제한하며, 증세가 호전되면 담낭 조직의 재생과 저항력 증진을 위해 충분히 섭취하도록 한다.

④ 지방의 소화가 어려우므로 저지방 식사를 하도록 한다.

⑤ 소화되기 쉽고, 섬유소가 적은 식품을 사용한다.

⑥ 가스를 발생하는 식품을 제한한다. 콩류, 양파, 호배추, 옥수수, 풋고추, 무 등의 채소와 사과, 참외, 멜론, 수박 등의 과일은 가스를 발생할 수 있는 식품이므로 제한한다.

⑦ 양념을 많이 한 음식, 짜고 매운 자극성 있는 음식은 피한다.

⑧ 담낭을 절제하면 담즙은 간에서 소장으로 직접 분비되어 구토, 복부 팽만감, 복부의 통증을 유발하므로, 이런 경우는 지방이 많은 음식과 자극성이 강한 음식의 제한에 더욱 신경을 써야 한다.

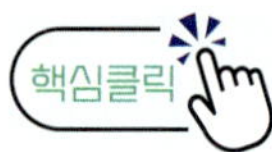

지방 조절 식사의 종류

- 저지방 식사 : 지방 25 g 이하, 지방군 1교환단위로 제한하는 식사
  췌장 질환, 간·담도계 질환, 회장 질환, 크론병, 단장증후군 등에 적용
- 무지방 식사 : 지방 10 g 이하, 지방군 0교환단위로 제한하는 식사

표 4-8 담낭 질환의 영양 기준량

구분	시기	에너지(kcal)	단백질(g)	지방(g)	탄수화물(g)
급성기	초기	절식			
	후기	700~800	30		150~180
간헐기		1,200~1,300	50	5~10	250
안정기		1,800~1,900	85	20~30	350

6. 췌장염

췌장(pancreas)은 위장의 아래쪽, 후복강 내에 위치하고 있다. 길쭉하고 편평한 모양을 하고 있으며, 길이는 13 cm, 중량은 100 g 내외이다(그림 4-8 참고). 췌장은 탄수화물, 단백질, 지방의 소화효소인 아밀레이스, 라이페이스, 프로테이스 등을 분비하며, 혈당을 조절하는 인슐린과 글루카곤을 분비한다.

정상적으로 이들 소화효소는 비활성화된 전구체(zymogen)의 상태로 췌장에 저장되어 있으므로 췌장의 자가소화를 막아주며, 십이지장으로 분비되어 활성화된다. 췌장에 염증이 생기면 이들 효소는 췌장에서 활성화되어 염증을 더욱 악화시키고 혈액으로 방출된다. 주로 혈청 아밀레이스(serum amylase)와 혈청 라이페이스(serum lipase)의 수준이 상승하며, 췌장염 진단에 많이 이용된다.

1) 원인

알코올 남용과 담석증이 주요 발생 원인이며, 고지혈증(제1·4·5형), 약물 복용, 복부 종양, 유전 등에 의해 발생하기도 한다.

2) 증상

췌장조직의 자가소화나 세포의 괴사로 상복부의 통증이 극심하고 지속적이며, 누우면 심해지고, 등을 구부리면 통증이 조금 덜해지기도 한다. 구토, 메스꺼움, 발열, 복수, 황달을 경험할 수 있고, 심하면 출혈, 쇼크, 사망에 이른다.

췌장의 염증 정도를 알아보기 위해 컴퓨터 단층촬영(CT)을 하며, 혈액검사를 통하여 아밀레이스와 혈청 라이페이스의 효소 수치를 확인한다. 대개 급성기에 이 수치들이 상승하나 통증과는 무관할 수 있어 이 수치들이 높더라도 통증이 없으면 조심스럽게 식사를 하도록 한다.

3) 식사요법

(1) 급성 췌장염

적절한 영양 공급을 통하여 영양불량을 시정하고, 염증을 완화하며, 고지방 섭취로 인한 설사, 지방변, 소화불량 등의 증상을 개선하는 것이 식사요법의 원칙이다.

급성 췌장염에서는 강력한 췌액 분비의 억제가 필요하므로 엄중한 절음(絶飮), 절식(絶食)을 하고, 정맥영양이나 관급식 등의 비경구 영양 공급이 필요하다.

① 통증이 심할 때는 췌장을 쉬게 하는 것이 가장 중요하므로 금식을 한다.
② 금식 기간 동안 정맥영양을 통하여 수분과 전해질을 공급한다.
③ 통증이 완화되면 지방이 없는 맑은 미음을 공급한다.
④ 차츰 저지방 식사를 기본으로 소화되기 쉽고 자극이 적은 식사로 이행한다.
⑤ 소량씩 자주 식사를 섭취하는 것이 좋다(1일 6회 정도).
⑥ 탄수화물의 소화가 비교적 쉬우므로 죽, 쌀밥, 식빵, 국수 등을 공급한다.
⑦ 췌장조직의 재생과 양의 질소 균형을 위하여 충분한 단백질 섭취가 필요하다. 탄수화물 다음으로 소화되기 쉬우므로 처음에는 소량의 우유, 생선, 두부 등으로 시작하여 점차 간, 닭고기, 다진 고기 등으로 이행한다. 달걀도 처음에는 흰자위만을 사용하다가 차츰 전란을 사용한다.
⑧ 지방의 소화가 가장 잘 안 되므로 될 수 있는 한 오랫동안 제한한다. 소량의 기름을 이용하고, 양질의 식물성 기름을 점차 늘려 사용한다.
⑨ 채소나 과일은 처음에는 잘 삶은 것을 걸러서 사용한다.
⑩ 알코올음료, 커피, 향신료의 사용을 금한다.

(2) 만성 췌장염

만성 췌장염은 통증은 심하지 않으나 구토, 메스꺼움, 설사가 만성화되어 체중 감소와 영양불량이 문제가 된다. 또, 췌장의 기능이 90% 정도까지 감소되면 특히 지방과 단백질의 소화와 흡수에 문제가 생기므로 췌장효소제를 식사와 함께 복용하도록 한다. 중탄산염의 분비도 감소되어 장의 pH가 감소하므로 효소의 활성화를 위한 적절한 pH 조절을 위하여 제산제를 복용한다.

또, 인슐린을 분비하는 기능도 떨어져 내당 능력이 감소하였을 경우에는 당뇨병에 준한 식사요법을 권한다.

① 처음에는 급성 췌장염에 준해서 탄수화물 위주로 식사를 한다.
② 통증이 사라지면 차츰 단백질과 지방의 양을 늘린다(단백질 50~60 g, 지방 20~30 g).
③ 증세가 완전히 안정되면 적극적인 치료식으로 고단백(100 g)을 사용하여 췌장세포의 기능을 회복시킨다.
④ 이때에도 지방은 저지방을 사용하고(30~40 g), 지방의 흡수를 높이기 위하여 MCT oil을 사용한다.
⑤ 지방변이 있을 때에는 지용성 비타민이 부족되기 쉬우므로 비타민 제제를 사용한다.
⑥ 특히, 비타민 B_{12}는 췌장의 단백질 가수분해효소 결핍으로 결합된 운반 단백질에서 분리되지 못하여 흡수가 저하되어 부족하기 쉬우므로 섭취에 유의하도록 한다.

표 4-9 췌장염의 영양 기준량

에너지(kcal)	탄수화물(g)	단백질(g)	지방(g)
2,000	360(72%)	85(17%)	24(11%)

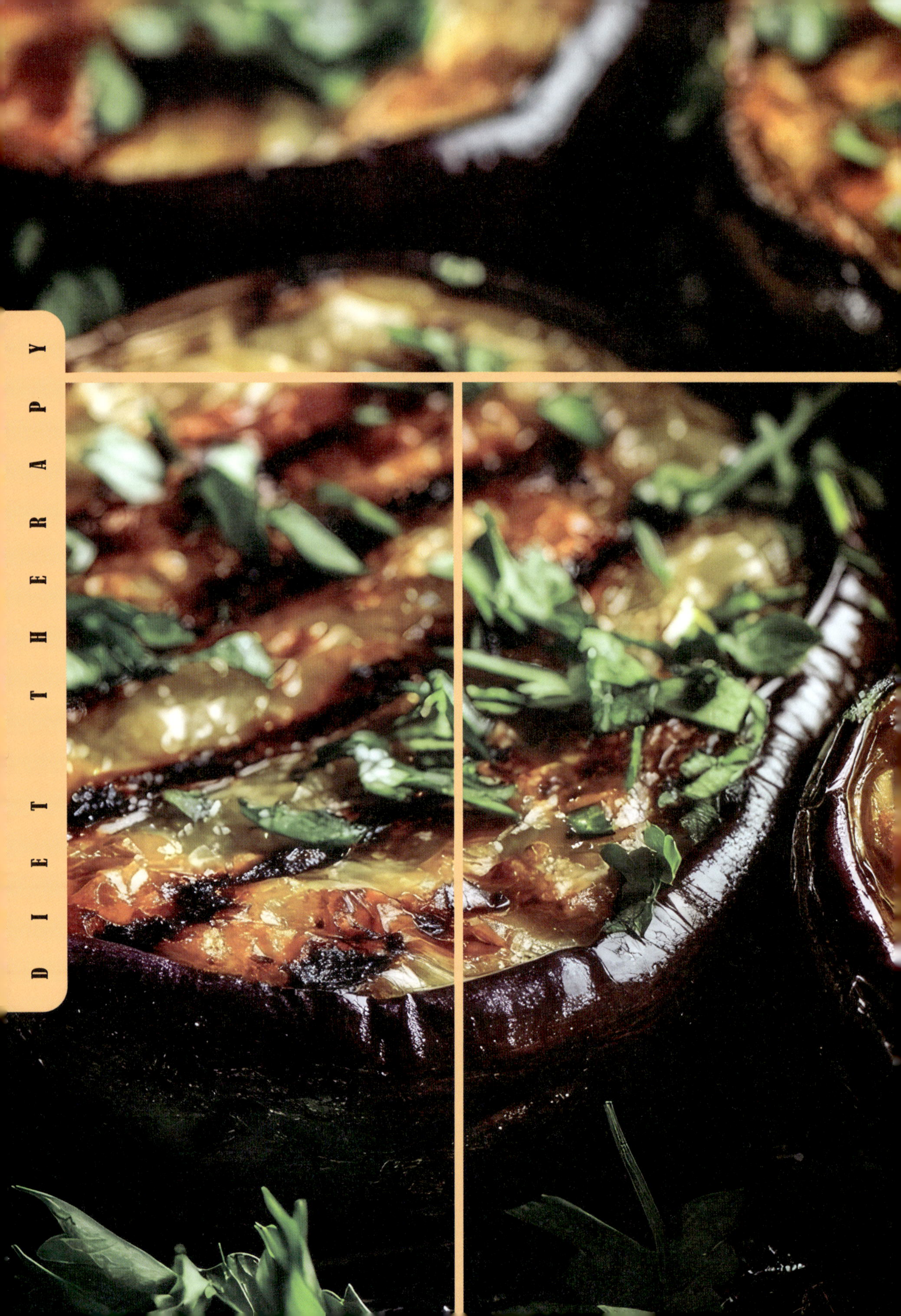

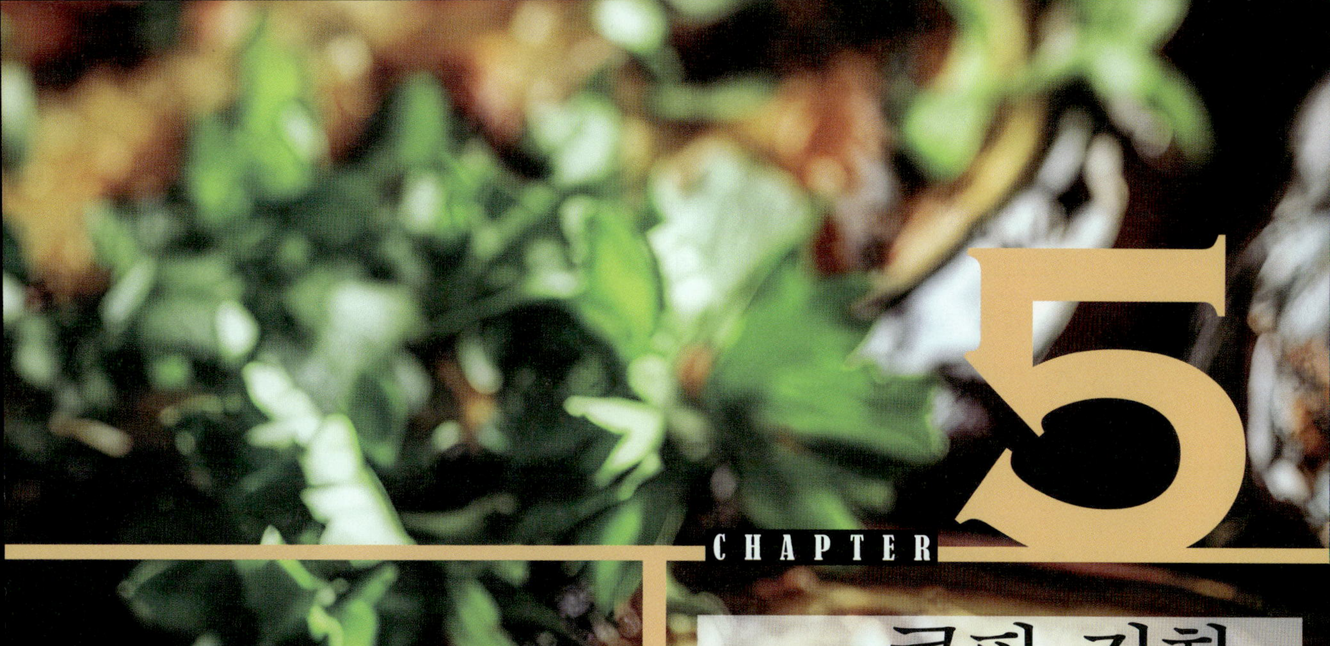

CHAPTER 5

콩팥 질환

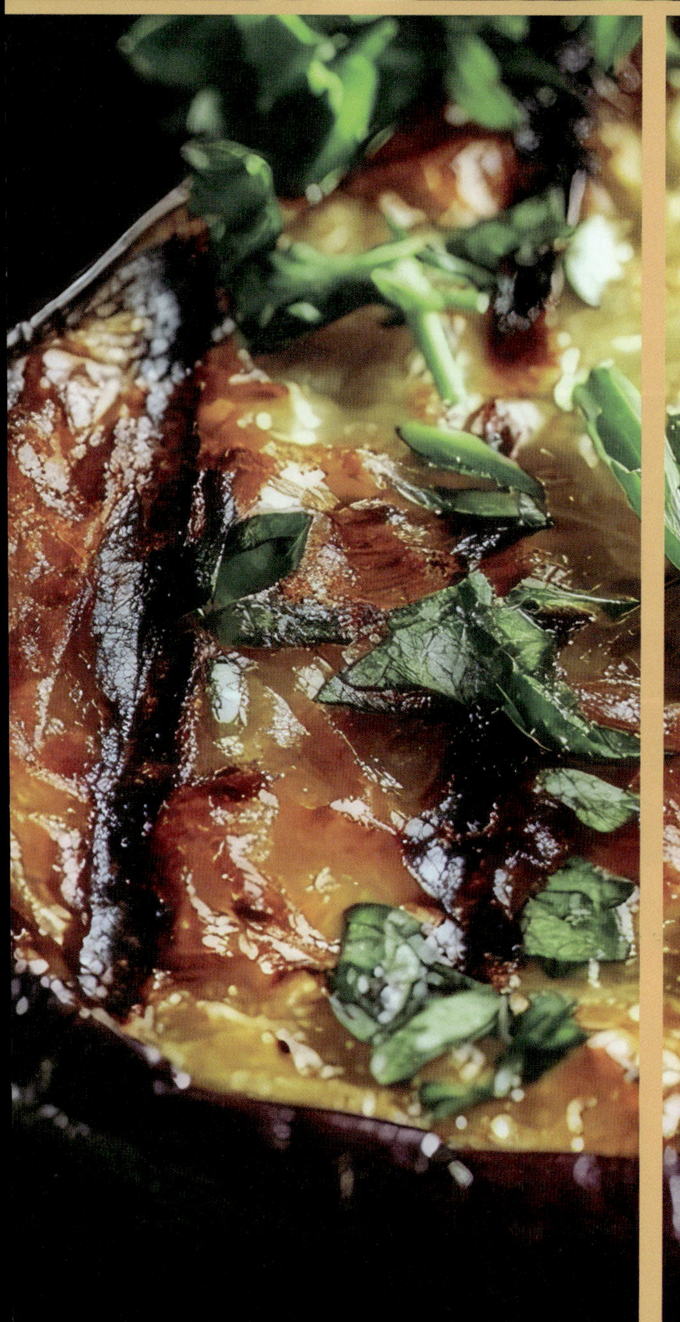

1. 콩팥의 구조와 기능
2. 콩팥 질환의 증상
3. 질환별 식사요법

콩팥 질환, 즉 신장 질환이란 콩팥 기능이 떨어져서 우리 몸 속에 각종 노폐물이 쌓이고 고혈압, 빈혈, 부종, 수분 및 전해질 대사 이상 등의 증상이 나타나는 것을 의미한다. 콩팥 질환은 크게 사구체 질환, 세뇨관 질환, 요로계 질환, 콩팥혈관 질환 등으로 나뉘는데, 그 종류가 다양하므로 영양관리방법 또한 질환의 특성과 임상 증상에 따라 달라져야 한다.

1. 콩팥의 구조와 기능

1) 구조

사람의 콩팥은 길이 10 cm, 너비 5 cm, 두께 3 cm 정도의 어른 주먹 크기로, 강낭콩 모양에 팥 색깔을 띠어 콩팥이라 부른다. 복부 뒤측, 척추의 좌우에 1개씩 붙어 있으며, 요관을 통해 방광과 연결되어 있다. 1개의 콩팥에는 약 100만 개의 네프론(nephron)[1]이 있다.

콩팥의 겉부분을 피질, 내부를 수질이라 하며, 피질에는 주로 사구체가 있고 수질에는 대부분 세뇨관이 있다. 수질에는 세뇨관이 모여서 된 집합관이 있으며, 집합관은 수질을 지나서 신우로 이어진다. 신우란 수질 안쪽에 있는 빈 곳으로, 집합관에서 운반되어온 오줌을 일시 저장하였다가 수뇨관을 통하여 방광으로 보낸다.

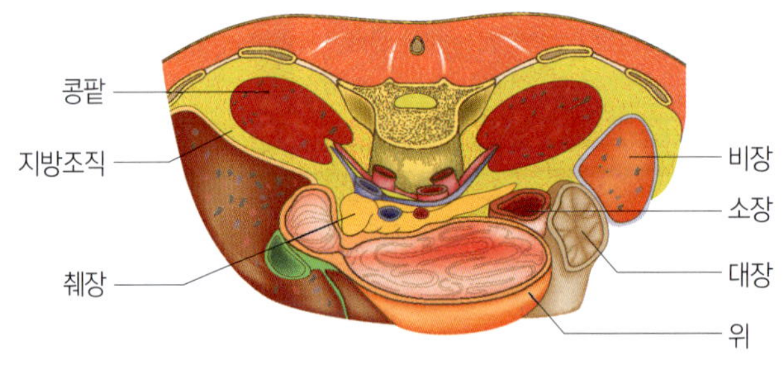

그림 5-1 콩팥의 위치

1) 사구체와 보우만(Bowman) 주머니, 세뇨관을 합친 기관으로, 콩팥을 이루는 기본 단위

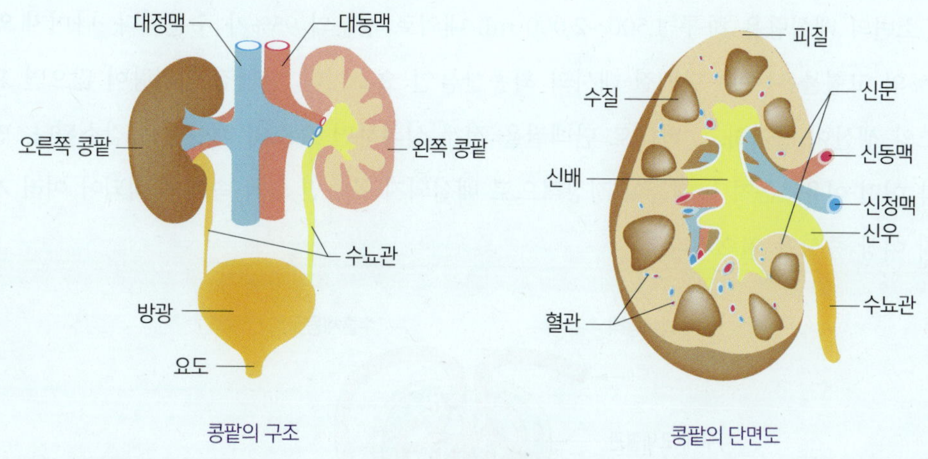

그림 5-2 콩팥의 구조

2) 기능

콩팥의 무게는 체중의 0.5%에 불과하나 콩팥으로 가는 혈액의 양은 1분에 약 1 L 정도로 심장에서 나오는 혈액의 20~25%나 된다. 이는 콩팥이 대단히 중요한 기능을 하는 장기임을 의미한다.

(1) 배설 기능

콩팥은 혈액을 걸러서 노폐물을 소변으로 배설시킨다. 소변은 사구체에서 혈액이 여과되는 과정을 통해 생성되는데, 사구체에서 여과액이 생성되는 속도를 사구체여과율(glomerular filtration rate, GFR)[2]이라고 하며, 분당 120 mL 정도이다(그림 5-3).

사구체에서 여과된 여과액의 99% 이상이 세뇨관을 통과하는 동안 우리 몸 속으로 재흡수된다. 신체에 중요한 포도당이나 아미노산은 대부분 흡수되므로 건강한 사람의 소변에서는 발견되지 않는다. 나트륨과 같은 전해질이나 물도 정상인의 경우 99% 이상 재흡수된다. 뇌하수체 후엽에서 분비되는 항이뇨호르몬은 물의 재흡수를 촉진하기 때문에 항이뇨호르몬의 작용 장애는 요붕증[3]을 초래할 수 있다.

2) 사구체 여과 기능을 알 수 있는 지표. 평균 수치는 성인 남자 125 mL/min, 성인 여자 110 mL/min

3) 항이뇨호르몬의 감소로 다뇨(多尿) 증상이 나타나 하루 소변량이 8~20 L 이상이 되기도 한다. 피부는 꺼칠해지고 항상 갈증이 나며, 물을 먹지 않으면 혈액이 농축되어 허탈 상태에 빠지는 수도 있음

소변의 배설량은 하루 1,500~2,000 mL 내외로 성분의 95%가 수분이다. 나머지 약 5%의 고형물은 주로 단백질 대사의 최종산물인 요소이다. 단백질 섭취량이 많으면 요소의 생산이 증가하고, 반대로 단백질을 적게 섭취하면 요소의 배설량은 감소된다. 만약 어떤 이유로든지 노폐물이 정상적으로 배설되지 못하면 혈액 속에 축적되어 여러 가지 이상 증상을 일으킨다.

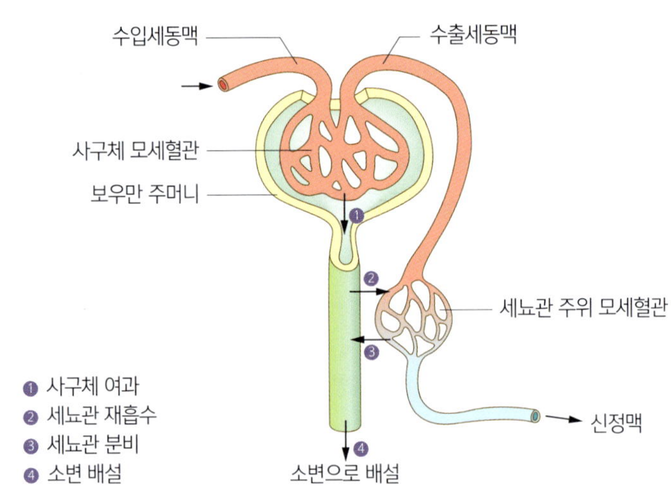

그림 5-3 소변의 생성

(2) 조절 기능

우리가 매일 섭취하는 염분이나 전해질의 양이 일정하지 않아도 우리 몸 속의 수분, 전해질, 산·염기가 항상 일정한 양과 농도로 유지될 수 있는 이유는 콩팥에서 체액과 무기질 및 유기물질들을 적절하게 배설하고 재흡수하기 때문이다. 즉, 콩팥에서 수분과 전해질 배설량을 조절함으로써 삼투압을 300 mOsm로 유지하게 하며, 과량의 H^+는 제거하고 부족한 HCO^-는 생성함으로써 pH 7.4로 유지할 수 있다. 만일, 수분과 나트륨 배설에 장애가 있는 경우 부종과 고혈압이 생기며, 칼륨 배설이 감소된다면 심장, 근육, 신경계의 기능 이상이 초래되고, 몸이 산성화되면 심장 근육과 신경계에 장애가 온다.

(3) 내분비 기능

콩팥은 호르몬을 분비하는 등 다양한 대사적 기능을 갖는다. 간에서 25-hydroxycholecalciferol로 된 비타민 D_3는 콩팥에서 활성비타민 D인 1,25-dihydroxy-cholecalciferol로 전환된다. 콩팥 질환이 있으면 1,25-dihydroxycholecalciferol의 합성에 손상이 와서 비타민 D 결핍 상태가 되어 칼슘 흡수에 지장을 주므로 신장성 골형성장애(renal osteodystrophy)를 초래하게 된다. 또한 콩팥에서 분비되는 레닌[4]은 체액량의 유지와 혈관 수축에 영향을 미쳐 혈압이 낮아지는 것을 방지한다. 이외에도 콩팥은 적혈구 생산을 돕는 조혈인자(erythropoietin)[5]를 생성하여 골수에서의 적혈구 생성을 촉진함으로써 빈혈을 방지하고 정상 혈색소를 유지시켜 준다.

2. 콩팥 질환의 증상

만성 사구체신염, 당뇨병성 신증 및 고혈압성 신경화증과 같은 만성 콩팥병으로 인하여 콩팥의 기능이 저하되면 몸 속에 노폐물이 쌓이면서 부종, 고혈압, 전해질 이상, 빈혈 등의 증상이 나타나고, 그 정도가 심해지면 요독증 상태에 도달하여 방치할 경우 위험한 상태에 이르게 된다.

표 5-1 콩팥 질환의 진단을 위한 생화학적 기준

생화학적 진단	정상 범위	콩팥 질환 시 수준
BUN[6]	5~25 mg/dL	증가
creatinine[7]	0.6~1.2 mg/dL	증가
albumin	3.5~5.5 g/dL	감소
Na	135~145 mEq/L	증가
K	4.1~5.6 mEq/L	증가
P	2~4.5 mg/dL	증가
GFR	125 mL/min	감소

4) 레닌-안지오텐신계(reninangiotensin system): 혈압이 떨어지면 콩팥을 자극하여 레닌을 분비시켜 혈액 중 안지오텐신을 활성화시키는데, 이는 부신피질호르몬인 알도스테론의 생성을 자극하여 혈압을 상승시킴

5) 골수에서 적혈구의 생성을 자극하는 당단백질

6) BUN(Blood urea nitrogen): 섭취한 음식과 체내 대사로 단백질이 분해되면 혈액 중에 요소 질소라는 노폐물이 쌓이게 됨. 일반적으로 단백질 섭취량이 많으면 수치가 올라가고, 섭취량이 적으면 감소함

7) creatinine: 근육 속에 존재하며 에너지원인 크레아틴 포스페이트가 분해되고 생긴 산물. 혈청 크레아틴 수준은 개인의 근육 양에 따라 일정하며 식사에 의해 영향을 받지 않음

(1) 단백뇨

콩팥의 사구체는 여과장치로서 마치 체와 같아서 수분이나 전해질 같은 작은 분자는 빠져나오지만, 단백질이나 적혈구, 백혈구 등 거대 분자들은 걸러져 남게 된다. 그런데 사구체에 질환이 생기면 체에 구멍이 난 듯이 단백질이 소변으로 빠져나오게 된다. 단백뇨(proteinuria)가 나오면 콩팥 질환으로 생각하여도 될 만큼 콩팥 질환과 단백뇨는 밀접한 관계가 있다. 단백뇨가 심하면 부종이 생기고 소변에 거품이 많이 난다.

(2) 부종

부종(edema)은 체액이 세포에 모인 상태로, 보통 4 L 정도의 체액이 모이면 부종이 나타나고 외관상으로도 부기가 확인된다. 단백뇨가 나오면 대부분 부종도 나타나게 된다. 콩팥 질환 시 보통 안면에 먼저 부종이 나타난다. 그러나 신장염의 경우에는 혈압이 높아지므로 심장의 부담이 가중되어 심장성 부종이 될 때도 있다. 또, 네프로제(nephrotic) 부종이 있는데 이는 단백뇨가 다량 발생하여 혈액에 단백질이 줄고, 그 때문에 전신에 부종이 나타난다.

(3) 고혈압

콩팥 질환 환자는 혈압이 높아지는데, 이것을 신성고혈압증(renal hypertension)이라고 한다. 고혈압이 계속되면 콩팥 내부의 혈관은 동맥경화를 일으키고, 그 결과 콩팥은 점차로 작아지며 굳어져서 신경화증을 일으키게 된다. 악성 신경화증은 신장 기능을 점차로 저하시켜 신부전을 초래한다.

(4) 핍뇨증 및 무뇨증

소변의 양이 감소되는 경우로 1일 소변량이 500 mL 미만인 경우로, 즉각적인 진단과 치료를 받아야 하는 치명적인 증상이다. 핍뇨증(oliguria)은 초기에 진단할 경우 회복될 수 있으며, 무뇨증(anuria)은 요로계 폐쇄를 의미하므로 신속히 폐쇄 부위를 찾아 교정해 주어야 한다.

(5) 다뇨증

다뇨증(polyuria)은 1일 소변량이 3,000 mL 이상인 경우로, 요농축 메커니즘에 장애를 일으키는 원인을 찾아 치료해 주어야 한다.

(6) 혈뇨

혈뇨(hematuria)는 소변에 피가 섞여 나오는 상태로 방광이나 요로의 염증, 결석, 종양, 사구체신염 등에 기인하여 나타날 수 있다.

(7) 배뇨통 및 빈뇨

배뇨통(dysuria)은 방광이나 요도 염증에 기인하는 경우가 많다. 소변을 자주 보는 빈뇨 현상은 배뇨통과 같이 일어나며, 원인도 비슷한 경우가 많다.

(8) 요독증

콩팥 기능이 감소함에 따라서 체내에 여러 가지 노폐물들이 축적되어 나타나는 증상 및 소견의 복합체를 요독증(uremia)이라 한다.

초기 증상은 야뇨증, 수면 장애, 피로감, 소화 장애와 같이 우리가 흔히 간과하기 쉬운 증상들이다. 그러나 콩팥병이 진행될수록 부종, 가려움증, 기억력 감퇴 등을 나타내다가 심하면 호흡 곤란, 심전도 장애, 경련, 혼수 등이 생긴다.

표 5-2 요독증의 임상 증상

종류	임상 증상
수분 및 전해질 장애	체액량의 증가 또는 감소, 고나트륨혈증 또는 저나트륨혈증, 고칼륨혈증 또는 저칼륨혈증, 고인산혈증 또는 저인산혈증, 저칼슘혈증, 대사성 산혈증
내분비, 대사 장애	이차성 부갑상선기능항진증, 고요산혈증, 저체온증, 고지혈증, PCM(protein calory malnutrition), 성장 장애, 불임 및 성 기능 장애, 무월경증
신경, 근육 장애	피로, 수면 장애, 두통, 말초신경병증, 마비, 경련, 혼수
심혈관계 장애	고혈압, 울혈성 심부전, 심근병증, 동맥경화증
피부 장애	창백, 과색소 침착, 소양증, 반상 출혈
위장 장애	식욕부진, 오심, 구토, 위장염, 소화성 궤양, 위장관 출혈, 복수
혈액학 및 면역학적 장애	빈혈, 림프구 감소증, 감염에 쉽게 노출

3. 질환별 식사요법

콩팥 질환 환자의 상태는 수시로 변하므로 영양관리도 콩팥 질환의 종류, 시기 등에 따라 다르게 처방되어야 한다. 처방된 식사요법을 잘 이행하면 콩팥 기능이 악화되는 현상을 지연시킬 수 있다. 콩팥 질환에서의 식사요법 목적은 다음과 같다.

① 좋은 영양 상태 유지: 양(+)의 질소 평형을 유지하면서도 단백질 섭취로 인한 요독증을 최소화함으로써 정상적인 체력을 유지하고 영양결핍을 초래하지 않도록 한다.

② 요독증 및 합병증을 예방하거나 최소화: 질소성 대사산물의 축적에 기인한 구토, 식욕 감퇴, 피로감 등의 요독 증상을 최소화하고 예방할 수 있다.

③ 콩팥병으로의 진행속도 지연: 대부분 콩팥 질환의 경우 사구체여과율이 지속적으로 감소하여 궁극적으로는 콩팥 이식이나 투석 치료 같은 대체요법을 필요로 하는 말기 증상을 보이게 되는데, 식사요법을 통하여 그 시작을 지연시킨다.

1) 급성 콩팥병(급성 신부전)

급성 콩팥병(acute renal failure)은 사구체여과율(GFR)이 갑자기 떨어지거나 정지되는 것을 말한다. 신장 기능이 급격하게 저하되어 콩팥운동이 정상의 1/2 이하가 되고, 체내 항상성 유지가 어렵게 된다.

급성 콩팥병 환자들의 경우 부적절한 영양 공급으로 질병이 악화되는 경우가 많으며, 때로는 사망에 이를 수도 있다. 따라서 급성 콩팥병의 영양관리는 대단히 중요하며, 병의 정도와 위장의 기능 및 용량, 투석 여부, 정맥영양의 의존도, 소변으로 배출하는 영양소 손실 등을 고려하여 시행하도록 한다.

(1) 원인

외상, 쇼크, 염증, 종양, 약제, 사구체신염 등의 질병이 있을 때 급성 콩팥병이 오게 된다. 따라서 대개의 경우 위의 질병들이 치유되면 그 증상도 호전된다.

(2) 증상

핍뇨(1일 500 mL 이하) 또는 무뇨(1일 100 mL 이하)가 되는 경우가 많고, 핍뇨 상태에서는 질소혈증, 산혈증, 고칼륨혈증, 고인산혈증, 고혈압, 식욕부진, 부종, 권태, 두통, 구토 등의 요독증이 나타난다. 수분과 전해질의 불균형이 나타나며 쉽게 감염에 노출된다.

(3) 식사요법

① 저단백 식사: 콩팥은 전 작업량의 76%를 요소 배설 기능을 수행하는 데 활용하고 있다. 요소는 단백질의 최종 분해물이기 때문에 단백질의 섭취 증가는 요소 생성과 그 배설량을 증가시켜 콩팥에 과중한 부담을 주게 된다. 따라서 콩팥을 쉬게 하려면 저단백 식사[8]를 하도록 한다.

1일 단백질 섭취량은 콩팥 기능의 정도에 따라 결정되는데, 환자의 근육과 체단백질의 소모를 유도하지 않을 정도의 최소량의 단백질 섭취가 권장된다. 일반적으로 투석하지 않고 심한 이화 상태가 아니면 1일 0.6~0.8 g/kg이 필요하며, 콩팥 기능이 회복됨에 따라 증가시킨다. 단백질은 양과 함께 질도 고려하여야 한다. 섭취 단백질의 절반 이상은 높은 생물가를 가진 단백질이어야 한다. 즉, 필수아미노산을 골고루 함유한 식품의 선택이 필요하며, 달걀, 우유, 생선류 및 육류는 양질의 단백질 식품이다.

② 충분한 에너지 섭취: 단백질 제한 식사를 하는 환자들에게 흔히 나타나는 체단백질 분해를 막고, 이상체중 유지를 위해 충분한 에너지가 공급되어야 한다. 일반적인 에너지 필요량은 환자의 이상체중 1 kg당 30~45 kcal, 또는 기초 소비에너지의 1.5배가 권장된다. 질병 초기에는 구토나 설사 등으로 식사 섭취율이 떨어질 수 있으므로 정맥영양을 고려하기도 한다.

③ 수분: 수분 섭취량은 체외 배설량과 균형을 이루어야 한다. 핍뇨 시기에는 전일 소변량에 500 mL를 추가한 만큼 허용되나, 이뇨 시기에는 충분한 수분 섭취가 필요하다.

---

8) Kempner 식단: 1944년 캠프너(Kempner)가 고안한 저나트륨식, 저지방, 저단백질 식사로 고혈압성 혈관질환과 신장질환 환자의 치료식임. 매일 20 g 정도의 극단적인 저단백 식사 형태로, 이 식사요법은 콩팥의 작업량은 크게 감소시킬 수 있지만 장기간 계속하면 영양실조를 일으킬 수 있음. 최근에는 이런 극단적인 저단백식사를 하지 않으며 체중당 0.6~0.8 g의 저단백식을 권장함

④ 전해질: 나트륨, 칼륨, 인, 마그네슘의 섭취량도 체내 축적을 막기 위해 조절하여야 한다. 나트륨 섭취량은 1일 2,000 mg 이하, 칼륨 섭취량은 2,000~3,000 mg이 권장되나, 소변 중으로의 배설량과 부종 및 투석 여부에 따라 달라진다.

2) 만성 콩팥병(만성 신부전)

사구체여과율이 3개월 이상 60 mL/min/1.73 m^2 이하이거나 3개월 이상 콩팥에 구조·기능적 이상이 있는 경우, 만성 콩팥병(chronic renal failure)으로 진단한다. 콩팥은 기능의 50%를 상실할 때까지도 별다른 증상을 느끼지 못해 '침묵의 병'이라고도 불린다. 이 경우 몸 속의 노폐물을 제대로 배설하지 못하므로 가능한 한 노폐물의 축적을 줄이고 요독 증상을 방지하며, 콩팥 기능이 더 이상 악화되지 않도록 하기 위하여 반드시 식사요법이 필요하다.

(1) 원인

만성 콩팥병의 3대 주요 원인으로는 당뇨병, 고혈압, 사구체신염이 있고, 전체 환자의 70% 이상이 당뇨병과 고혈압에 의한 것이다. 이는 만성 콩팥염이 콩팥 자체의 이상이라기보다는 대부분 다른 질환의 합병증으로 발생하는 2차성임을 의미한다. 콩팥의 기능을 저하시키는 또 다른 질환으로는 신결핵, 콩팥결석, 종양 혹은 물혹 등이 있다.

표 5-3 만성 콩팥병의 단계

단계	설명	사구체여과율(mL/min/1.73 m^2)
1	콩팥 손상(단백뇨)과 정상 사구체여과율	90 이상
2	콩팥 손상과 경도의 사구체여과율 감소	60~89
3a	경도~중등도의 사구체여과율 감소	45~59
3b	중등도~고도의 사구체여과율 감소	30~44
4	고도의 사구체여과율 감소	15~29
5	신부전(투석이나 콩팥 이식이 필요)	15 미만

출처: 대한신장학회 2023 진료지침

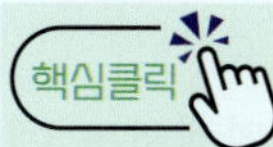

나의 신장 기능을 알아봅시다(estimated-GFR)

신장 기능 측정은 MDRD(Modification of Diet in Renal Disease)법으로 사구체여과율을 계산하여 알아볼 수 있다. MDRD 공식은 미국인 콩팥병 환자를 대상으로 한 연구에서 제안되었으며 나이, 성별, 인종 및 혈청 크레아티닌 농도를 대입해 쉽게 구할 수 있으나 아직 한국인에게 적절한지에 대해서는 논의가 되고 있다.

eGFR =186×(혈청 크레아티닌)-1.154 ×나이- 0.203 (×0.742 : 여자의 경우)

성별	남______ 여______
나이	____________세
creatinine	____________mg/dL

출처: https://www.mdcalc.com/calc/76/mdrd-gfr-equation

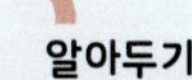

알아두기

이럴 때 만성 콩팥병을 의심해 보세요!

- 소변에서 거품이 생긴다.
- 검진에서 혈뇨가 관찰되었다.
- 밤에 자다가 일어나서 소변을 본다.
- 몸이 가렵다.
- 소변에서 이상한 냄새가 난다.
- 소변의 양이 증가했다.
- 몸이 붓는다.
- 급격하게 체중이 변했다.
- 소변에서 피가 나온다.
- 소변을 너무 자주 본다.
- 혈압이 높아졌다.
- 허리가 아프다.

자료 : 질병관리본부

(2) 증상

초기에는 아무런 증상이 없어 말기 신부전이 될 때까지 모르고 지내는 경우가 많다. 노폐물이 쌓이면서 부종, 고혈압, 전해질 이상, 빈혈 증상이 나타나고, 신장의 조절 기능과 내분비 기능이 나빠지면서 고혈압 및 울혈성 심부전에 이르게 된다. 심한 경우 구토, 메스꺼움, 식욕 저하, 두통 등의 증상을 나타내는 요독증이 생긴다.

(3) 식사요법

① 단백질 제한: 단백질 섭취량은 사구체여과율을 기초로 한 콩팥 기능 정도에 따라 결정되는데, 요독증의 증상을 막고 콩팥 기능을 유지하기 위해 초기에 단백질 제한이 필요하다. 일반적으로 투석을 하지 않을 경우 단위체중당 하루에 0.6~0.8 g

을 권장한다.

② 충분한 에너지 섭취: 체중 감소를 막고 적절한 영양 상태를 유지하기 위해서는 에너지를 충분히 섭취하도록 한다. 에너지가 부족하면 체단백을 분해하여 필요 에너지원으로 사용하므로 체중이 감소하고 노폐물을 증가시키는 결과를 초래한다. 일반적으로 30~45 kcal/kg 정도가 적절하다. 만성 콩팥병 환자들은 대개 식욕이 저하되어 있기 때문에 에너지 섭취가 부족하기 쉬우며, 실제 대부분의 환자가 권장량의 75% 정도만을 섭취하고 있다.

③ 부종이나 고혈압이 있을 경우 염분 제한: 건강한 콩팥은 사구체에서 여과된 나트륨의 99%를 재흡수할 수 있다. 그러나 콩팥병이 진행되면 염분 섭취 변화에 따른 콩팥의 조절 능력이 상실된다. 즉, 콩팥을 통한 염분 배설 능력이 감소되어 염분 축적에 의해 부종, 고혈압, 울혈성 심부전 등의 합병증이 올 수 있다.

투석을 하지 않는 환자들은 2,000 mg 이하의 나트륨 섭취를 권장하고 있으나, 부종이나 고혈압이 동반되지 않을 경우 지나친 염분 제한은 필요하지 않다.

알아두기

콩팥 질환 환자는 저염도 소금 사용하지 마세요!

소금의 주성분인 나트륨을 칼륨으로 대체한 저염소금을 사용하면 고칼륨혈증이 초래되어 근육 마비와 심장 질환의 원인이 될 수 있으며, 콩팥 장애를 악화시킬 수 있다.

④ 칼륨 제한: 칼륨의 배설은 거의 전적으로 콩팥을 통하여 이루어지는데, 콩팥병 환자는 칼륨을 제거하는 기능이 떨어지므로 칼륨의 제한이 필요하다. 콩팥 기능이 저하된 상태에서 칼륨 함량이 높은 식품을 섭취하면 혈액 내 칼륨 수치가 올라가고, 이것은 근육 및 심장에 영향을 미쳐 사지 마비, 부정맥, 심장마비 등을 초래하므로 매우 위험해진다. 일반적으로 식사에서 칼륨만을 제한하기보다는 보통 단백질, 나트륨, 수분 제한과 함께 칼륨 제한식이 처방된다. 그러나 혈중 칼륨 수준이 정상이며, 1일 소변량이 1 L를 넘으면 칼륨은 제한하지 않아도 된다.

보통의 일상 음식으로는 하루에 2,000~6,000 mg의 칼륨을 섭취하게 된다. 식품 중 칼륨 함량은 식품 가공에 따라 변하는데, 일반적으로 정제된 곡류는 정제되지 않은 것보다 칼륨 함량이 적다. 과일은 생과일보다는 통조림과일을 선택하도록 하며, 이때 시럽은 버리도록 한다. '식염 대용물(salt substitute)'은 칼륨을 다량 함유하고 있으므로 사용하지 않도록 한다.

표 5-4 칼륨 함량이 높은 식품들

식품군	식품의 종류
곡류	도정이 덜된 곡류, 잡곡, 고구마, 밤, 은행, 옥수수 등
채소류	시금치, 근대, 쑥갓, 무청 등 짙푸른 채소
과일류	참외, 멜론, 토마토, 바나나, 키위 등
견과류	땅콩, 잣, 아몬드, 호두 등
기타	초콜릿, 코코아 등

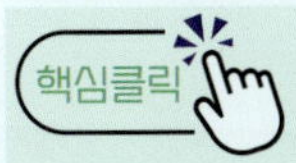

칼륨을 줄이는 조리법

- 껍질이나 줄기를 벗기고 잎만 사용하여 채썰거나 작게 토막을 낸다.
- 재료의 10배 이상 되는 물에 2시간 정도 담가 두었다가 헹군다.
- 재료의 5배 정도 되는 물에서 데치거나 끓인 후, 여러 번 헹군 다음 조리한다.

⑤ 인의 제한: 콩팥 기능이 저하되어 몸 속의 과다한 인이 콩팥을 통해 제대로 배설되지 못하고 쌓이게 되면 피부 가려움증이나 관절통, 골연화증, 골다공증 등을 유발하기 때문에 인의 섭취를 제한한다. 동물 및 인체 실험 결과 인의 섭취량이 낮았을 때 콩팥병의 진행을 지연시킬 수 있었다. 콩팥병 환자들의 경우 8~12 mg/kg 이하의 섭취를 처방한다.

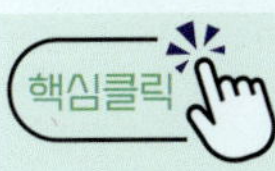

인의 섭취를 줄이는 방법

- 단백질 급원 식품에는 인이 많이 함유되어 있으므로, 단백질을 제한하면 인의 섭취도 자연히 줄어들게 된다.
- 현미, 잡곡류, 오트밀, 콩류에는 인의 함량이 높으므로 쌀밥을 먹도록 한다.
- 말린 과일, 호두, 땅콩, 잣 등의 견과류 섭취를 줄인다.
- 콜라, 코코아, 초콜릿, 피자 등의 섭취를 제한한다.

⑥ 무기질과 비타민: 좋은 영양상태를 유지하기 위해 적절한 무기질과 비타민의 섭취가 필수적이다. 그러나 단백질과 칼륨의 제한, 식욕 감퇴, 약물의 복용, 대사의 이상 등으로 인하여 칼슘과 철분, 엽산과 같은 수용성 비타민이 부족할 수 있다. 이를 위해 보충제의 사용이 필요하다.

⑦ 소변 배설량에 따라 수분 섭취 조절: 콩팥병 환자는 배설되어야 할 수분[9]이 소변으로 배설되지 못하여 붓는 경우가 많다. 소변이 제대로 나오지 못하면 몸 속에 있는 과다한 수분을 정상적으로 제거할 수 없어서 체중이 늘어나고 혈압이 올라가기 때문에 수분 섭취를 제한해야 한다. 그러나 소변량이 정상인 경우는 수분 제한을 하지 않아도 되므로 개인의 증상에 따라 수분 섭취량은 조절하도록 한다.

수분 공급원으로는 물뿐 아니라 얼음, 주스, 아이스크림, 우유, 국, 탄산음료 등도 포함된다.

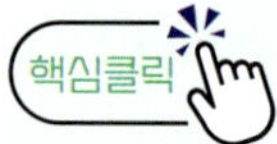

수분 섭취를 조절하는 방법

- 하루 동안 섭취해야 할 나의 수분량을 일정한 병에 담아 놓는다.
- 물이나 우유, 아이스크림 등의 수분을 마실 때마다 그 양만큼 덜어 낸다.
- 갈증이 심할 때에는 얼음조각을 입안에 물고 있는다.
- 신맛이 강한 레몬 1조각을 씹어도 갈증이 해소된다.

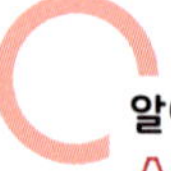

알아두기

신부전당뇨식이란?

신부전당뇨식은 당뇨 합병증으로 콩팥병이 동반된 환자에게 적용되는 식사로, 신부전식과 동일하나 혈당 조절을 위해서 단순당과 총에너지를 제한한다.

(4) 투석

① 혈액 투석

콩팥이 노폐물과 수분을 제거할 수 없는 상태로 악화되었을 때 콩팥을 대신하여 혈액 투석기를 이용하여 몸 속에 쌓인 노폐물을 제거하는 치료방법이다. 보통 콩팥 기능

9) 불감수분손실(insensible water loss): 피부와 호흡 등을 통한 지속적인 수분 손실로, 우리가 느끼지 못하므로 불감수분 증발량이라고도 함

이 10~15% 정도 남아 있을 때 실시한다. 혈액 투석(hemodialysis)은 콩팥에서 배설하거나 조절하지 못하는 수분 및 전해질과 질소 계통인 노폐물의 작은 입자들을 확산과 정수압의 원리를 이용하여 제거하는 과정이다. 혈액 투석기는 두 부분으로 구성되는데 한쪽은 혈액이 지나는 부분이고, 또 다른 한쪽은 투석액이 지나가게 되어 있다.

혈액 속 적혈구와 백혈구, 혈장 단백질과 같이 큰 입자는 막을 통과할 수 없어 피 속에 남아 있게 되고, 수분, 전해질, 요소 등 작은 입자들은 막을 통과하여 제거된다. 따라서 몸 속에 차 있는 과다한 수분과 염분이 제거되고 전해질의 이상을 교정해 주어 콩팥의 기능을 일부 대체할 수 있다.

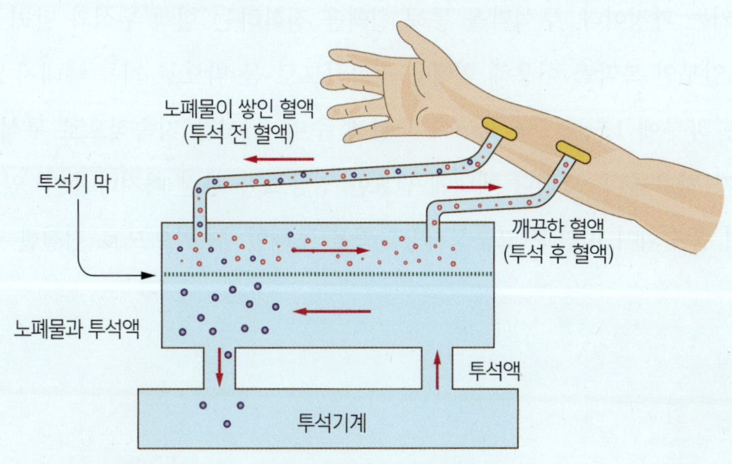

그림 5-4 혈액 투석의 원리

혈액 투석은 보통 4시간이 소요되며, 일주일에 3회 정도 시행된다. 대부분의 투석 환자는 콩팥 기능이 거의 소실되어 있기 때문에 투석과 다음 투석 사이에 노폐물이 배설되지 못하고 체내에 축적되어 전해질과 수분의 불균형 및 요독증이 나타날 수 있다. 그러므로 평상시에도 식사요법은 계속되어야 한다.

- 혈액 투석 시 식사요법: 투석으로 인해 손실되는 단백질과 영양소 보충을 적절히 하고 체조직이 이화되는 것을 막기 위해 충분한 에너지를 공급한다. 혈액 투석 환자들은 대개 단백질이 결핍된 상태이므로 1.2 g/kg가 바람직하다. 또한 나트륨은 2,000 mg 이하를 권장하고, 칼륨은 1일 2,000~3,000 mg으로 제한하고 있으나 투석이 적절하고 대사성 산증이 없다면 칼륨 제한은 필요하지 않을 수도 있다. 인은

17 mg/kg 이하로 섭취하도록 한다. 이렇게 높아진 이유는 투석 환자들은 단백질 섭취가 많아서 쉽게 인의 양을 줄일 수 없기 때문이다. 수분은 투석 간 체중 증가가 4% 이내로 유지되도록 전날 소변량에 500~750 mL를 더한 양 이하로 제한한다. 혈액 투석이나 복막 투석 환자의 경우, 비타민과 무기질과 같은 영양소들이 손실되므로 보충이 권장된다.

② 복막 투석

복막 투석(peritoneal dialysis)이란 복강에 특별한 관(catheter)을 삽입하여 투석액을 넣고, 4~8시간가량 투석액이 머무르는 동안 몸 안의 불필요한 노폐물과 수분을 몸 밖으로 배출시키는 과정이다. 투석막을 통해 혈액을 정화하는 혈액 투석과 달리 복막 투석은 신체의 일부인 복막을 이용해 혈액을 정화하므로 몸 밖으로 피를 빼내지 않는다.

투석액은 하루에 1.5~2 L씩 3~4회 교환해 주며, 24시간 지속적으로 투석하므로 비교적 식사가 자유롭다. 그러나 체내에 필요한 영양소가 과량 빠져나갈 수 있으며, 투석액 중 당이 흡수되어 비만과 고중성지방혈증을 초래할 수 있으므로 적절한 식사요법이 필요하다.

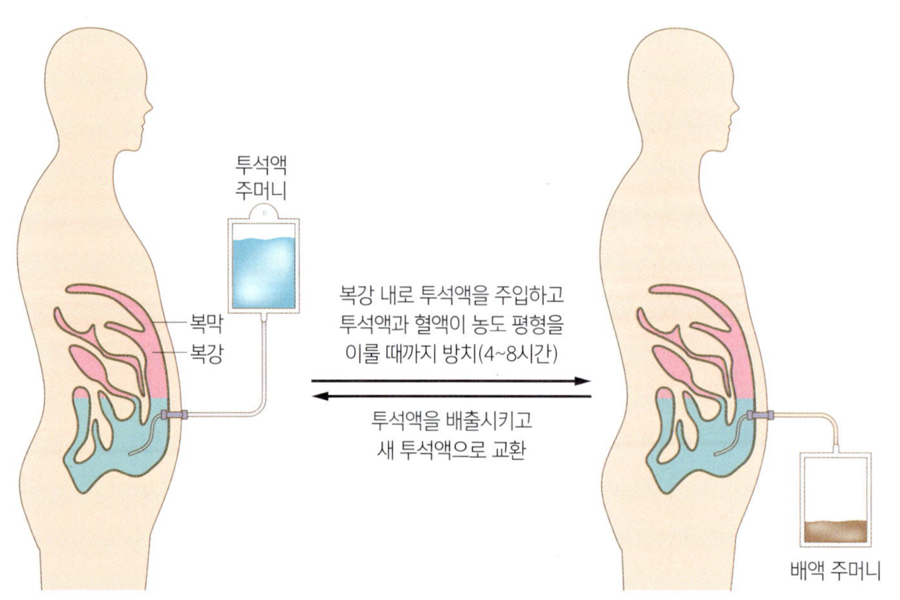

그림 5-5 복막 투석의 원리

자료 : 보건복지부, 대한의사회

- 복막 투석 시 식사요법: 단백질 필요량은 1.2~1.5 g/kg으로, 이는 복막 투석 시 매일 4~15 g의 단백질이 투석액으로 손실되기 때문이다. 한편 복막 투석을 하면 체지방이 오히려 증가되는 경우가 많은데, 이는 투석액으로부터 포도당이 흡수되어 에너지 섭취가 많아지기 때문이다. 투석액을 통하여 얻어지는 에너지는 투석액의 농도와 용량에 따라 다르나 보통 400~800 kcal 정도가 흡수되므로, 환자의 체중 변화를 잘 관찰하면서 비만해지지 않도록 에너지 공급량을 조정하도록 한다.

복막 투석 환자의 경우 나트륨을 크게 제한하지는 않으나 부종이나 고혈압, 고중성지방혈증 등 증상에 따라 제한이 필요할 수도 있다. 복막 투석 환자에게는 고칼륨혈증이 자주 나타나지 않으므로 칼륨 제한이 필요하지 않은 경우가 많다. 그러나 고칼륨혈증이나 저칼륨혈증이 있을 경우에는 그 섭취를 조절해야 한다. 또한 투석액이 체내에 보유되는 경우를 제외하고는 수분 섭취를 제한하지 않는다.

표 5-5 치료방법에 따른 영양 기준량

구분	에너지 (kcal/IBW*)	단백질 (g/IBW)	나트륨 (mg/day)	칼륨 (mg/day)	인 (mg/kg/day)	수분 (mL/day)
투석 전	> 35	0.6	1,000~3,000	2,000	≤10	증상에 따라 조절
혈액 투석	40~45	1.0~1.2	1,000~3,000	2,000~3,000	≤17	전날 소변량 +1000 mL
복막 투석	30~35	1.2~1.5	2,000~4,000	3,000~4,000	≤17	제한 없음

*Ideal body weight

표 5-6 정상인 권장량과 비교한 치료별 영양소 섭취 정도(정상인: ❖)

구분	에너지	단백질	나트륨	칼륨	인	수분
투석 전	❖	❖(2/4)	❖(1/4)	❖(2/4)	❖(2/4)	–
혈액 투석	❖ ❖(1/4)	❖	❖(1/4)	❖(2/4)	❖(3/4)	❖(2/4)
복막 투석	❖(3/4)	❖ ❖(1/4)	❖(2/4)	❖(3/4)	❖(3/4)	❖

알아두기

복막 투석액으로부터 얻은 에너지는 얼마나 될까요?

투석액 종류	덱스트로스 1.5%	덱스트로스 2.5%	덱스트로스 4.25%
덱스트로스 농도(g/L)	13	22	38

투석액으로부터 얻은 에너지 = 덱스트로스 농도(g/L)×3.4[1] kcal×0.8[2] ×투석액 양(L)

1) 흡수된 덱스트로스 1 g당 에너지, 2) 투석액의 흡수율

(6) 콩팥 질환을 위한 식품교환표

단백질, 나트륨, 칼륨의 조절이 필요한 콩팥 질환 환자의 식단을 작성하기 위한 식품교환표가 마련되었다. 이 표는 이들 영양소의 제한 정도에 따라 적절한 식품을 선택할 수 있도록 영양소의 조정이 비슷한 식품끼리 묶어 7교환군(곡류군, 어육류군, 채소군, 지방군, 우유군, 과일군, 에너지 보충식품)으로 분류하였으며, 채소군과 과일군은 칼륨 함량별로 다시 소분류하였다(표 5-7).

표 5-7 콩팥 질환 식품교환표

식품군	1교환단위의 예	단백질 (g)	나트륨 (mg)	칼륨 (mg)	인 (mg)	에너지 (kcal)
곡류군	쌀밥 70 g 1/3공기 ◈국수(삶) 90g 1/2공기 ◈식빵 35 g 1쪽 백미, 찹쌀 30 g 3큰스푼 밀가루 30 g 5큰스푼 마카로니(건) 30 g 가래떡 50 g 썰은 것 11개 백설기 40 g 인절미, 절편(흰떡) 50 g 크래커 20 g 5개 카스텔라 30 g 콘플레이크 30 g 3/4컵	2	2	30	30	100
어육류군	소고기, 돼지고기, 닭고기, 개고기, 소간, 소갈비, 우설, 돼지족, 돼지머리, 삼겹살 40 g 소곱창, 소꼬리 60 g 각종 생선류 40 g 뱅어포, 북어 10 g 새우 40 g ●문어, ●물오징어, ●꽃게 50 g ●굴, ●낙지, 전복 70 g 달걀, 메추리알 60 g 두부 80 g, 연두부 150 g 순두부 200 g	8	50	120	90	75

식품군		1교환단위의 예	단백질 (g)	나트륨 (mg)	칼륨 (mg)	인 (mg)	에너지 (kcal)
채소군	채소군1 (칼륨저)	달래, 당근, 생표고, 더덕, 치커리 30 g 김 2 g	1	미량	100	20	20
		깻잎, 풋고추 20 g 배추, 양상추 70 g					
		마늘쫑, 파, 팽이버섯 40 g 익혀서 1/2컵					
		냉이, 무청, 양파, 양배추 50 g 익혀서 1/2컵					
		가지, 고비(삶), 고사리(삶), 무, 숙주, 오이, 죽순(통), 콩나물, 피망 70 g 익혀서 1/2컵					
		녹두묵, 메밀묵, 도토리묵 100 g 1/4모					
	채소군2 (칼륨중)	무말랭이 10 g 두릅 50 g 셀러리, 케일, 상추 70 g	1	미량	200	20	20
		도라지, 연근, 우엉, 풋마늘 50 g 익혀서 1/2컵					
		고구마순, ●느타리, 열무, 애호박, 중국부추 70 g 익혀서 1/2컵					
	채소군3 (칼륨고)	양송이 70 g 고춧잎, 아욱 50 g 익혀서 1/2컵	1	미량	400	20	20
		근대, 머위, 물미역, 미나리, 부추, ◆쑥, 쑥갓, 시금치, 죽순, 취 70 g 익혀서 1/2컵					
		단호박 100 g ◆늙은호박 150 g					
지방군		들기름, 미강유, 옥수수기름, 유채기름, 콩기름, 참기름, 카놀라유 50 g 1작은스푼	0	0	0	0	45
		쇼트닝 5 g 마가린, 버터 6 g 1.5작은스푼					
		마요네즈 7 g 1.5작은스푼					
우유군		요구르트(액상)* 300 g 우유 200 g	6	100	300	180	125
		요구르트(호상)* 200 g 락토우유 200 g					
		저지방우유(2%) 200 g 두유 200 g					
		연유(가당)* 60 g 조제분유 25 g					
		아이스크림** 150 g					
과일군	과일군1 (칼륨저)	○귤(통), 단감, 연시, 레몬, 자두 80 g 금귤 60 g	미량	미량	100	20	50
		파인애플, 포도, ○깐 포도(통), 사과, 사과주스, ○후르츠칵테일(통) 100 g					
		○파인애플(통)* 120 g					
	과일군2 (칼륨중)	다래 80 g 대추((생) 60 g 대추(건) 20 g	미량	미량	200	20	50
		딸기, 백도, 황도, 살구, 오렌지, 자몽 150 g					
		오렌지주스 100 g 수박 200 g					
		귤, 배, 파파야, 포도(거봉) 100 g					

식품군		1교환단위의 예	단백질 (g)	나트륨 (mg)	칼륨 (mg)	인 (mg)	에너지 (kcal)
	과일군3 (칼륨고)	곶감 50 g 천도복숭아 200 g 멜론(머스크), 바나나, 앵두, 참외 120 g 키위 100 g 토마토, 체리토마토 250 g	미량	미량	400	20	50
에너지 보충군		과당, 설탕, 사탕, 캐러멜, 칼로리S 25 g 꿀, 녹말가루, 당면, 엿, 물엿, 젤리 30 g 양갱, 잼 35 g 마말레이드 40 g	0	3	20	5	100

◈이 식품들은 다른 식품에 비해 나트륨과 단백질이 많기 때문에 이들을 제한해야 되는 경우에는 1일 1회 이하로 섭취하도록 주의하십시오.

●이 식품들은 다른 식품에 비해 염분이 약간 많으므로 물에 담가 염분을 충분히 뺀 후 조리하십시오.

◆인이 많이 함유된 식품

*요구르트나 연유(가당)는 1교환단위의 에너지가 기준치의 1.5배입니다.

**아이스크림은 1교환단위의 에너지가 기준치의 2.5배입니다.

○과일통조림은 시럽을 제외해야 합니다.

출처: 한국영양교육평가원. 임상영양지침실습서 제3개정판

3) 콩팥증후군

콩팥증후군(nephrotic syndrome)이란 특별한 한 가지 질병을 지칭한다기보다는 사구체 투과성이 증가되어 소변으로 단백질이 비정상적으로 많이 배출되는 콩팥장애를 통틀어 일컫는다. 일반적으로 소변을 통한 단백질 손실량이 1일 3.5 g 이상일 경우 콩팥증후군으로 진단한다.

표 5-8 만성 콩팥병의 치료방법에 따른 영양 기준량 및 식품 구성(식품교환단위)

구분		1,500 kcal			1,800 kcal			2,000 kcal		
		투석 미실시	혈액 투석	복막 투석	투석 미실시	혈액 투석	복막 투석	투석 미실시	혈액 투석	복막 투석
곡류군		8	8	8	10	10	9	11	12	11
어육류군		1.5	4	4	1.5	5	5	2	5	5
채소군	1	3	2	3	4	2	3	4	2	3
	2	0.5	2	3	1.5	2	3	1.5	2	3
	3			3			3			3
지방군		7	3	3	7	3	4	8	3	4
우유군		1	1	1	1	1	1	1	1	1

구분		1,500 kcal			1,800 kcal			2,000 kcal		
		투석 미실시	혈액 투석	복막 투석	투석 미실시	혈액 투석	복막 투석	투석 미실시	혈액 투석	복막 투석
과일군	1	1	1	1	2	1	1	2	1	1
	2		1			1	1		1	1
	3									
에너지 보충군		1			1			1		
에너지(kcal)		1,573	1,540	1,590	1,863	1,815	1,860	2,045	2,015	2,060
단백질(g)		37.5	58	63	43.5	70	73	49.5	74	77
나트륨(mg)		194	316	316	198	370	368	225	374	372
칼륨(mg)		1,240	1,920	3,220	1,700	2,100	3,570	1,790	2,160	3,630
인(mg)		670	920	1,000	790	1,070	1,140	865	1,130	1,200

(1) 원인

사구체신염, 네프로제 등 콩팥의 사구체 변화로 나타나기도 하고, 당뇨병 등이 원인이 되기도 한다.

(2) 증상

하루에 단백질이 3 g 이상 소변으로 손실되어 저알부민혈증과 부종이 나타나며 고지혈증이 특징적으로 함께 나타난다. 혈장 알부민의 농도는 100 mL당 1 g 이하가 보통이다. 주로 어린아이에게 많이 발병하는데(15세 미만이 80%), 특히 3세 연령에서 가장 많이 나타난다.

(3) 식사요법

식사요법의 주요 목적은 콩팥증후군 환자의 전형적인 증상인 부종, 단백뇨, 저알부민혈증을 경감시키는 데 있다.

① 충분한 단백질과 에너지 섭취: 과거에는 소변으로 손실된 단백질을 보충하기 위해 1일 1.5 g/kg 이상의 단백질 섭취를 권장하였으나, 최근 연구에 의하면 이러한 고단백식은 오히려 콩팥의 부담을 증가시켜 콩팥 질환의 진행을 빠르게 한다는 보고

가 있다. 그러므로 콩팥병이 동반되지 않는 환자의 경우 1일 0.8~1.0 g/kg의 단백질 섭취가 권장되며, 사구체여과율이 감소되는 경우에는 만성 콩팥병과 동일하게 단백질 필요량을 결정하도록 한다. 단, 단백뇨가 1일 15 g 이상일 경우 1.5 g/kg의 고단백 식사가 필요하다. 한편, 체단백의 분해를 막기 위하여 1일 35 kcal/kg 이상의 에너지를 섭취하도록 한다.

② 염분 제한: 혈압 조절 및 부종을 경감시키기 위하여 하루 1,000~2,000 mg 나트륨, 염분으로 2.5~5 g을 권장하고 있다. 단, 이뇨제를 사용할 경우 그 이상도 섭취할 수 있다.

③ 지방: 콩팥증후군 시 나타나는 고지혈증은 질병에 따른 것으로 콩팥증후군 환자에게 고지혈증 치료를 목적으로 한 저지방, 저콜레스테롤식은 혈중 콜레스테롤 감소에 효과적이지 못하다.

표 5-9 만성 콩팥병 환자 식단의 예(1,800 kcal)

구분	비투석 식단		혈액 투석 식단		복막 투석 식단	
아침	쌀밥	210 g	쌀밥	190 g	쌀밥	190 g
	두부전	80 g	꽁치튀김	40 g	임연수지짐	80 g
	청경채나물		열무된장무침		애호박나물	
	삼색겨자채		천사채샐러드		김실파무침	
	저염 채소스틱김치		저염 채소스틱김치		저염 채소스틱김치	
간식	잣떡	30 g	요구르트	100 cc	배	100 g
	두유	100 cc				
점심	쌀밥	210 g	쌀밥	190 g	쌀밥	190 g
	삼치엿장구이	40 g	고기전골	80 g	불고기	80 g
	가지전		채소겉절이		양배추생채	
	얼가리된장무침		죽순볶음		마늘쫑무침	
	저염 무고추냉이김치		저염 무고추냉이김치		저염 무고추냉이김치	
간식	파인애플통조림	120 g	깐포도통조림	100 g	두유	200 cc
			사과			

구분	비투석 식단	혈액 투석 식단	복막 투석 식단
저녁	쌀밥 210 g	쌀밥 190 g	쌀밥 190 g
	깻잎찜	해물채소볶음 80 g	가자미지짐 80 g
	양배추쌈	청포묵전	오이생채
	떡잡채	브로콜리볶음	팽이버섯볶음
	저염 백김치	저염 백김치	저염 샐러드김치
간식	꿀 30 g 사탕 25 g	카스텔라 30 g	귤 100 g
영양소 섭취량	에너지 1,800 kcal 단백질 40~50 g 소금 5 g	에너지 1,800 kcal 단백질 60~70 g 소금 5 g	에너지 1,800 kcal 단백질 70~80 g 소금 10 g

4) 신결석

신결석(renal calculus)은 여성보다 남성에게 많으며, 결석의 크기는 모래알만한 것부터 매실만큼 큰 것도 있다. 이러한 결석은 콩팥에서 발생하여 각 비뇨기관으로 이동해서 각종 병변을 나타내므로 발병 장기와 결석의 크기에 따라서 증상도 다르다. 결석의 주성분은 칼슘, 수산, 요산, 인, 시스틴 등이며, 신결석 환자의 90% 정도는 수산칼슘과 인산칼슘 형태이다.

(1) 원인

원인을 모르는 경우가 70~80%를 차지하며, 대사 이상(요산, 시스틴, 수산)이나 감염에 의해서 생길 수도 있다.

(2) 증상

증상이 전혀 없는 경우도 있으나, 옆구리가 몹시 아프고 자세를 바꾸어도 참을 수 없는 통증이 나타났다가 사라지는 경우도 있다. 또한 결석의 거친 표면에 긁혀 상처가 나면서 혈뇨가 나타나기도 한다.

(3) 식사요법

소변의 양을 증가시키고, 결석 형성에 관계되는 물질의 농도를 저하시키기 위하여 충분한 수분(시간당 250~300 mL 정도, 1일 2 L 이상)을 섭취하도록 한다. 또한 결석의 구성 성분에 따라 결석 형성에 영향을 미치는 식품의 과다한 섭취를 제한한다.

① 칼슘 함유 결석

- 수산칼슘 결석: 칼슘과 수산이 많은 식품의 섭취를 금하는데 식사요법의 효과는 크지 않다. 우유 및 유제품과 우유가 많이 함유된 음식, 또는 고칼슘식품 섭취를 제한하며 더불어 수산 섭취도 1일 50 mg 이하로 제한한다.
- 인산칼슘 결석: 칼슘과 인의 섭취를 제한한다.

② 요산 결석

요산 결석이 콩팥에 나타났을 때는 대개 알칼리성 식사가 처방되며, 퓨린의 섭취를 제한한다.

③ 시스틴 결석

황을 함유하는 아미노산인 시스틴이 체내에서 분해되지 않으면 소변에 나타나고(cystinuria), 이것이 결석을 만들게 된다. 시스틴 결석은 출생 전의 신진대사 이상으로 선천적인 아미노산의 대사 장애에서 오는데 이런 경우는 극히 드물다. 저단백 식사가 식사요법으로 사용되나 모든 단백질은 시스틴을 함유하고 있으므로 큰 효과는 없다.

표 5-10 수산 제한식에서 금해야 할 식품

구분	수산 함량이 높은 식품	중증도의 수산을 함유한 식품
섭취횟수	섭취를 제한한다.	하루 한 끼 정도만 섭취한다.
제한 식품	아스파라거스, 초콜릿, 시금치, 코코아, 야생 나물의 푸른 잎, 커피, 무화과, 젤라틴, 자두, 후추, 홍차 등	우유(매일 2컵), 오렌지, 호배추, 파인애플, 감자, 딸기, 토마토, 콩류 등

표 5-11 식품 중 푸린 함량 (100 g 기준)

고퓨린 식품(150~800 mg)	중퓨린 식품(50~150 mg)	저퓨린 식품(<15 mg)
급성기이거나 증상이 심할 때는 섭취하지 않는다.	회복 정도에 따라 소량 섭취 가능하다.	제한 없이 섭취할 수 있다.
• 내장 부위(심장, 간, 지라, 콩팥), 육즙 • 생선류(청어, 정어리, 멸치, 고등어, 가리비조개)	• 고기류, 가금류, 생선류, 조개류, 콩류 • 채소류(시금치, 버섯, 아스파라거스)	• 달걀, 치즈, 우유 • 곡류(전곡 제외), 빵, 설탕 • 채소류(나머지) • 과일류

표 5-12 영양 기준량

구분	에너지 (kcal)	탄수화물 (g, %)	단백질 (g, %)	지질 (g, %)	칼슘 (mg)	수산 (mg)	퓨린 (mg)
칼슘 제한식	2,000	330(66)	80(16)	40(18)	400	-	-
수산 제한식	2,000	330(66)	80(16)	40(18)	-	50	-
퓨린 제한식	1,900	340(71)	70(15)	30(14)	-	-	150

5) 신경화증

콩팥의 세동맥에 동맥경화를 일으키는 증상이다. 만성 사구체신염의 말기에 본태성 고혈압과 관련되어 신경화증(nephrosclerosis)이 일어난다. 대개 노인층에서 많이 발생한다.

신경화증의 식사요법은 가능한 한 정상 식사와 비슷하게 한다. 과체중이나 비만인 사람은 정상 체중 유지에 필요한 에너지 제한식이 필요하다. 만일 콩팥 기능의 손상이 크고 혈액 중에 요소 질소(urea nitrogen)가 많으면 저단백식(40~50 g)으로 하며, 심하지 않을 때는 정상의 양보다 약간 높은 정도(70~90 g)로 한다. 부종이 없어도 나트륨은 중등도로 제한하며, 나트륨을 대치하기 위해 칼륨이 함유되어 있는 물질은 사용하지 않도록 한다.

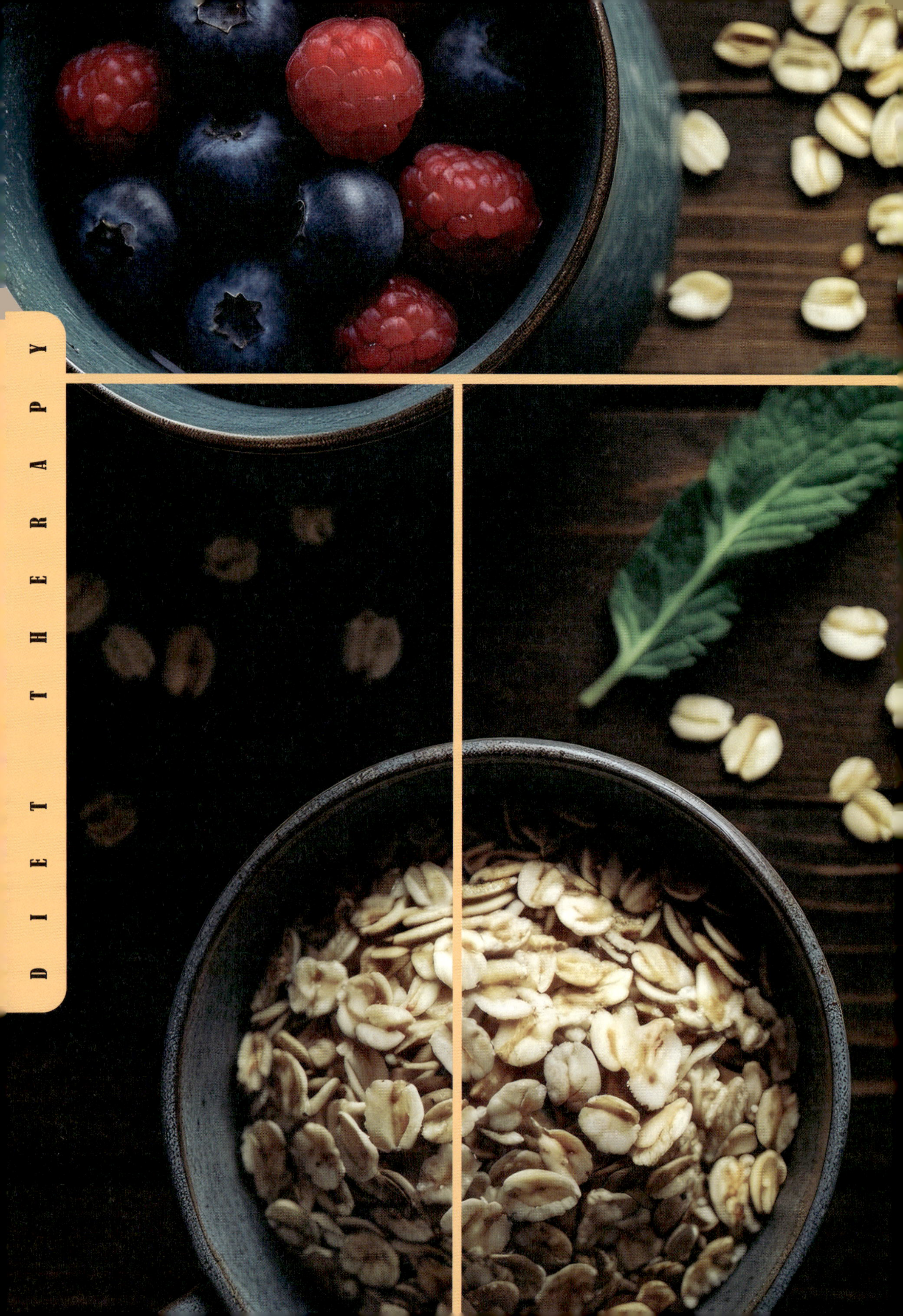
DIET THERAPY

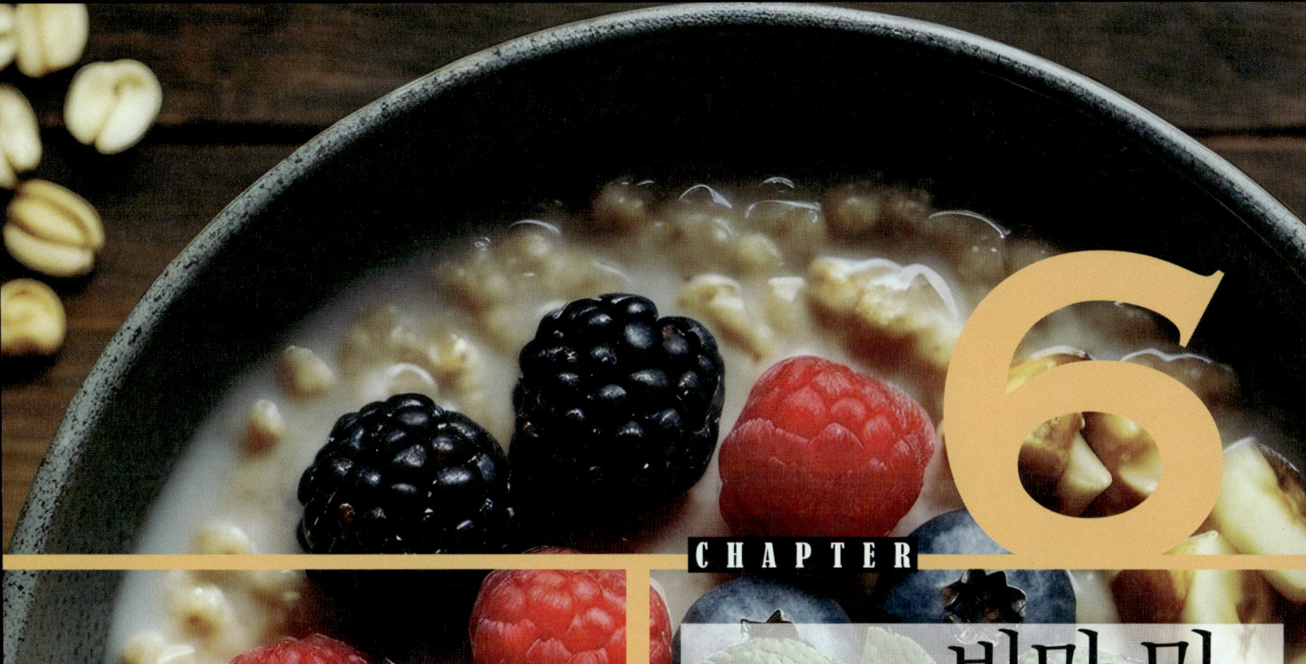

CHAPTER 6

비만 및 식욕부진

최근 건강관리의 중요 과제로 체중 조절 문제가 제기되고 있다. 연령과 체형에 따른 적정 체중 유지는 발육기에 있는 아동뿐 아니라 국민 건강 및 수명과 밀접한 관계가 있으므로 국민 보건의 입장에서 간과할 수 없는 중요한 과제이다. 그러나 식생활의 변화와 신체 활동량의 감소로 비만이 증가하고 있으며, 이와 관련된 고혈압, 심혈관계 질환, 2형당뇨병, 이상지질혈증 등의 만성 질환이 증가하는 추세이다.

비만과 식욕부진은 비정상적인 식사의 양극 현상이다. 장기간 에너지 섭취량이 에너지 소모량을 초과할 때는 비만이 되고, 반대로 섭취량이 부족하면 저체중이 된다. 그러나 이것은 간략한 개설이고 비만과 식욕부진은 보다 복합적인 요인이 내포되어 있다.

1. 비만

비만(obesity)이란 에너지 섭취와 소비의 불균형으로 인해 체내에 지방조직이 과다하게 축적된 상태로 대사 장애를 동반하게 된다.

1) 정의

우리 몸을 구성하고 있는 성분 중 지방을 제외한 성분(수분, 근육, 골격)인 제지방량(lean body mass)에 비해 지방조직(fat mass)이 과다하게 축적된 상태이다.

지방조직은 인체의 총저장에너지의 85%를 차지하고 있는 에너지 저장원으로서 그 역할이 크며, 외부에 대한 방어 및 단열재로서도 작용하지만 필요량 이상 축적될 때에는 체내 대사에 장애를 가져온다. 일반적으로 표준체중에 비하여 자신의 체중이 10% 이상 초과할 때에는 과체중(overweight), 20% 이상 초과할 때에는 비만이라고 한다.

2) 분류

(1) 원인에 따른 분류

비만은 별다른 질병이 없이 필요한 에너지보다 섭취한 에너지가 많아서 생기는 '원발성 비만'과 비만을 초래하는 질병에 의해 유발된 '이차성 비만'으로 분류될 수 있다.

- 원발성 비만: 과식, 운동 부족, 생활습관 등이 원인으로 90% 이상이 여기에 속한다.

• 이차성 비만: 유전질환, 내분비 질환, 약제 등의 원인에 의해 발생한다.

(2) 지방세포의 수와 크기에 따른 분류

• 지방세포 증식형 비만(hyperplastic obesity): 지방세포의 수와 크기가 함께 증가하는 형태로 유년기와 아동기 때 발생한다. 일단 지방세포의 수가 증가하면 그 수를 줄일 수 없으며, 언제라도 비만을 일으킬 요인을 지니고 있으므로 체중 감량이 어렵다.

• 지방세포 비대형 비만(hypertrophic obesity): 지방세포 수의 증가는 없지만 세포의 크기가 증가하는 형태로, 보통 성인 및 임신기에 나타나며 비교적 체중 감량이 수월하다.

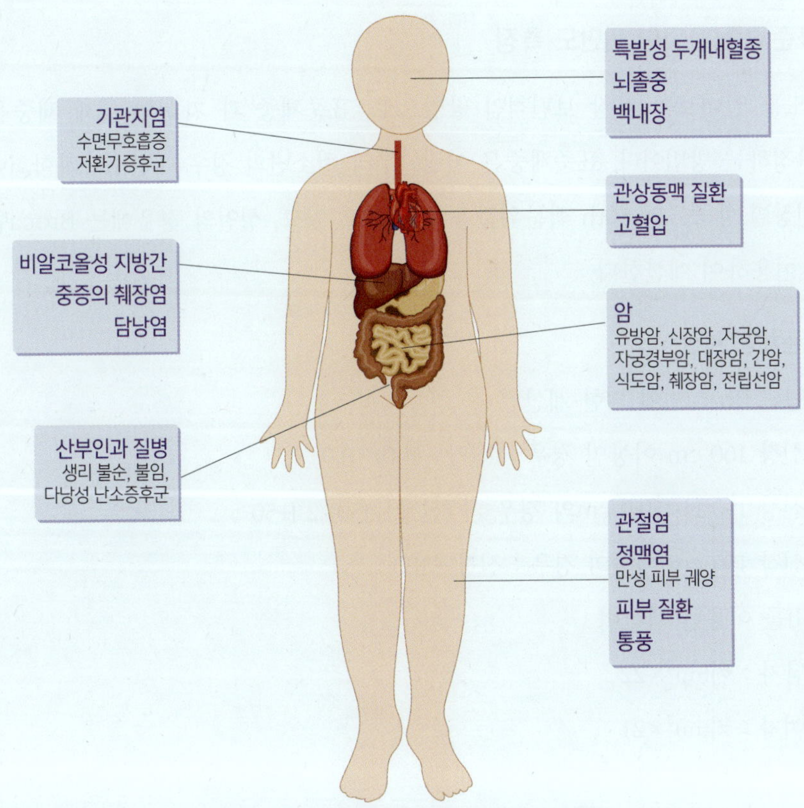

그림 6-1 내장지방 증가와 질병과의 관계

(3) 지방 분포 부위에 따른 분류

- 남성 비만(android obesity) : 상완 및 복부에 지방이 많이 축적된 경우로 상체 비만(사과형), 복부 비만, 중심형 비만, 내장지방형 비만이라고도 한다. 허리와 엉덩이의 비율(waist-hip ratio, WHR)이 남자의 경우 0.95 이상, 여자의 경우 0.85 이상일 때 해당된다. 복부 비만은 둔부 비만에 비하여 당뇨병, 고혈압, 동맥경화 및 통풍 등 합병증의 위험이 더 높다.
- 여성 비만(gynoid obesity) : 둔부 및 대퇴부에 지방이 축적된 경우로 하체 비만(서양배형), 둔부 비만, 말초형 비만, 피하지방형 비만이라고도 한다.

3) 진단

(1) 표준체중에 의한 비만도 측정

비만도를 알아보는 가장 보편적인 방법으로, 표준체중[1]과 자신의 실제 체중을 비교하여 판정하는 방법이다. 표준체중은 어린이부터 청소년의 경우 대한소아과학회에서 제시한 신장별 체중표의 50th 백분위값을 사용하고 있고, 성인의 경우에는 Broca법 또는 BMI를 이용하여 계산한다.

① 표준체중 계산

- 변형된 Broca법에 의한 계산법
  - 신장 160 cm 이상인 경우 : (신장−100)×0.9
  - 신장 150.1~159.9 cm의 경우 : [(신장−150)/2]+50
  - 신장 150 cm 이하의 경우 : 신장−100
- BMI를 이용한 계산법
  - 남자 : 키(m)^2×22
  - 여자 : 키(m)^2×21

1) 표준체중(Ideal body eight, IBW): 건강 유지를 위해 자신의 몸무게는 몇 kg이 가장 적당한지 나타낸 것을 '표준체중'이라고 하는데, 이는 결국 '사람이 질병에 걸리지 않고 가장 오 래 잘 살 수 있는 체중'을 나타내는 숫자이기도 함

② 비만도 계산법

$$비만도(\%) = [실제\ 체중(kg) / 표준체중(kg)] \times 100$$

③ 판정 기준

저체중	정상	과체중	비만
< 90%	90~<110%	110~<120%	≥ 120%

(2) 체질량지수

체질량지수(body mass index, BMI)는 비만 판정의 기준인 체지방량과의 상관관계 계수가 0.7~0.8로서 체지방량을 잘 반영할 뿐 아니라, 심혈관 질환이나 암과 같은 질환의 발생 및 사망률과 밀접한 관련이 있으므로 성인기 이후의 비만 판정에 매우 유용하다.

① BMI 계산법

$$BMI = 현재\ 체중(kg) / 신장^2(m)$$

② 판정 기준

<table>
<tr><th>BMI</th><th>아시아-태평양*</th><th>WHO</th></tr>
<tr><td>18.5 미만</td><td>저체중</td><td>저체중</td></tr>
<tr><td>18.5~22.9</td><td>정상</td><td rowspan="2">정상</td></tr>
<tr><td>23~24.9</td><td>과체중</td></tr>
<tr><td>25~29.9</td><td>비만 1단계</td><td>과체중</td></tr>
<tr><td>30~34.9</td><td rowspan="2">비만 2단계</td><td>비만 1단계</td></tr>
<tr><td>35~39.9</td><td>비만 2단계</td></tr>
<tr><td>40 이상</td><td>비만 3단계</td><td>비만 3단계</td></tr>
</table>

*우리나라는 아시아-태평양 지침을 따르고 있다.

(3) 허리둘레

지방이 주로 복부에 많이 축적된 복부 비만은 고혈압, 당뇨병, 이상지질혈증 등 비만과 관련된 대사적 합병증이 더 잘 생겨서 위험하다. 허리둘레 측정은 복부 내장지방량을 반영하는 지표로 널리 이용되는 방법이다.

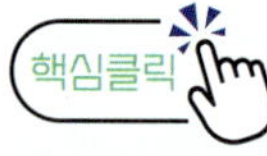

허리둘레에 의한 복부 비만 판정 기준

허리둘레가 클수록 성인병의 위험이 증가한다.

	WHO	아시아-태평양 지침	대한비만학회
남성	≥ 102 cm (40.2 inch)	≥ 90 cm (35.4 inch)	≥ 90 cm (35.4 inch)
여성	≥ 88 cm (34.6 inch)	≥ 80 cm (31.5 inch)	≥ 85 cm (33.5 inch)

(4) 체지방률

체성분 중 지방의 양이 전체 체중의 몇 %인가로 비만의 정도를 판정하는 방법이다. 캘리퍼(caliper)를 이용하여 피하지방 두께를 측정한 후 체지방률을 계산할 수 있지만, 피하지방 두께 측정 시 경험 부족이나 부주의로 인하여 오차가 생길 수 있다는 문제가 있다. 최근에는 생체 내 전기저항(bioelectrical impedance)을 이용하여 간단하게 체지방을 측정하는 기계를 많이 사용하고 있다.

① 판정 기준

구분	정상	경계	비만	심한 비만
성인 남자(%)	8~16	17~20	21~30	31 이상
성인 여자(%)	20~25	26~30	31~35	36 이상

한편 컴퓨터 단층촬영(CT)이나 자기공명영상(MRI)을 이용하여 내장지방량과 피하지방량을 측정할 수도 있다.

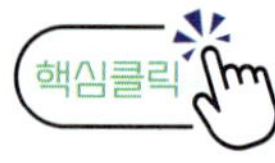

한국인의 비만 진단 기준

1. 체질량지수 : 25 kg/m^2 이상
2. 허리둘레 : 남자 90 cm, 여자 85 cm 이상

4) 합병증

신체의 활력과 기능이 최적 수준으로 작용하기 위해서는 정상 체중이 유지되어야 한다. 비만한 사람들은 특별한 병이 없어도 심장, 폐, 간, 신장 등 내장들이 마치 무거운

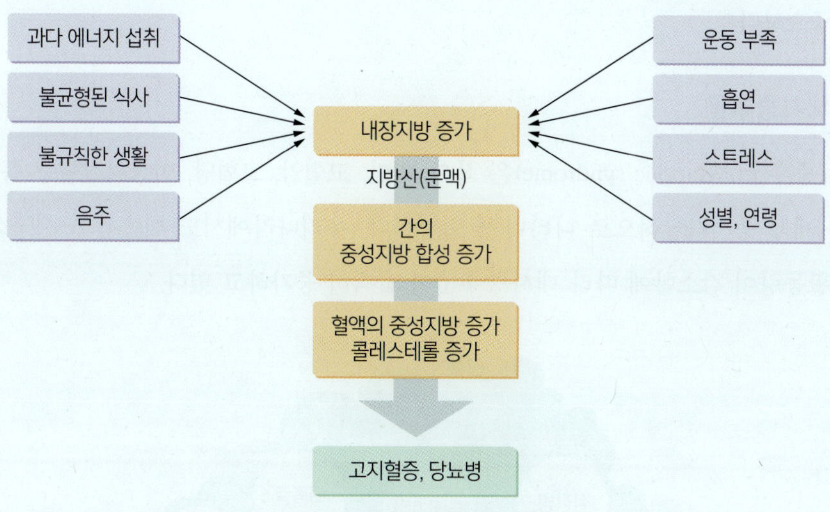

그림 6-2 비만과 관련된 질환

짐을 지고 있는 것과 같은 부담을 받게 되어 각종 병에 걸리기 쉽다. 따라서 비만의 예방과 치료에 주의를 기울여야 한다.

(1) 심혈관계 질환

- 고혈압: 체지방이 10% 증가할 경우 수축기 혈압 6 mmHg, 이완기 혈압 4 mmHg이 증가한다고 한다. 체중을 감량할 경우 혈압이 정상으로 돌아오는 경우가 많다.
- 고지혈증: 비만하면 몸 전체에 지방량이 많은 상태이므로 혈액 속에도 여분의 지방이 많이 흐르게 된다. 또한 HDL-콜레스테롤이 낮아지는 이상지질혈증이 흔히 발생한다.
- 심장병: 비만한 사람은 심장 주위에 지방이 많이 끼어 있어 심장의 운동을 방해하며, 동맥경화로 인해 관상동맥이 좁아져서 협심증이나 심근경색증이 발생하기 쉽다.
- 뇌졸중: 비만인 사람은 당뇨병이나 고혈압에 걸리기가 쉬우며, 특히 뇌혈관의 손상이 클 경우 뇌졸중으로 생명이 위태로울 수 있다.

(2) 2형당뇨병

비만할수록 인슐린 저항성이 증가함에 따라 인슐린의 혈당 저하작용이 약해지기 때문에 당뇨병 발생의 위험성이 증가한다. 비만과 수반된 당뇨병은 운동과 체중 감소가 매우 중요하다.

(3) 대사증후군

대사증후군(metabolic syndrome)은 복부 비만, 고혈압, 고혈당, 이상지질혈증 등이 한 사람에게서 동시다발적으로 나타나는 현상이다. 우리나라에서도 식습관이 서구화되고 신체 활동량이 감소함에 따라 대사증후군이 급격히 증가하고 있다.

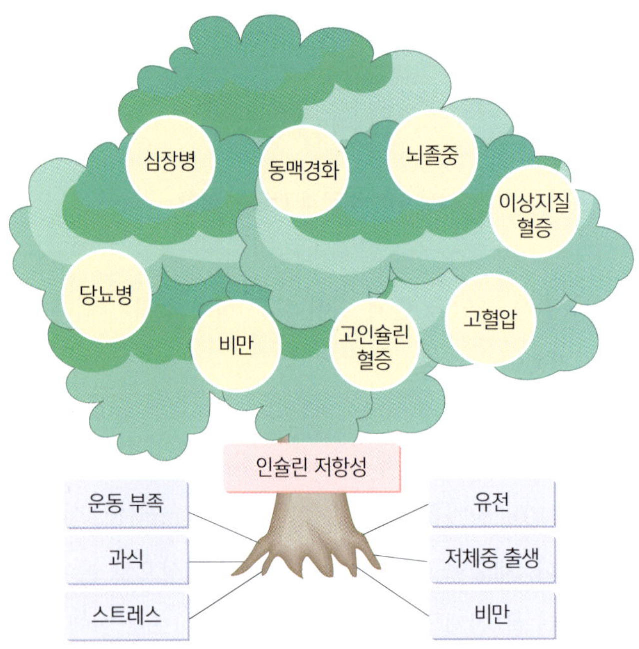

그림 6-3 **대사증후군 개념도**

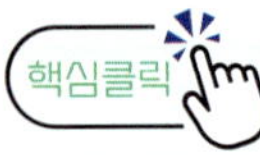

대사증후군의 진단 기준

아래 5가지 조건 중 3가지 이상 해당할 경우 대사증후군으로 진단한다.

- 복부 비만 : 허리둘레 남성 90 cm 이상, 여성 85 cm 이상
- 중성지방 : 150 mg/dL 이상
- 고밀도콜레스테롤 : 남성 40 mg/dL 미만, 여성 50 mg/dL 미만
- 혈압 : 수축기 130 mmHg 이상 또는 이완기 85 mmHg 이상
- 공복혈당 : 100 mg/dL 이상 또는 인슐린 주사나 당뇨병약 복용

자료 : 보건복지부 질병관리본부

인슐린 저항성과 비만을 개선하기 위해 식사나 운동 등 생활습관의 개선이 가장 중요하다. 이에 식사 조절과 운동을 통해 6개월 동안 기준 체중의 10~15%를 줄이는 것이 치료지침으로 제시되고 있다. 활동량의 증가 역시 대사증후군의 위험을 줄이므로 중등도의 운동을 30~50분씩 주 3~5일 정도 하는 것을 권장한다.

알아두기

인슐린 저항성

인슐린 작용에 대하여 둔하게 반응하는 것을 인슐린 저항성이라고 한다. 인슐린 저항성을 일으키는 원인 중 가장 잘 알려진 것이 비만이다. 비만한 사람은 간장, 근육, 지방세포가 인슐린에 둔하게 반응하여 혈당치가 높아지고 당뇨병이 생기기 쉽다.

(4) 소화기계 질환

- 간 기능 이상: 비만인 사람이 많은 양의 음식을 섭취하는 경우 간에 부담을 주어 여분의 지방이 간에 축적되어 지방간이 된다. 또한 비만인 사람은 고인슐린혈증 때문에 간 내 지방 합성이 많아져 처리되지 못한 지방이 간에 축적되어 지방간이 되기 쉽다. 이것이 더욱 진행되면 만성 간염이 되고 나중에는 간경변증으로 진행된다.
- 담낭 질환: 담석이나 담낭염도 비만인 사람에게 많다. 복부지방의 기계적인 압박으로 담즙의 유입이 나빠지든가 혹은 비만에 의한 대사 이상 및 과식에 그 원인이 있다.

(5) 골격 계통

비만으로 지방조직이 증가하면 체내 염증성 반응이 증가하여 관절염이 발생한다. 또한 몸무게의 중량이 그대로 뼈와 관절에 부담을 주므로, 비만인 사람은 골격이나 관절 계통의 질병에 걸릴 위험이 크다.

(6) 암

비만인 사람은 유방암, 대장암, 췌장암, 신장암, 전립선암, 자궁경부암 등에 걸릴 위험성이 높아진다. 비만으로 체지방이 증가하게 되면 에스트로겐과 테스토스테론이 더 많이 생성되어 세포의 증식 능력이 증가하면서 암 발생 위험이 높아진다.

(7) 기타

호흡기계 질환으로 혼몽 상태, 호흡 곤란 및 수면 중 무호흡 증상이 나타날 수 있으며 만성 피로감에 시달린다. 또, 피부 질환이나 신장 질환 및 정신적 문제를 동반하기도 한다.

5) 식사요법

비만 치료에서 식사 조절은 필수적이다. 비만의 식사 치료는 에너지 섭취를 제한하여 지방조직에 저장되었던 지방을 소모하는 것이다. 그러나 무조건 식사량을 줄이는 것이 아니라 식품을 골고루 섭취하여 영양의 균형을 이루어야 한다. 식품교환표를 이용하면 각 식품의 영양소 양을 쉽게 알 수 있으며, 자신에게 필요한 하루의 에너지를 균형 있게 섭취하는 데 도움이 된다.

가장 바람직하고 성공 가능성이 큰 감식요법은 하루에 필요한 에너지에서 500~800 kcal 정도 줄여서 섭취하는 것이다. 이러한 저에너지 식사요법은 단식이나 극저에너지식에 비해 체중의 감소 속도는 다소 느린 단점이 있기는 하지만, 환자가 적응하기에 무리가 적고 비교적 지속적으로 수행할 수 있다는 점에서 장기적인 체중 조절과 유지에는 가장 바람직한 방법이라고 볼 수 있다.

비만의 식사요법과 관련된 식사지침은 다음과 같다.

- 에너지 섭취 제한 정도는 개인의 상태를 고려하여 결정한다.
- 효과적인 에너지 제한을 위해 탄수화물과 지방 섭취를 조절한다.
- 적정량의 단백질을 섭취하여, 에너지 제한에 따른 체단백 손실을 최소화한다.
- 비타민 및 무기질 섭취가 부족하지 않도록 하며, 1일 1,200 kcal 이하로 에너지를 제한할 경우 비타민 및 무기질 보충을 고려할 필요가 있다.
- 지나친 음주는 에너지 섭취를 증가시키고 대사적으로 바람직하지 않은 영향을 미치므로 음주 빈도와 음주량을 제한한다.
- 당뇨병, 고혈압, 이상지질혈증 등의 문제가 동반된 경우, 이에 대한 고려가 필요하다.

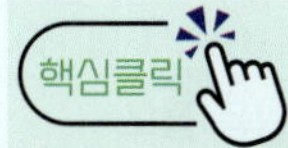

바람직한 체중 감량 정도

지방조직은 0.45 kg당 약 3,500 kcal를 포함하고 있으므로 1주일에 0.5 kg의 체중 감소를 위해서는 매일 500 kcal씩 감소시키도록 한다. 이때 식사로 300 kcal 감량, 운동으로 200 kcal의 소비를 권장한다.

(1) 에너지 필요량 산정

비만 환자의 경우 현재의 체중을 5~15% 정도 감량하면 대부분의 합병증을 개선할 수 있으며, 현실적으로 받아들일 수 있으므로 일반적인 목표 체중으로 적절하다. 그러나 빠른 체중 감량을 원할 때는 표준체중이나 조정체중[2)]을 이용하기도 한다. 1일 필요 에너지는 목표체중에 활동도에 따른 에너지 소비량을 곱하여 결정한다.

1일 필요 에너지(kcal) = 목표 체중(kg) × 활동 정도에 따른 에너지 필요량(kcal/kg)

(2) 바람직한 저에너지 식사의 구성

저에너지 식사(low calorie diet, LCD)를 이용하여 체중을 조절하기 위해서는 평소의 식사 섭취량을 파악하여 이를 근거로 적절한 영양소가 포함될 수 있도록 계획하여야 한다. 또한 환자의 기호도와 생활습관을 고려하여 변화된 식사에 적응하도록 한다.

① 탄수화물: 단백질 절약, 케톤증 및 심한 수분 손실 예방을 위해 1일 최소 100 g 이상의 탄수화물 섭취가 요구된다. 탄수화물 섭취량이 이보다 적으면 케토시스(ketosis)가 발생하고, 인슐린 분비량이 감소하며, 뇌와 같이 포도당을 에너지원으로 사용하는 조직에 필요한 에너지를 공급하기 위해 단백질이 분해되므로 탄수화물은 전체 에너지의 50~60% 정도 섭취한다.

식이섬유는 식사의 에너지 밀도를 낮추고 공복감을 줄여 주며 변비를 방지하므로 1일 20~25 g 섭취를 권장한다.

2) 조정 체중(adjusted body weight, ABW): 비만도가 125% 이상인 경우에 적용한다. 표준체중+(현재 체중 −표준체중)/4

표 6-1 **활동 정도에 따른 에너지 필요량**

(단위: kcal/kg)

구분	가벼운 활동 정도	중등 활동 정도	심한 활동 정도
과체중	20~25	30	35
정상	30	35	40
저체중	35	40	45

표 6-2 **활동 정도의 구분**

활동 정도	활동 강도	활동 내용
가벼운 활동	거의 앉아 있는 경우	수면, 식사, 독서, 담화, 재봉, 운전, 사무 등
중등도 활동	가벼운 운동이거나 활동을 정기적으로 하는 경우	걷기, 세탁, 청소, 요리, 육아, 볼링, 자전 거 등
심한 활동	강도 있는 운동을 1주일에 4~5회 하는 경우	등산, 테니스, 에어로빅, 탁구, 줄넘기, 달리기, 수영 등

② 지방: 지방 섭취는 총에너지의 20~25%를 넘지 않도록 권장한다. 지방이 많은 식사는 포화지방산과 콜레스테롤의 양도 많아지므로 관상동맥경화증의 위험을 증가시킨다. 평소에 지방을 많이 섭취하던 사람이 지방을 총에너지의 15~23%로 줄이고 복합탄수화물 식사를 하게 되면, 에너지의 제한 없이도 짧은 기간 동안에 체중과 체지방이 감소될 수 있다.

③ 단백질: 단백질은 제지방(fat free mass), 체중과 신체 기능 유지에 필수적인 영양소이다. 건강한 성인은 체중 1 kg당 하루 최소한 0.8 g의 양질의 혼합 단백질이 필요하다. 지방조직이 손실될 때는 제지방이 동시에 손실되나, 단백질 섭취가 적당한 경우 이런 손실을 최소화시킬 수 있다. 단식이나 심한 저에너지·저단백질 식사는 제지방 체중을 빠르게 고갈시키며, 탈모 현상과 같은 부작용을 가져올 수 있다.

④ 비타민과 무기질: 1,200 kcal 미만을 섭취하는 감량 식사에서는 음식만으로 비타민과 무기질 권장량을 충족시킬 수 없다. 따라서 에너지 섭취가 매우 낮을 때에는 별도의 보충이 필요하다. 더불어 감량 식사에는 육류, 가금류와 저지방 유제품, 비타민 C가 풍부한 과일과 채소 등 다양한 식품이 포함되도록 한다. 장기간의 감량 식사 시 골 대사에 장애를 일으킬 수 있으므로, 특히 칼슘 섭취에 관심을 갖고 항산화 영양소가 부족되지 않도록 주의해야 한다.

⑤ 수분: 저에너지 식사 시 단백질 분해가 증가되면, 소변으로 배설되는 질소산물이 많아지므로 이를 배설하기 위해 충분한 양의 수분이 필요하다. 일반적으로 1일 1 L 이상, 혹은 1 kcal당 1 mL의 수분 섭취를 권장한다.

표 6-3 저에너지식 영양 기준량의 예

에너지(kcal)	곡류군	어육류군		채소군	지방군	우유군	과일군
		저지방	중지방				
800	3	1	1	7	2	1	1
900	4	1	1	7	2	1	1
1,000	4	1	2	7	2	1	1
1,100	5	1	2	7	2	1	1
1,200	5	1	3	7	3	1	1
1,300	6	1	3	7	3	1	1
1,400	7	1	3	7	3	1	1
1,500	7	2	3	7	4	1	1
1,600	8	2	3	7	4	1	1
1,700	8	2	3	7	4	2	1
1,800	8	2	3	7	4	2	2

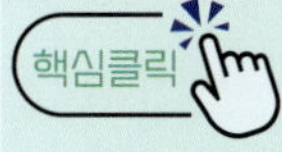

식사요법의 원칙

- 설탕과 같은 단순탄수화물을 많이 사용한 음식은 피한다.
- 식이섬유 함량이 높은 음식을 먹는다.
- 콜레스테롤과 동물성 지방이 많은 음식은 적게 먹는다.
- 소금 섭취를 줄이고, 가공식품의 이용을 피한다.
- 튀김·부침 요리를 피하고, 삶거나 찌거나 굽는다.
- 식사를 거르지 말고 제시간에 한다.

(3) 초저에너지식

초저에너지식(very low calorie diet, VLCD)이란 하루 800 kcal 이하의 식사 처방을 말한다. 보통 단백질 원료를 사용한 분말상의 다이어트 제품을 이용하며 엄격한 의학적 감시가 요구된다.

- 장점: 빠른 체중 감소가 가능하다.
- 단점: 초기 체중 감량 효과는 크지만 쉽게 체중이 증가하므로 장기적으로 볼 때 효과적이라고 할 수 없다. 또한 목표체중에 다다르지 못하고 중도에 포기하는 경우가 많으며, 통풍이나 고요산혈증, 케토시스와 같은 부작용이 따를 수 있다.
- 금기 대상: 소아, 노인, 임산부, 1형당뇨병 환자, 뇌혈관 환자, 신장 질환자

(4) 단식

- 장점: 체중 감소율이 1주일에 약 2.7 kg 정도로 효과가 크지만, 철저한 의학적 감시 하에 진행되어야 하고 장기간 실행할 수 없다.
- 단점: 체지방이 감소하고 비타민과 무기질 결핍이 심해지며 심근 위축에 의한 심실 부정맥이 나타난다. 또한 단시간에 절식, 단식을 통해 체중 감량을 한 뒤 원래의 식습관으로 돌아오면 요요 현상이 뒤따른다.

장기 금식 시에는 요로 결석, 신부전증, 핍뇨, 빈혈, 무월경, 탈모 증세를 보이며 급사할 수도 있다.

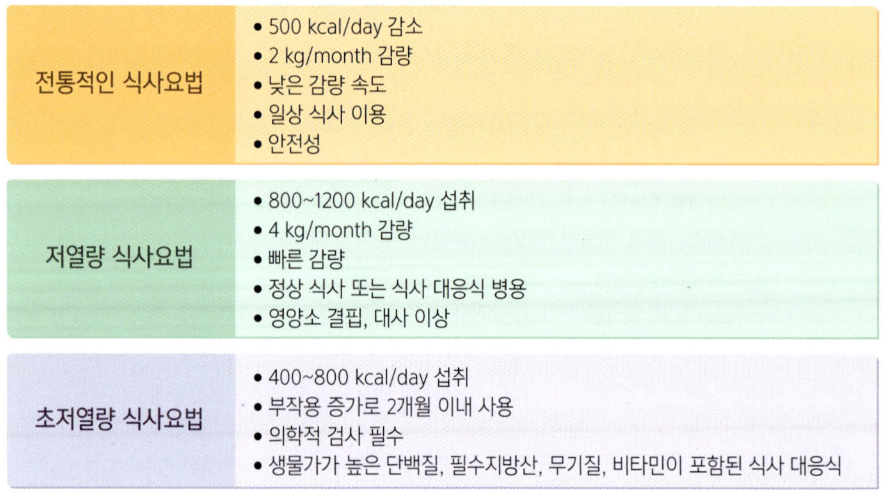

구분	특징
전통적인 식사요법	• 500 kcal/day 감소 • 2 kg/month 감량 • 낮은 감량 속도 • 일상 식사 이용 • 안전성
저열량 식사요법	• 800~1200 kcal/day 섭취 • 4 kg/month 감량 • 빠른 감량 • 정상 식사 또는 식사 대응식 병용 • 영양소 결핍, 대사 이상
초저열량 식사요법	• 400~800 kcal/day 섭취 • 부작용 증가로 2개월 이내 사용 • 의학적 검사 필수 • 생물가가 높은 단백질, 필수지방산, 무기질, 비타민이 포함된 식사 대응식

그림 6-4 **체중 조절식의 종류**

알아두기

커피, 알고 마시세요!

커피 그 자체는 에너지가 별로 없지만 커피라는 단어 앞에 어떤 특정 단어가 추가될수록 에너지 또한 점점 높아진다. 커피에 시럽을 추가하면 60~80 kcal, 휘핑크림을 추가하면 70~100 kcal가 더 많아진다.

종류	에너지(kcal)/잔	종류	에너지(kcal)/잔
원두커피	3	카푸치노	140
설탕 커피	22	카페라떼	220
인스턴트커피	42	카라멜 마끼아또	270
자판기 밀크커피	55	카페모카	310
캔커피	82	화이트초콜릿모카	500

(5) 시판되고 있는 다이어트 식품의 문제점

최근 비만 인구의 증가와 소비 수준의 향상으로 다이어트 식품의 시장 규모가 확대되고 있다. 우리나라에 다이어트 식품으로 처음 등장하였던 식이섬유 제품은 배고픔을 극복할 수 있는 포만감을 부여하는 장점이 있는 반면, 절식 및 단식으로 인한 영양 결핍 장애를 초래한다는 단점을 가지므로 적절한 다이어트 방법으로 인정받지 못하게 되었다.

저에너지 다이어트 식품은 식사 조절을 잘 하지 못해 비만해진 사람에게 식사 대용식으로 먹도록 함으로써 영양상의 불균형 없이 효과적으로 체중을 줄이려는 목적으로 개발된 것이다. 하지만 일부 다이어트 식품 광고를 보면 다른 음식은 먹지 않고 어떤 특정 식품만 먹으면 살을 뺄 수 있다고 선전하고 있다. 이런 방법으로 체중 조절을 시작하면 하루 섭취 에너지가 600 kcal 이하가 되어 급격한 체중 감소를 유도한다. 의학적으로 안전한 체중 조절속도는 1주일에 0.5~1.0 kg 정도이며, 그 이상의 속도로 체중을 줄이면 복부 팽만감, 오심, 구토, 복통, 설사 등의 부작용이 생길 수도 있다.

최근에는 근육 손상과 기초대사 저하의 단점을 고려하여 근본적으로 체단백질을 보호하면서 체지방만을 제거할 수 있는 다이어트 식품이 출시되고 있다. 이것이 다이어트 식품 시장의 3세대라고 할 수 있는 지방 대사 억제 제품으로, 섭취한 에너지가 체지방으로 축적되지 못하게 차단하는 것이다.

현행「식품위생법」상 다이어트 식품은 효과나 안전성에 대한 구체적인 입증 자료 없이도 성분 등에 대한 규격 기준에만 적합하면 판매 허가를 얻을 수 있으므로, 다이어트 관련 식품의 효과와 안전성 확보를 위한 제도적 보완장치의 마련이 필요한 실정이다. 그러나 무엇보다도 다이어트를 하겠다는 본인의 의지가 가장 중요하며, 단시일 내에 무리한 감량의 목표를 잡지 말고 꾸준히 자신의 건강을 위해 노력하는 자세가 필요하다.

표 6-4 에너지 조절 식단의 예

구분	2,000 kcal		1,400 kcal	
아침	밥	1공기(210 g)	밥	2/3공기(140 g)
	버섯된장국		버섯된장국	
	정육냉채	고기 40 g	정육냉채	고기 40 g
	가지나물	70 g	가지나물	70 g
	병어조림	50 g	오이무침	70 g
	김치	60 g	김치	60 g
점심	밥	1공기(210 g)	밥	2/3공기(140 g)
	오이미역냉국		오이미역냉국	
	불고기	40 g	불고기	40 g
	미나리나물	70 g	미나리나물	70 g
	가자미조림	50 g	가자미조림	50 g
	김치	60 g	김치	60 g
간식	사과	1/2개(100 g)	사과	1/2개(100 g)
	우유	200 g		
저녁	밥	1⅓공기(280 g)	밥	1공기(210 g)
	곰탕		근대국	
	낙지볶음	100 g	낙지볶음	100 g
	비름나물	70 g	비름나물	70 g
	김치	60 g	김치	60 g
간식	복숭아	1/2개(100 g)	우유	200 g
	우유	200 g		

알아두기

원푸드 다이어트의 문제점

원푸드 다이어트(one food diet)는 일정 기간 동안 한 가지 음식만을 먹게 되므로 영양소 불균형으로 인하여 자칫 심각한 부작용을 초래할 수 있다.

- 기초대사가 떨어짐으로써 쉽게 피로감을 느끼고, 전반적인 신체 기능이 저하된다.
- 영양의 불균형으로 인한 탈수 현상이 생긴다.
- 원푸드 다이어트를 오래하다 보면 거식증, 폭식증에 걸리기 쉽다.
- 청소년기에 원푸드 다이어트를 하게 되면 성장에 필요한 영양소를 공급해 주지 못하므로 발육이 늦어진다.
- 요요 현상이 일어나기 쉽다.

6) 행동 수정

비만을 일으킨 잘못된 생활습관과 식습관 및 섭식 행동을 스스로 인식하고 수정하여 자기 스스로 행동을 통제하는 것이다. 다른 방법에 비해 감량한 체중을 오랫동안 유지시킬 수 있으며, 중도 탈락률도 비교적 낮다. 이를 위해 평소 개인의 식사습관 및 생활습관을 평가하고 분석하는 자기 관찰이 선행되어야 한다. 과식을 유발하는 자극을 조절하고 잘못된 식사 행동을 교정하여 바람직한 식습관을 확립하도록 한다.

표 6-5 행동 수정요법 내용의 예

단계		행동지침
자기 관찰	식사 행동	• 먹은 시간, 장소, 종류, 양, 기분 등을 기록할 것
	활동량과 운동	• 시간, 종류, 힘든 정도 등을 기록할 것
자극 조절	일상생활에서	• 음식을 보이지 않는 곳에 저장할 것 • 작은 용기를 사용할 것
	음식 구입 시	• 장을 볼 때는 식사 후에 할 것 미리 목록을 정해서 살 것 • 인스턴트식품은 사지 말 것
	조리 시	• 한 끼에 먹을 수 있는 만큼만 만들 것
	식사습관	• 먹을 만큼의 양만 담아서 먹을 것 천천히 식사할 것 • 음식이 아깝다고 먹지 말 것 • 책을 보거나 TV를 볼 때 먹지 말 것 • 정해진 시간과 장소에서만 식사할 것 • 타인의 권유에 의한 음식을 거절할 것 • 불안하거나 우울할 때는 식사를 피할 것 • 식사 후 곧바로 식탁을 떠날 것
포상	긍정적인 보상	• 가족이나 친구들은 칭찬해 줄 것 구체적인 포상을 해 줄 것
	부정적인 보상	• 벌을 주거나 용돈을 줄이거나 야단을 치는 것

7) 운동요법

(1) 운동요법의 필요성

체중 조절의 목표는 체지방만을 줄이는 것이므로 제지방, 즉 근육은 보존해야 한다. 식사요법만으로 체중을 감량하면 수분과 근육의 손실은 피할 수 없다. 따라서 운동을 병행 하면 지방을 에너지원으로 활용하게 되므로 몸에 쌓인 지방량을 감소시키는 한편, 근육은 강화시켜 줌으로써 신체의 구성 성분 중 지방이 줄어들고 근육이 증가하게 된다. 그러므로 체중 감량을 위해서는 반드시 식사요법과 운동요법을 병행하여야만 효과를 볼 수 있다.

또한 운동은 조절된 체중을 유지하는 데도 매우 중요하다. 운동 없이 식사요법만 시행하면 요요현상[3]이 발생하기 쉬워 체중이 원래대로 돌아가거나 증가하기 쉽다. 그러나 운동으로 인한 에너지 소비는 생각보다 많지 않기 때문에 식사요법 없이 운동만으로 체중을 줄이기는 매우 힘들다.

(2) 운동의 효과

규칙적인 운동습관은 인체에 다양한 긍정적 변화를 유도한다.

① 기초대사량(BMR)을 증가시켜 에너지 소모량을 증가시킨다.

② 인슐린 민감도가 증가하여 혈당이 감소한다.

③ LDL, 중성지방 및 콜레스테롤이 감소하고, HDL이 증가하는 등 지질 대사가 개선된다.

④ 혈압이 감소한다.

⑤ 심폐지구력이 향상된다.

⑥ 관상동맥 질환의 빈도와 사망률이 감소한다.

⑦ 스트레스 해소, 불안, 우울 및 소극적인 태도가 개선되는 등 정신 건강에도 도움이 된다.

---

3) 우리 몸은 일정 체중에 이르면 그 체중을 유지하려고 하는 내부의 작용이 있다. 다이어트 시 줄어든 체중이 원 상태로 돌아가려는 현상에 의해 식사량이 늘면서 체지방량은 처음보다 더 늘어나게 되는 현상

표 6-6 100 kcal를 소모할 수 있는 운동량 및 활동량

운동량 또는 활동량	소요시간 또는 횟수	운동량 또는 활동량	소요시간 또는 횟수
천천히 걷기	28분	빨리 걷기	10분
제자리 달리기	6분	제자리 높이 뛰기	25회
계단 오르기	120계단	등산	24분
달리기	1.2 km	정지된 자전거 타기	6분
줄넘기	18회	토끼뜀	12회
턱걸이	6회	윗몸 일으키기	18회
팔굽혀 펴기	12회	수영	10분
테니스	15분	배드민턴	12분
탁구	10분	배구	32분
농구	12분	볼링	16분
골프	19분	스케이팅	25분
스키	14분	세탁	35분

(3) 운동의 종류와 강도

비만한 사람은 체중 조절을 위해서 체지방을 에너지원으로 사용하는 유산소운동을 하도록 한다. 운동의 강도는 강하고 짧은 것보다는 강도는 낮더라도 시간을 길게 하는 것이 좋으며, 처음에는 한 번에 20분 정도 하는 것으로 시작하여 점차 시간을 늘려 정리 운동까지 포함하여 40~60분 정도 하는 것이 좋다. 운동의 횟수는 1주에 3회 이상이 좋으며 최하 48시간이 경과되기 전에 다시 운동을 하여야 그 전의 운동 효과가 지속된다.

알아두기

내 몸에 맞는 운동 강도

개개인에게 적절한 운동 강도로 최대 심박수의 60~75%를 권장하며, 이를 목표 심박수라 한다. 최대 심박수란 심장이 1분 동안 최 대로 뛸 수 있는 상한치로서 '최대 심박수 = 220 - 만 나이'로 구할 수 있다. 40세의 경우 최대 심박수는 180이 되므로

$$\text{목표 심박수} = (180\times0.6) \sim (180\times0.75) = 108\sim135\text{회/분}$$

즉, 분당 108회 이상 135회 이하의 심장 박동이 되도록 운동하는 것이 적정 강도이다.

2. 체중 부족

체중 부족은 영양불량 중 하나로 정상 체중보다 10% 이상 적은 경우를 말하며, 여러 가지 병의 원인이 되기도 하므로 의학적 관리가 필요하다. 저체중의 경우 체단백질도 감소하나 그보다 체지방조직의 감소가 더 크므로 오히려 상대적으로 체내 단백질의 비율은 약간 증가하는 경향을 보인다는 점에서 비만과 본질적으로 다르다.

체중 부족인 사람들은 쉽게 피로해지며 추위에 민감하고, 병에 대한 저항력이 감소하며 성장이 지연되고, 소화 흡수력이 감퇴하는 등 여러 가지 증세를 나타낸다.

1) 원인

섭취 에너지가 체내의 필요량을 충족시키지 못하거나 어떤 질병의 증상 중 하나로 나타날 수 있다.

① 활동에 필요한 식사 섭취가 불충분할 때

② 섭취한 식품의 흡수와 이용에 문제가 있을 때

③ 대사를 증가시키는 결핵이나 갑상선비대증과 같은 소모성 질환

④ 뇌하수체, 갑상선, 생식선, 부신 등의 기능 저하

⑤ 정신적 긴장, 걱정, 심리적 불안감(신경성 식욕부진)

2) 치료법

체중을 증가시키기 위한 계획을 세우기 전에 우선 환자의 체중 부족의 근본 원인을 알아야 한다. 일반적으로 영양불량의 가장 큰 이유는 부적절한 식품 섭취와 흡수 장애이다. 그러나 그 원인이 소모성 질환 때문이라면 우선 질병부터 치료해야 하며, 식사는 치료의 일부가 된다. 또, 신경성 식욕부진인 경우에는 근본적인 근심과 불안감을 없애고 음식을 충분히 섭취하도록 한다.

3) 식사요법

① 에너지: 체지방의 축적을 위하여 권장량에 500~1,000 kcal의 에너지를 더하여 하루

에너지 필요량으로 책정한다. 한 번의 식사에서 보다 많은 에너지를 공급하고 소화에 부담을 주지 않도록 에너지 농축 형태, 즉 고에너지 식품을 섭취하도록 한다.

② 단백질: 체중 부족인 사람들은 체조직의 재생과 보수를 위하여 체중 kg당 1.5 g 또는 하루 100 g 이상의 단백질 섭취가 필요하다. 충분한 음식을 섭취할 수 없는 극심한 영양실조증 환자에게는 구강이나 정맥으로 정제 아미노산 제제를 공급해 주어야 한다.

③ 탄수화물: 식품의 부피가 크므로 식사량이 많아져 환자가 부담을 느낄 수 있다. 따라서 탄수화물의 의존도가 너무 높아지지 않도록 주의한다.

④ 지방: 적당량의 지방은 식사의 수용성을 증가시키고 식욕을 감퇴시키지 않으며, 영양가를 증진시키는 역할을 한다. 따라서 버터, 크림 등을 사용한 음식이나 고에너지의 후식과 같은 농축된 에너지 식품이 권장된다.

⑤ 비타민과 무기질: 비타민과 무기질 권장량은 최적 수준을 유지하도록 한다. 특히, 비타민 B군은 식욕을 증가시키고, 에너지 증가에 따라 필요량도 증가되므로 더 보충해야 한다.

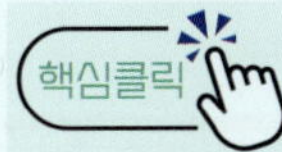

에너지 증가를 위한 식사의 예

- 과일에 설탕과 크림을 첨가하여 섭취한다.
- 밥을 기름이나 버터에 볶고, 토스트는 버터나 마가린을 바르거나 팬케이크, 과자, 와플, 프렌치토스트 등으로 다양하게 변화시킨다.
- 빵에 버터 외에도 잼, 젤리 등을 바르고 치즈, 케이크, 푸딩과 같은 다른 후식에도 잼이나 젤리 등을 첨가한다.
- 우유음료에 크림이나 농축된 무당연유 등을 첨가한다.
- 채소류나 기타 음식은 기름을 섞어 무치거나 볶거나 혹은 튀겨서 조리한다.
- 맑은 고깃국보다 크림수프를 섭취한다.
- 견과류는 무기질과 비타민의 좋은 급원인 동시에 고에너지 식품이므로 조리 시 적극 첨가한다.
- 샌드위치나 샐러드에 과일과 함께 마요네즈와 같은 샐러드 드레싱을 사용한다.
- 고기와 감자에 육즙을 첨가한다.
- 후식으로 푸딩, 젤라틴, 커스터드, 케이크, 아이스크림, 거품 낸 크림을 섭취한다.

표 6-7 에너지 첨가를 위한 메뉴(식사 사이나 취침 전에 먹을 것)

구분	음식		분량	에너지(kcal)	총에너지(kcal)
하루에 500 kcal를 더 섭취하려 할 때	우유		2컵	250	494
	설탕		50 g	194	
	귤		1개	50	
	샌드위치	식빵	2조각	200	502
		마요네즈	2 T	60	
	치즈		1장	67	
	바나나 우유		1컵	175	507
	오트밀		1½컵	140	
	해바라기씨		1 T	45	507
	우유		1컵	125	
	설탕		25 g	97	
	바나나		1개	100	
하루에 1,000 kcal를 더 섭취하려 할 때	샌드위치	식빵	3조각	300	1,013
		버터	30 g	225	
		마요네즈	20 g	135	
		치즈	2장	133	
		양상추	70 g	20	
	식혜		1컵	200	1,020
	김밥		1줄	460	
	오렌지주스		2컵	240	
	사과		1개	150	
	아이스크림(콘)		1개	170	

3. 식이 장애

식이 장애(eating disorder)는 체중 및 체형에 대해 과도한 우려로 식사 행동에 이상을 보이는 장애로, 음식 먹기를 거부하거나 반대로 한꺼번에 고에너지 음식을 잔뜩 먹는 상태를 말한다. 생물학적 원인과 심리적 원인이 상호작용하여 발생하는 것으로 알려져 있는데, 일반적으로 음식과 체중에 대한 왜곡된 인식으로 인한 경우가 많다. 특히 날씬함을 강조하는 사회문화적 변화가 식이 장애의 유병률을 높이고 있다. 식이 장애는 신경성 식욕부진증(거식증)과 신경성 대식증(폭식증), 비특이성 폭식 장애로 나눌 수 있다.

1) 신경성 식욕부진증

(1) 정의

신경성 식욕부진증(anorexia nervosa, 거식증)은 날씬한 몸매에 대한 집착이 극에 달하여 식사를 기피하고 적정 수준 이하로의 체중 유지 증상을 보인다. 이들은 체중이 빠지는 중임에도 불구하고 살이 찌는 것에 대한 두려움이 사라지지 않고, 지나치게 말랐음에도 자신이 '살이 쪘다'고 느낀다. 극단적인 경우에는 적정 체중의 30~40%까지 체중이 감소되는데, 이쯤 되면 신체적 건강이 매우 위험하므로 입원 치료가 필요하다.

신경성 식욕부진증은 90% 이상이 여성에게서 발병되며, 극도로 다이어트를 하는 체조 선수, 모델, 중산층의 사춘기 소녀에게서 주로 발병된다. 다이어트를 하다가 무월경 상태가 3개월 이상 지속되면 이를 한 번쯤 의심해 보아야 한다.

(2) 증상

신경성 식욕부진증은 식욕부진, 체중 감소, 무월경이 특징이다. 전반적인 영양불량 상태가 되므로 혈압과 체온이 떨어지고, 호흡 및 심장박동 수가 감소하며, 전해질의 불균형으로 인하여 피로, 근육 경련, 신장 이상, 부정맥 및 심장마비를 일으키기도 한다. 상태가 심할 경우 입원이나 죽음에 이르게 하는 신체적 쇠약 증세를 초래하며, 5~15%의 사망률을 나타낸다.

(3) 식사요법

신경성 식욕부진증 환자들은 대개 입원 치료가 필요하다. 치료의 목적은 체중 증가로, 우선 기초대사량을 유지할 수 있는 체중을 회복하도록 한다. 치료 초기 단계에서는 소화기계의 부담을 최소화하는 식품을 선택한다. 보충제나 정맥주사, 튜브를 통한 영양 공급은 환자로 하여금 의사의 처방에 따른 식품이라 생각하게 하여 보다 쉽게 응하게 한다.

① 에너지: 하루 총에너지 섭취량은 휴식 시 에너지 소비량(resting energy expenditure, REE)의 130%를 처방한다. 대개 이 양은 1,200~1,400 kcal에 해당한다. 이후 계속적

인 체중 증가를 위하여 며칠 간격으로 100~200 kcal씩 증가시키도록 하며, 활동량이 많아짐에 따라 더 많은 에너지 섭취가 필요해진다.

② 지방: 지방 섭취량은 총에너지의 25~30%를 권장하고 있다. 대부분의 환자들은 지방 섭취에 심한 거부감을 보이므로 샐러드 드레싱이나 튀김 같은 가시지방 형태보다는 우유나 달걀 같은 비가시지방을 이용하는 편이 좋다.

③ 단백질: 단백질 섭취량은 총에너지의 15~20%가 적합하며, 최소한 표준체중당 1 g 이상 섭취하도록 한다.

④ 탄수화물: 탄수화물 섭취는 총에너지의 55% 정도로 하고, 특히 불용성 섬유질의 섭취를 통해 이들에게 흔히 나타나는 변비를 완화하도록 한다.

⑤ 비타민과 무기질: 체중이 증가하는 기간 동안 비타민과 무기질의 필요량도 증가 하므로 권장섭취량의 100%를 초과하지 않는 범위 내에서 보충제를 복용하는 것이 좋다. 특히, 골다공증을 보이는 환자들은 칼슘이 풍부한 식품을 섭취하도록 한다. 그러나 철 함유 제제는 변비를 악화시킬 수 있으므로 주의한다.

2) 신경성 대식증

(1) 정의

신경성 대식증(bulimia nervosa, 폭식증)의 가장 큰 특징은 많은 양의 음식을 빠른 속도로 먹어 치우고는 폭식한 것을 후회하며 의도적으로 구토를 하거나 하제나 이뇨제의 남용, 단식, 격심한 운동 등 다양한 체중 조절방법을 시도하여 폭식 행동을 보상하려 한다. 신경성 식욕부진증처럼 체중 감소에 집착하나 체중은 정상 또는 과체중을 보이기도 한다.

이들이 폭식을 시작하면 한 번에 3,000~4,000 kcal에 해당하는 음식을 섭취하기도 한다. 주로 먹는 음식은 아이스크림이나 케이크 등 에너지가 높고 달콤하며, 준비 없이 빨리 먹을 수 있는 과자류나 패스트푸드가 대부분이다. 또한 폭식 → 굶기 → 폭식을 반복하므로 체중 변화의 폭이 10 kg 이상 나타난다. 이같은 폭식과 구토 행동이 적어도 주 2회 이상, 3개월 이상 지속될 때 폭식증을 의심해 볼 수 있다.

신경성 대식증 환자들은 먹는 행위를 수치스럽게 여겨 가능한 한 남에게 들키지 않고 은밀하게 먹으려 하며, 폭식이나 구토 등도 남몰래 하므로 주위 사람들이 이를 발견하기 어려운 실정이나, 조기에 발견하여 수정 및 치료하는 것이 중요하다.

(2) 증상

갑자기 많은 양의 음식을 먹음으로써 위확장증, 심지어 위 파열이 초래되기도 한다. 또한 구토가 반복됨에 따라 식도와 위가 손상되고, 산성의 토사물은 구강, 식도, 후두의 점막을 부식시키며, 치아의 에나멜 표면을 파괴하는 등 여러 가지 문제를 초래한다. 하제를 남용하는 경우 과량의 체액 손실과 그로 인한 쇼크를 유발하기도 한다. 탈수로 인한 전해질의 불균형은 심부전 또는 신부전의 원인이 될 수 있다. 이외에 다이어트를 지속하지 못하는 데에서 느끼는 죄책감과 절망감으로 심리적 장애도 유발된다.

(3) 식사요법

신경성 식욕부진증과 달리 신경성 대식증은 일시적으로 나타났다가 사라지는 경우도 많다. 그러나 증상이 반복적으로 계속되면 역시 입원 치료를 받아야 한다. 영양상담과 심리치료를 병행하고, 문제 해결에 음식을 이용하지 않도록 하는 마음가짐이 필요하다. 또한 심한 식사 제한은 결국 폭식을 유도할 뿐이라는 사실을 인지하도록 한다.

하루 에너지 필요량은 해리스-베네딕트(Harris-Benedict)의 REE 공식에 의해 계산된 양만큼 섭취하도록 하는데, 대개 1,200~1,500 kcal에 해당한다. 계속적인 신체 계측을 통하여 에너지 섭취량을 조정하며, 체중이 일정해질 때까지는 체중 감소 식사를 하지 않도록 한다.

남자 : 66+{13.7×체중(kg)}+{5×키(cm)}-(6.8×나이)

여자 : 655+{9.6×체중(kg)}+{1.8×키(cm)}-(4.7×나이)

에너지 구성비는 신경성 식욕부진증 때와 같이 총에너지 중 탄수화물로부터 55%, 단백질 15~20%, 지방 25~30%를 공급하도록 한다. 치료 초기에는 복합 비타민과 복합 무기질 제제를 보충해 주는 것도 좋다.

3) 폭식 장애

(1) 정의

폭식 장애(binge eating disorder)는 신경성 식욕부진증이나 신경성 대식증보다 흔하게 볼 수 있는 섭식 장애이다. 이는 주로 여러 번 다이어트를 시도했으나 실패한 경험이 있는 사람에게 나타난다.

폭식 장애는 폭식 후에 인위적으로 장을 비우는 행동을 하지 않는데, 이는 신경성 대식증과의 차이이다. 이 장애는 자신의 감정을 적당한 방법으로 표현하고 감당하지 못하는 사람에게서 주로 나타나며, 이들은 문제가 생기면 음식으로 해결하려고 한다.

(2) 증상

과체중인 폭식 장애 환자의 경우 비만 관련 합병증이 초래될 수 있으며, 폭식으로 인해 소화 기능도 손상될 수 있다.

(3) 식사요법

체중 감량 또는 유지가 목표이나, 육체적·정신적으로 만족시키기 위해서 일반적으로 1,200 kcal 이하로 에너지를 제한하지 않도록 한다. 음식물 섭취를 절제하여야 하므로 식이섬유를 많이 함유한 식품이 만족감을 줄 수 있다. 그러나 식사를 거르거나 식사 간격이 너무 길어지면 다음 식사에 과식을 유도할 수 있다.

DIET
THERAPY

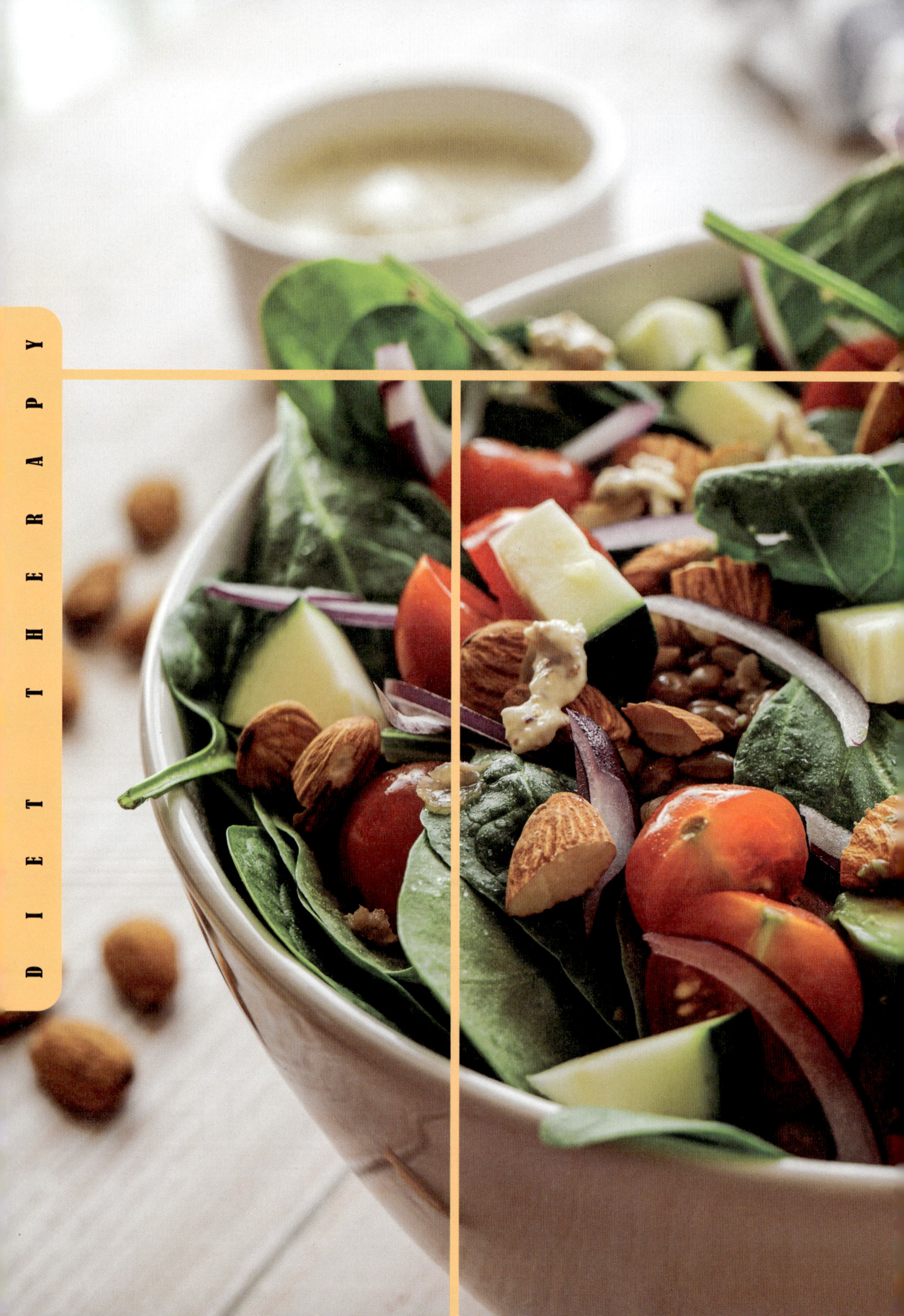
DIET THERAPY

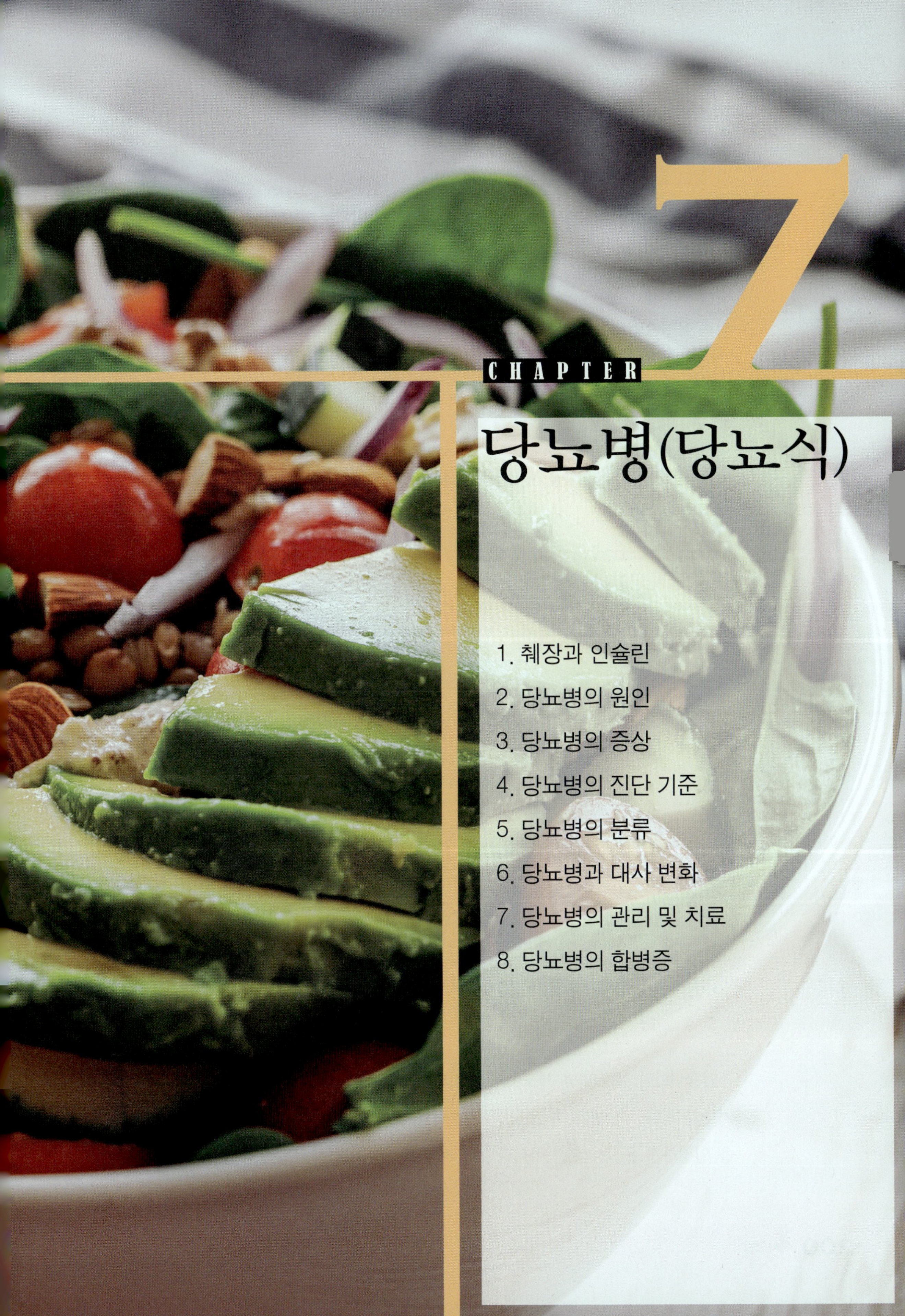

7

CHAPTER

당뇨병(당뇨식)

1. 췌장과 인슐린
2. 당뇨병의 원인
3. 당뇨병의 증상
4. 당뇨병의 진단 기준
5. 당뇨병의 분류
6. 당뇨병과 대사 변화
7. 당뇨병의 관리 및 치료
8. 당뇨병의 합병증

대표적인 성인병으로 알려진 당뇨병(diabetes mellitus)은 과식, 운동 부족, 스트레스 증가 등으로 인하여 그 유병률이 지속적으로 증가하고 있다.

당뇨병이란 혈액 중에 포도당(혈당)이 쌓여서 소변으로 포도당이 넘쳐 나오는데서 지어진 이름이다. 즉, 혈액에는 포도당이 많으나 신체가 이를 이용하지 못해 여러 가지 증상이 나타나게 된다. 당뇨병은 완치되는 병이 아니므로 평생 조절해야 하나, 적절한 식사요법과 운동요법으로 올바른 치료를 계속하면 건강인과 다름없는 생활을 영위할 수 있다.

1. 췌장과 인슐린

췌장은 위(胃)의 아래쪽 뒷면에 위치하고 있으며, 소화효소의 분비와 호르몬을 생산하는 기능이 있다. 성인 췌장의 중량은 75~100 g으로, 호르몬을 분비하는 랑게르한스섬(Langerhan's island)은 췌장 무게의 5%에 해당한다. 그중 α-세포는 주로 글루카곤의 생산 장소이고, β-세포에서 인슐린이 생산·저장·분비되는데, 랑게르한스섬의 60~80%가 β-세포로 이루어져 있다.

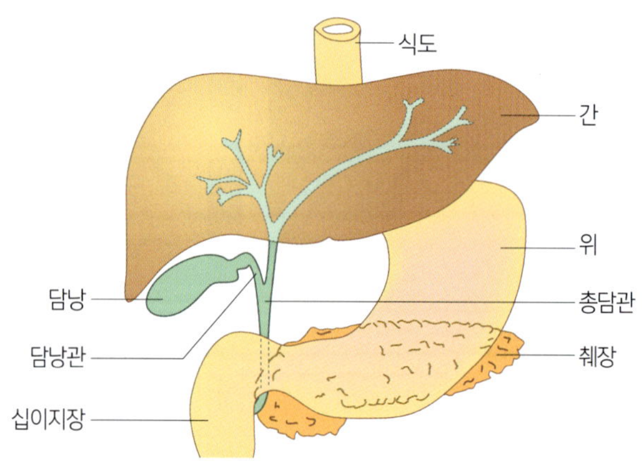

그림 7-1 췌장의 위치

인슐린이란 췌장의 β-세포에서 분비되는 호르몬으로, 식사 후 올라간 혈당을 낮추는 기능을 한다. 즉, 혈액 속 포도당을 몸속의 여러 기관에서 이용할 수 있도록 하여 혈당을 일정하게 유지시킬 뿐 아니라 지방과 단백질의 대사에서도 중요한 역할을 수행한다.

2. 당뇨병의 원인

췌장의 β-세포에서 만들어지는 인슐린이 부족하거나 세포가 인슐린에 반응하지 않는 인슐린 저항성의 결과로 생긴다.

당뇨병은 유전적 요인과 환경적 요인의 복합작용에 의해 발생한다. 만일 부모가 모두 당뇨병일 경우 자녀가 당뇨병이 생길 가능성은 30% 정도이고, 한쪽 부모만이 당뇨병인 경우는 15% 정도이다. 이러한 유전적 체질을 가진 사람에게 비만, 노화, 임신, 감염, 수술, 스트레스, 약물 남용과 같은 환경인자가 작용할 때 당뇨병 발생률은 더욱 높아진다.

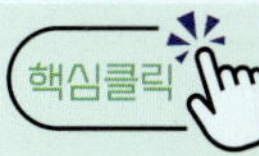

당뇨병 발병의 위험

- 과체중(체질량지수 23 kg/m^2 이상)
- 직계 가족(부모, 형제·자매)에 당뇨병이 있는 경우
- 공복혈당 장애나 내당능 장애[1)]의 과거력
- 임신당뇨병이나 4 kg 이상의 거대아 출산력
- 고혈압(140/90 mm Hg 이상 또는 고혈압 약제 복용)
- HDL-콜레스테롤 35 mg/dL 미만 혹은 중성지방 250 mg/dL 이상
- 인슐린 저항성(다낭성 난소증후군, 흑색가시세포증 등)
- 심혈관 질환(뇌졸중, 관상동맥 질환 등)

출처: 대한당뇨병학회

알아두기

한국형 당뇨병의 특징

서양인에게 나타나는 2형당뇨병은 전신적인 비만이 특징이다. 그러나 우리나라에는 마른 비만인 당뇨 환자들이 많다. 마른 비만이란 팔과 다리에 근육이 적어 체중은 적게 나타나지만 내장지방이 많은 상태를 말한다. 내장지방은 인슐린의 기능을 떨어뜨리는 것으로 알려져 있다.
우리나라의 당뇨 환자 중 60~70%는 마르거나 정상 체형이면서 배만 불뚝 나온 복부 비만을 가지고 있는 것이 특징이며, 심지어 10% 내외에서는 저체중을 보이기도 한다.

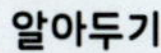

1) 혈당이 정상보다는 높으나 당뇨병으로 진단될 만큼 높지는 않은 상태로, 이렇게 당뇨병의 진단이 모호한 경우 당부하검사를 실시

3. 당뇨병의 증상

혈당이 높아지면 소변으로 당이 빠져나가게 된다(당뇨, glycosuria). 이때 포도당이 다량의 물을 끌고 나가기 때문에 소변을 많이 보게 되고(다뇨, polyuria), 따라서 몸 안에 수분이 모자라고 갈증이 심해져 물을 많이 마시게 되며(다음, polydipsia), 섭취한 음식물의 영양이 소변으로 빠져나가 에너지로 이용되지 못하므로 공복감이 심해져서 다식증(polyphagia)을 보인다. 이것을 흔히 '당뇨병의 삼다(三多) 현상'이라 한다.

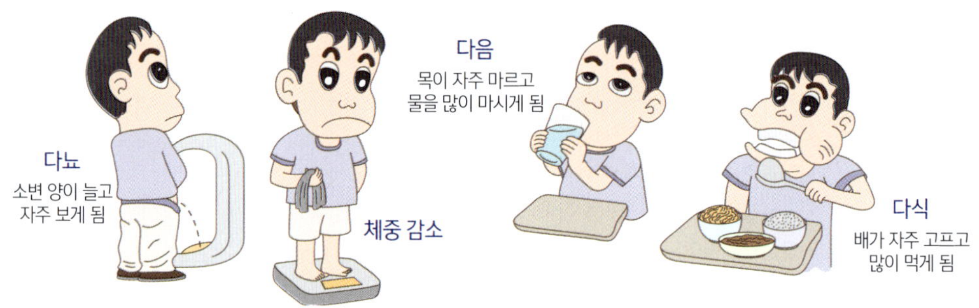

그림 7-2 당뇨병의 대표적 증상

자료 : 보건복지부, 대한의학회

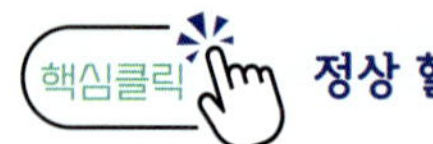

정상 혈당 기준

- 8시간 이상 공복 시 혈당이 100 mg/L 미만
- 75 g 경구 포도당 부하 2시간 후 혈당이 140 mg/L 미만

4. 당뇨병의 진단 기준

요당검사[2] 결과 양성이 나오거나 당뇨병의 자각 증상 등으로 인해 당뇨병이 의심되는 경우에 혈당검사[3]를 하게 된다. 당뇨병의 진단 기준에 대해서는 학자마다 다소 차이가 있으나, 2023년 대한당뇨병학회의 당뇨병 진료지침에 의하면 다음과 같다.

① 당화혈색소(HbA1C) 6.5% 이상

2) 소변에서 당의 존재를 알아보는 방법으로 검사 결과 양성으로 나오면 혈당검사를 하여 정확한 진단을 받아야 함

3) 혈액 속 당의 농도를 검사하는 방법으로는, 혈액 속에 있는 포도당의 양에 따라 색깔이 변화하도록 화학 처리된 시약지에 혈액을 묻혀 표준 색깔과 비교하거나 소형 기계에 넣어 포도당 농도를 읽는 방법이 있음

② 공복 혈장포도당이 126 mg/dL 이상

③ 75 g 당부하 2시간 후 혈장포도당이 200 mg/dL 이상

④ 당뇨의 전형적인 증상(다음, 다뇨, 설명되지 않는 체중 감소)이 있고 무작위 혈장포도당이 200 mg/dL 이상

①~③중 하나에 해당하는 경우 서로 다른 날 검사를 반복해야 하지만, 동시에 시행한 검사들에서 두 가지 이상을 만족한다면 바로 확진할 수 있다.

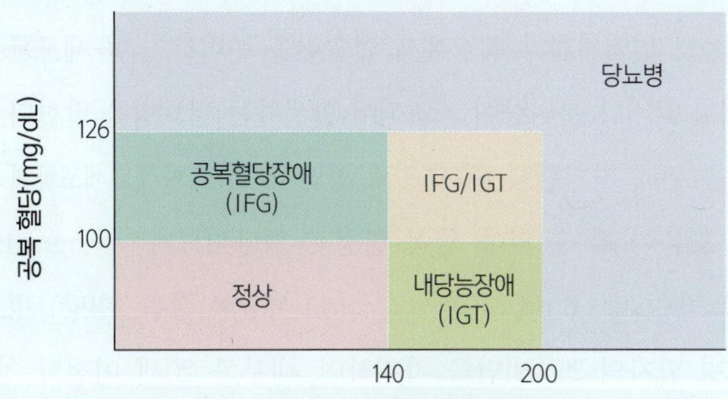

그림 7-3 공복 혈당과 당부하 2시간 혈당을 기준으로 한 당대사 이상의 분류

*공복혈당장애(impaired fasting glucose, IFG), 내당능장애(impaired glucose tolerance, IGT)

출처: 대한당뇨병학회, 2023 당뇨병 진료지침, 2023

알아두기

경구 당부하검사(oral glucose tolerance test, OGTT)

당뇨 진단을 위해 사용되는 검사이다. 특히 한국인에게서 나타나는 당뇨는 서양인에 비해 비만형이 많고 인슐린 분비 능력이 상대적으로 낮기 때문에 공복 혈당만으로 당뇨의 정확한 진단이 어려운 경우가 많아 경구 당부하검사가 정확한 당뇨 진단을 위해 사용된다.

경구 당부하검사를 위해서는 검사 전 적어도 3일 동안은 평상시의 활동과 하루 150 g 이상의 탄수화물 섭취를 유지한다. 검사 전 공복 상태에서 채혈을 하고 포도당 75 g(어린이 체중당 1.75 g)을 250~300 mL의 물에 희석하거나 150 mL의 표준화된 포도당용액을 5분 이내에 마시고 30분 간격으로 혈당을 측정한다. 경구 당부하 2시간 혈당이 140 mg/dL 미만이면 정상, 200 mg/dL 이상이면 당뇨병으로 진단한다.

5. 당뇨병의 분류

1형당뇨병과 2형당뇨병, 그리고 임신당뇨병과 기타 당뇨병으로 나누어지며, 그 원인과 치료방법이 각기 다르다.

1) 1형당뇨병

인슐린 의존성 당뇨병(insulin dependent diabetes mellitus, IDDM) 또는 소아 당뇨병이라고도 불리는 1형당뇨병은 자가면역 질환으로 발생하는 당뇨병이다. 외부로부터의 감염과 싸워야 할 우리 몸의 면역체계가 췌장에서 인슐린을 분비하는 β-세포를 파괴시켜 인슐린이 전혀 분비되지 않거나 분비량이 저하되어 발생하는 당뇨병을 말한다. 1형당뇨병과 2형당뇨병의 분류를 위해 자기항체(항GAD항체, 항인슐린항체, 항췌도세포항체 등), 인슐린, C-펩타이드 측정이 도움이 될 수 있다. 공복 혈청 C-펩타이드가 0.6 ng/mL(0.2 nmol/L) 미만인 경우 1형당뇨병으로, 1.0 ng/mL(0.33 nmol/L) 이상인 경우 2형당뇨병으로 분류한다.

우리나라 당뇨병 환자의 2% 미만을 차지하며, 대부분 20세 이전의 청소년기에 갑자기 발병하지만 어느 연령층에서나 발병할 수 있고, 정상 체중 혹은 체중 미달인 경우에도 발병할 수 있다. 심한 다음, 다뇨, 체중 감소 등과 같은 증상들이 나타나고, 인슐린의 절대적 결핍으로 인하여 케톤산증(ketoacidosis)이 일어난다.

1형당뇨병은 췌장의 β-세포가 파괴되어 인슐린이 부족한 상태이므로 1형당뇨병 성인에게는 다회인슐린주사나 인슐린 펌프를 이용한 치료를 하고, 식사요법을 병행한다.

2) 2형당뇨병

한국인 당뇨병의 대부분을 차지하는 2형당뇨병은 과거에 인슐린 비의존형 당뇨병(non-insulin dependent diabetes mellitus, NIDDM), 성인형 당뇨병, 비만형 당뇨병 등으로 부르던 형태의 당뇨병이다. 인슐린의 성능이 떨어져서 당뇨병이 발현된 것으로, 계속 조절하지 않을 경우 인슐린 분비 감소가 따르게 된다.

1형보다 유전적 배경이 크게 존재하며 동일 가계 내 이환율이 두드러지게 나타난다. 또 과식과 운동 부족, 스트레스 등의 환경 요소가 이 병의 발병과 관계가 있다. 2형당뇨병은 주로 40세 이후에 나타나며 비만한 경우가 많다.

2형당뇨병의 증상은 서서히 나타나고 1형당뇨병의 증상만큼 뚜렷하지 않다. 증상 으로는 피로, 잦은 배뇨, 갈증, 체중 감소, 시력 감퇴, 잦은 감염, 상처가 잘 아물지 않는 특징이 있다. 식사요법과 운동요법 및 경구혈당강하제로 치료할 수 있지만, 때로는 인슐린 주사를 맞아야만 혈당이 조절되는 경우도 있다.

표 7-1 1형당뇨병과 2형당뇨병의 비교

구분	1형당뇨병	2형당뇨병
발병원인	췌장 β세포 파괴 : 인슐린 결핍	인슐린 기능 장애 : 인슐린 저항성
발병시기	아동기	성인기
발병 형태	갑작스럽게 발병	서서히 발병
체중	마른 체격	일반적으로 과체중
임상 증상	다갈증, 다뇨증, 다식증	별로 없음
인슐린	생산되지 않음	소량 분비 또는 작용이 제대로 되지 않음
인슐린 치료	반드시 필요	필요할 수도 있음(20~30%)
경구 혈당 강하제	효과가 미미	효과적임
식사요법	필수적이나 불충분	식사와 운동 요법만으로 치료 가능

3) 임신당뇨병

임신당뇨병(gestational diabetes mellitus, GDM)은 임신 중 처음 발견되었거나 임신의 시작과 동시에 생긴 당 조절 이상을 말한다. 최근 고령 산모의 증가와 함께 임신당뇨병이 증가 추세를 보이고 있으며, 우리나라의 경우 임신부 2~3%에서 발생하고 있다. 대부분은 출산 후 정상화되지만, 태아 사망률 및 선천적 기형의 이환율이 높으므로 주의가 필요하다.

당뇨병의 가족력이 있거나 거대아, 기형아, 사산아를 출산한 분만력이 있는 경우, 산모가 비만한 경우, 고혈압이 있거나 요당이 나오는 경우 임신 24~28주 사이에 임신당뇨병 검사를 받도록 한다. 임신당뇨병은 철저한 식사요법과 운동요법으로 관리가 필요하며, 혈당 조절이 잘 되지 않을 때에는 인슐린 치료를 필요로 한다. 일반적으로 분만 후에도 당부하검사를 통하여 지속적인 관리가 필요하다.

표 7-2 임신당뇨병이 산모와 태아에게 미치는 영향

산모에게 미치는 영향	태아에게 미치는 영향
• 조기 분만 양수 과다증 • 임신 중 케톤산증 세균 또는 진균에 의한 감염	• 유산 및 선천적 기형 초래 고인슐린혈증과 거대아 당뇨병 및 비만 발생 신생아 저혈당증 • 태아 및 신생아의 사망

4) 기타 당뇨병

특정 약물, 호르몬, 유전 질환 등으로 인슐린 활동이 저하되어 나타나는 당뇨병을 말한다. 췌장염 혹은 췌장암으로 인한 당뇨병도 여기에 포함된다. 이러한 당뇨병의 치료에는 당뇨병과 함께 원인 질환의 치료가 선행되어야 한다.

6. 당뇨병과 대사 변화

1) 혈당 조절

일반적으로 식사 전과 후에 어느 정도 혈당의 변화는 있으나, 건강한 사람이라면 혈당은 70~110 mg/dL 범위에서 일정하게 유지된다. 대체로 공복 시에는 혈당이 70~100 mg/dL이나, 식사 후 30~60분 정도가 지나면 120~130 mg/dL까지 상승한다. 그러나 식후 2시간 정도가 지나면 거의 정상 수준으로 회복된다. 이렇게 식사 전에 혈당이 크게 떨어지지 않고, 또 식사 후에 크게 증가하지 않는 것은 우리 신체가 인슐린을 비롯한 여러 호르몬들에 의해 세밀히 조절되고 있음을 뜻한다.

식후 혈당의 시간적 변화를 나타내는 곡선을 혈당곡선이라고 하며, 당뇨병의 진단에 중요하게 이용된다(그림 7-4).

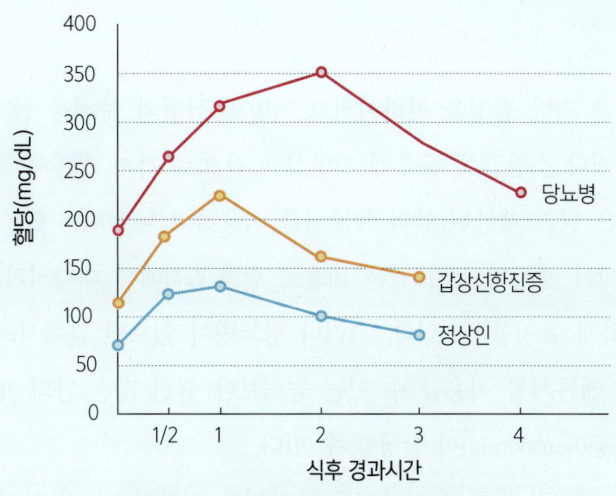

그림 7-4 각종 대사 이상 시의 혈당곡선

2) 탄수화물 대사

췌장에서 합성되고 분비되는 인슐린은 체내에서 탄수화물이 저장되거나 이용될 때 매우 중요한 역할을 한다. 굶는 동안 혈당 농도가 떨어지면 인슐린 분비는 저하되고, 이에 반하여 성장호르몬과 글루카곤, 부신피질자극호르몬(adrenocorticotropic hormone, ACTH) 및 글루코코르티코이드(glucocorticoids) 분비는 촉진된다. 글루카곤은 간에서 글리코겐의 해당 과정을 촉진시키고, 글루코코르티코이드는 포도당 신생 과정을 촉진시켜 혈당을 올린다. 한편 식후에는 인슐린이 분비되어 혈액 내 포도당을 세포로 들여보내 에너지를 발생하도록 하거나 글리코겐으로 저장되도록 하여 혈당이 정상 이상으로 증가하지 못하도록 한다.

인슐린이 생성되지 않거나 그 기능이 저하되면 글리코겐의 형성이 감소되며, 말초조직에 있는 포도당의 이용률이 저하된다. 그 결과 각종 급원을 통해 혈류로 들어온 포도당이 이용되지 못함에 따라 고혈당이 초래된다. 이와 같은 현상은 포도당 신생을 더욱 촉진하여 단백질과 지방을 분해시켜 포도당 생성을 유도하게 된다.

혈당치가 신장 역치를 넘을 때(100 mL당 약 160~180 mg) 당뇨가 발생한다. 소변으로의 포도당 상실은 에너지의 소모를 상승시키고, 물과 나트륨 배설을 증가시킨다. 이런 경우 갈증을 느껴 수분을 섭취함으로써 수분의 손실을 보충하지만, 구토 시에는 탈수 현상이 나타날 수 있다.

3) 지방 대사

인슐린의 결핍은 지방 합성을 저하시키고 지방의 산화와 분해를 증가시킨다. 체지방 조직에서 방출되거나 소장관에 흡수된 지방산은 간으로 가서 케톤체[4]를 구성하기 위하여 산화된다. 간은 단지 제한된 양의 케톤체를 이용하고 나머지는 혈류로 방출한다. 정상인의 경우 간에서 생성된 것과 같은 비율로 말초조직에서 대사시키므로, 혈중 케톤체 수치를 일정하게 유지할 수 있다. 그러나 당뇨병이 있으면 간에서의 케톤체 생성이 항진되어 조직이 케톤체를 이용할 수 있는 능력보다 훨씬 많은 양의 케톤체가 초과 생성되므로 케톤혈증(ketonemia)이 발생할 수 있다.

이들 케톤체는 비교적 강한 유기산으로 알칼리와 결합함으로써 알칼리 보유량을 감소시키고, 그 결과 산증(acidosis), 즉 당뇨병성 케톤산증(diabetic ketoacidosis)이 일어난다. 과잉된 케톤체는 소변으로 배설되거나(ketonuria) 아세톤으로 분해되어 폐에서 배출되는데, 이로 인해 호흡 시 특징적인 과실 냄새를 풍긴다. 이에 따르는 탈수 상태를 치료하지 않을 경우 순환 부전이나 신장 기능 저하 및 혼수를 유발할 수 있다.

한편 혈액으로 유입된 지방산은 고지혈증(hyperlipidemia)을 일으키며, 간에서 콜레스테롤 합성은 증가되고 파괴는 감소됨으로써 혈액 중 콜레스테롤 농도도 상승한다. 그러므로 당뇨병 환자는 동맥경화증이 더 일찍 발생하고 그 증후도 심각하다.

4) 단백질 대사

근육은 인슐린이 작용하는 주요 장소이며, 인슐린은 근육 내로 아미노산(특히 측쇄 아미노산)의 이동을 증가시키고, 근육 내 단백질 합성을 증가시키는 동시에 단백질 분해를 감소시키는 작용을 한다. 중증의 당뇨병에서는 근육 단백질의 이화작용이 항진된다. 아미노산 중 특히 간의 알라닌이 포도당 신생에 이용된다. 포도당 신생의 증가로 분해된 아미노산인 발린, 루신, 아이소루신은 간에서 혈액으로의 방출이 증가하며, 그 결과 소변 중에 질소 배설량이 증가된다. 또한 단백질의 이화작용과 함께 세포 내 칼륨도 소변으로 배설된다.

---

4) 케톤체(keton body): aceton, acetoacetic acid, β-hydroxybutyric acid

7. 당뇨병의 관리 및 치료

당뇨병의 관리방법은 식사요법, 운동요법, 약물요법(경구 혈당 강하제 또는 인슐린 주사약)으로 구분할 수 있으며, 수시로 자가 혈당 측정을 통하여 혈당 변화를 점검하고 관찰하도록 한다. 당뇨관리의 최우선 목표는 혈당 조절이지만 혈압, 체중 및 지질 수치 등도 당뇨병에 동반되는 합병증에 큰 영향을 주는 요소들이다.

1) 자가 혈당 측정

자가 혈당 측정은 당뇨병의 여러 합병증에 대한 위험을 감소시키고, 저혈당을 초기에 발견하는 데 도움을 주며, 식사량, 운동량, 인슐린 용량 조절의 근거가 될 뿐 아니라 환자에게 자신감과 독립심을 키워줄 수 있다. 자가 혈당 측정은 매 식사 전후, 취침 전, 새벽, 운동 전후, 저혈당 시 등 다양하게 할 수 있으며 개인에 따라 측정 시기와 횟수가 다를 수 있다.

표 7-3 당뇨병 환자의 관리 목표 수준

구분	지침	목표
혈당 조절	공복 혈당	80~130 mg/dL
	식후 2시간 혈당 HbA1c(당화혈색소)[5]	<180 mg/dL 1형 당뇨 : <7.0% 2형 당뇨 : <6.5%
혈중지방 수준	총콜레스테롤	<180 mg/dL
	LDL-cholesterol	<100 mg/dL
	HDL-cholesterol	남 : > 40 mg/dL, 여 : > 50 mg/dL
	TG	<150 mg/dL
혈압	혈압 조절	140/85 mmHg 이하
체중	체중 조절	적정 체중 유지, 0.2~0.5 kg/주 감소
운동	운동 실행	의학적 제한이 없는 경우 1일 10~15분 이상 운동 실시 운동횟수는 최소 3~4회/주
식사	식사 계획	규칙적인 식사 에너지 섭취량 = 에너지 필요량 간식 섭취 시 식사 계획에 부합되는 식품의 양과 종류를 선택

출처: 대한당뇨병학회, 2023 당뇨병 진료지침, 2023

5) HbA1c(당화혈색소): 혈당이 높아지면 포도당의 일부가 Hb에 결합하게 되는데, 이것을 당화혈색소라고 함. 혈당검사가 매일의 혈당 상태를 알 수 있는 반면, 당화혈색소는 지난 2~3개월 동안의 평균 혈당 조절 상태를 반영함

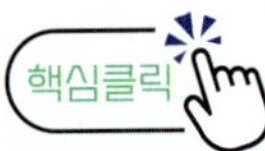

자가 혈당 측정을 반드시 해야 하는 당뇨인

- 혈당치 변동이 심한 환자
- 임신당뇨병 환자
- 인슐린 주사를 맞는 환자
- 저혈당 증세를 잘 느끼지 못하는 환자
- 인슐린 펌프를 사용하는 환자

2) 경구혈당강하제

당뇨병 치료의 기본은 식사요법과 운동요법이며 이 두 가지만으로 조절이 안 될 때 약물요법으로 경구혈당강하제나 인슐린을 사용하게 된다. 경구혈당강하제는 복용하는 당뇨병 약으로, 췌장에서 인슐린의 분비를 촉진하거나 인슐린의 이용을 증가시키는 등의 작용으로 혈당을 떨어뜨린다.

1형당뇨병 환자의 경우 인슐린이 체내에서 분비되지 않으므로 인슐린 주사를 통하여 인슐린을 공급해 준다. 2형당뇨병 환자는 인슐린은 분비되나 혈당 및 기타 대사의 원활한 조절을 위해 더 많은 인슐린이 필요하므로 식사요법과 운동요법의 실시와 더불어 경구혈 강하제의 복용이 필요하다. 경구혈당강하제를 쓰면서 식사와 운동 요법을 시행하지 않으면, 혈당 조절이 안 될 뿐 아니라 약에 대한 내성이 생기게 된다.

제품에 따라 작용시간, 부작용 등이 다르므로 의사와 상의하여 복용하여야 하며, 대부분 식후의 혈당 상승을 막기 위해 식전 혹은 식후 즉시 복용하게 된다.

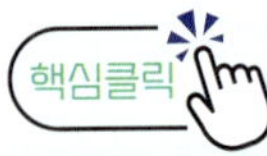

경구혈당강하제는 어떻게 작용하는가?

- 췌장을 자극하여 인슐린 분비를 촉진한다.
- 인슐린의 작용을 강화하여 몸 안에서 포도당의 이용을 높인다.
- 당의 소화, 흡수를 억제한다.

3) 인슐린 주사

인슐린 주사는 당뇨병 환자들이 혈당 수치를 조절하기 위해 사용하는 치료 방법 중 하나이다. 인슐린 주사는 식전, 식후 또는 취침 전 등에 필요에 따라 투여하며, 종류에 따라 작용 시간과 지속 시간이 다르다. 인슐린 주사는 주로 복부, 허벅지, 상완 외측 등의 피하 조직으로 신경이나 혈관의 분포가 적고 관절 부위를 피해 환자 자신이 주사를 놓을 수 있는 조직에 투여한다. 그리고 지속적인 혈당 관리를 위해 주사 위치를 바꿔가며 투여하는 것이 좋다. 인슐린은 서늘한 곳에서 보관하여야 하며, 실온에서 약 한 달 정도 약효가 유효하다.

(1) 인슐린 주사 치료가 적합한 경우

① 1형당뇨병 환자

② 2형당뇨병 환자 중 식사요법, 운동요법, 경구혈당강하제로는 혈당이 잘 조절되지 않을 때

③ 임신당뇨병 환자

④ 큰 수술을 받거나 심한 감염증이 있는 경우

⑤ 영양실조성 당뇨병 환자

(2) 인슐린의 종류

인슐린 주사를 맞는 당뇨병 환자는 혈당 조절 정도에 의해 인슐린의 종류와 용량을 수시로 조정하여야 한다. 인슐린은 다양한 종류가 있으며, 주로 작용 시작 시간, 최대 작용 시간, 효과 지속 시간 등에 따라 구분된다. 주요 인슐린의 종류에는 식사 시 혈당이 급격히 상승하는 것을 조절하기 위해 사용하는 식사 인슐린과 하루 종일 일정하게 분비되어 기초적인 혈당을 유지하는 역할을 하는 기저 인슐린이 있다. 식사 인슐린으로는 주로 빠르게 작용하는 초단기작용 인슐린이나 단기작용 인슐린을 사용하며, 기저 인슐린으로는 주로 천천히 작용하며 오랜 시간 효과를 발휘하는 중기작용 인슐린이나 장기작용 인슐린을 사용한다. 이들의 조합은 환자의 생활 패턴, 혈당 변동, 식단에 맞추어 조절된다.

인슐린 치료 시 주요한 부작용으로 체중 증가가 보고되고 있는 바, 체중 조절에 대한 각별한 노력이 필요하다.

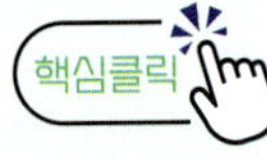

정상적인 인슐린 분비

우리 몸의 췌장은 혈액 중 항상 일정한 농도가 유지되도록 인슐린을 천천히 분비하고(기저 인슐린), 식후 혈당이 높아졌을 때에는 갑자기 많은 인슐린을 분비(식사 인슐린)한다. 약물요법에 이용되는 단기작용과 초단기작용 인슐린은 식후 발생하는 최고 혈당을 조절하고, 중간형 인슐린과 지속형 인슐린은 하루 중 일정하게 지속되는 기저 인슐린의 효과를 얻을 수 있다.

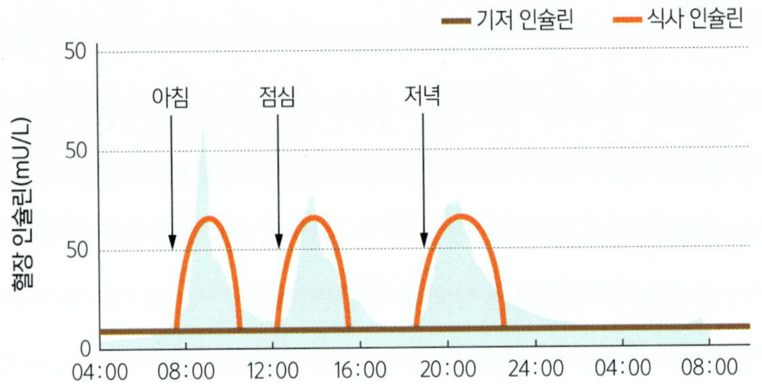

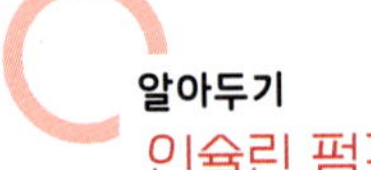

인슐린 펌프

인슐린 펌프는 췌장과 같은 구실을 하는 의료기기로 24시간 계속하여 인슐린을 투여해 준다. 속효성 인슐린을 지속적으로 피하주사하면서 동시에 식사에 맞추어 인슐린 주사량을 조절하여 주사해 주므로, 인슐린을 거의 생리적 수준에 맞추어 공급하는 방법이며 혈당을 정상에 가깝게 조절할 수 있다.

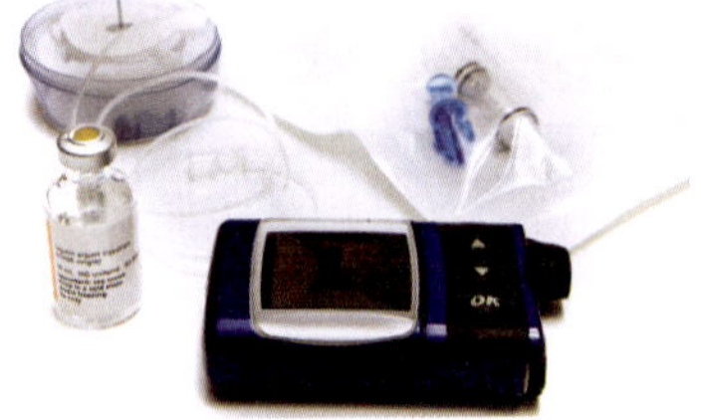

4) 운동

운동요법은 식사요법, 약물요법과 함께 당뇨병 조절의 3대 관리방법이다. 특히, 2형당뇨병에서는 약물요법 없이 식사요법과 운동요법만으로도 당뇨가 개선되는 경우가 많은 만큼 운동요법과 식사요법이 더욱 중요하다. 당뇨병 환자에게 있어서 규칙적인 운동은 근육의 힘을 강화시키고, 인슐린을 효율적으로 이용하여 혈당을 조절하는 데 도움을 준다. 또, 심장의 기능을 향상시키고, 적정한 체중을 유지시키며, 심장병을 일으키게 하는 위험 요인을 줄여 줌으로써 당뇨병에 따르는 합병증을 예방할 수 있다. 그러나 지나친 운동이나 불규칙한 운동은 오히려 당뇨병을 악화시키거나 저혈당을 일으킬 수 있으므로 각자의 상태에 따라 운동량을 결정하여야 한다.

- 운동 시 식사 계획: 운동 중이나 운동 후에 저혈당 증세를 나타낼 수 있으므로 정규 식사와 간식으로 혈당 조절에 신경 쓴다. 운동 전 혈당이 100 mg/dL 이하이면 탄수화물이 포함된 간식을 미리 먹고 운동을 시작한다. 격한 운동을 할 때는 30분마다, 중등도의 운동을 할 때는 1시간마다 10~15 g의 탄수화물을 운동 중 혹은 운동 후에 보충하도록 하며, 운동 후에 저혈당이 발생하는 것을 막기 위해 운동 후 2시간 이내에 탄수화물을 보충하여야 한다. 반드시 충분한 양의 수분도 섭취하도록 한다.

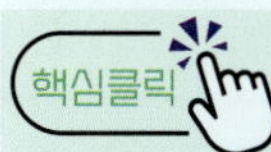

당뇨병 환자가 운동할 때의 주의사항

- 식사 전 속이 빈 상태에서 운동을 해서는 안 된다.
- 혈당치가 너무 높거나(250 mg/dL 이상) 케토시스가 있는 경우에는 운동을 하지 않는다.
- 너무 강한 운동이나 장시간 운동은 혈당이 급증하고 케톤이 생길 우려가 있으므로 삼간다.
- 인슐린 작용이 최고가 되는 시간에는 운동을 피한다.
- 운동 전후와 운동 중에 혈당을 측정하여 운동에 따른 혈당 변화를 파악한다.
- 언제나 저혈당에 대비해서 사탕이나 당분이 든 음식을 지니고 다닌다.

표 7-4 운동 중 혈당 유지를 위한 탄수화물 섭취량

운동 전 혈당(mg/dL)	중등도의 운동에 필요한 탄수화물 섭취량	탄수화물 15 g에 해당하는 식품의 예
80	운동 전 20~50 g 운동 시작 후 매시간 10~15 g	과일 1조각, 요구르트 1컵, 건포도 2큰술, 미니크래커 3~4개, 머핀·바게트 1/2개, 과일주스 1/2컵, 스포츠음료 200 mL
80~180	매시간 10~15 g	
180~300	1시간 운동 시에는 필요 없다.	

5) 식사요법

당뇨병을 관리함에 있어서 식사요법은 가장 기본적으로 실행해야 하며, 다른 치료를 시행하더라도 반드시 동반되어야 한다. 식사요법을 실천하는 것은 혈당, 혈압 및 혈중 지질 농도의 정상화하고, 합병증을 예방 및 적절한 체중과 좋은 영양상태를 유지하기 위함이다. 그러므로 식사요법은 당뇨병의 주의사항이 아니라 가장 중요한 치료방법이다.

흔히 '당뇨식'이라고 하면 무조건 적게 먹는 것, 또는 당뇨에 좋은 것을 먹는 것이라고 생각하기 쉽다. 그러나 당뇨식이란 제한식이 아닌 '조절식'으로, 혈당을 잘 조절하고 좋은 영양 상태를 유지하기 위해서 하루 동안 정상적인 활동을 하는 데 필요한 개개인의 에너지 범위 내에서 모든 영양소가 포함되도록 골고루 먹는 것이다.

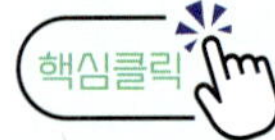

당뇨병 식사요법의 목표

- 정상 혈당의 유지
- 급·만성 합병증의 예방
- 표준체중과 정상 혈압 유지
- 정상 혈중 지방(중성지방, 콜레스테롤) 수준 유지

(1) 총섭취에너지 및 식품 구성의 결정

당뇨병과 체중은 매우 밀접한 관계에 있다. 비만인 사람의 당뇨병 발생률은 정상 체중자에 비해 5배 이상이고, 비만증이 심할수록 당뇨병의 발생률은 더욱 높아진다. 비만증에서 당뇨병이 발생하는 기전은 인슐린에 대한 감수성이 떨어지기 때문이다. 이 경우 체중이 감소하면 인슐린 민감성이 정상으로 회복될 수 있다.

① 목표체중 설정: 체중 감량 목표는 표준체중이 아니라 환자가 유지, 달성할 수 있는 수준을 고려하여 결정한다. 일반적으로 현재 체중의 5~10% 정도 감량할 것을 권장하고 있다.

② 하루 필요 에너지 설정: 에너지 섭취량은 환자 개개인의 체격, 신체 활동 정도, 체중 조절의 필요성, 평소의 에너지 섭취량, 개인의 순응도 등을 고려하여 적정 수준으로 결정하도록 한다.

③ 각 식품군별 교환단위 수 결정: 처방된 에너지에 따라 식품교환표를 이용하여 하루 섭취해야 할 음식의 양과 종류를 결정한다.

영양기준량 (예시)

에너지(kcal)	탄수화물(g)	단백질(g)	지방(g)	탄수화물 : 단백질 : 지방 비율(%)
1,200	155	60	39	51 : 20 : 29
1,300	178	62	39	54 : 19 : 27
1,400	178	70	41	52 : 21 : 27
1,500	204	74	46	54 : 19 : 27
1,600	204	82	48	52 : 21 : 27
1,700	227	84	48	54 : 20 : 26
1,800	263	92	55	53 : 20 : 27
1,900	275	94	55	55 : 20 : 25
2,000	275	94	55	56 : 19 : 25

출처: 대한당뇨병학회, 당뇨병 식사 계획을 위한 식품교환표 활용지침(제4판), 2024

1일 식품구성

에너지(kcal)	곡류군	어육류군		채소군	지방군	우유군		과일군
		저지방	중지방			저지방	일반	
1,200	5	1	3	6	3	0	1	1
1,300	6	1	3	6	3	0	1	1
1,400	6	2	3	6	3	0	1	1
1,500	7	2	3	7	4	0	1	1
1,600	7	3	3	7	4	0	1	1
1,700	8	3	3	7	4	0	1	1
1,800	8	3	3	8	5	1	1	1
1,900	9	3	3	8	5	1	1	1
2,000	9	3	3	8	5	1	1	2

출처: 대한당뇨병학회, 당뇨병 식사 계획을 위한 식품교환표 활용지침(제4판), 2024

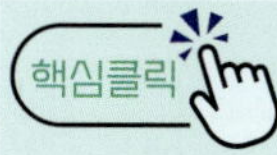

소아 당뇨병 환자의 에너지 필요량 산정방법

- 성장기: 1000 kcal+(나이×100 kcal)
- 성장기 이후: 표준체중×30~35 kcal

(2) 영양소의 균형적인 분배

① 탄수화물: 탄수화물은 식후 혈당 조절의 주요 요인이다. 탄수화물은 총에너지의 55~65%를 권장하나, 환자의 대사 목표에 따라 섭취량을 개별화한다. 통곡류, 채소류, 콩류, 과일류, 저지방 우유 등을 세 끼와 간식의 형태로 일정량을 규칙적으로 섭취하도록 한다. 혈당 조절은 식품 속 탄수화물의 양뿐만 아니라 탄수화물의 종류, 조리 및 가공 과정, 다른 식품과의 구성 등에 따라 다르게 나타나므로 당뇨관리 시 유의해야 한다. 일반적으로 단당류나 이당류는 혈당을 빠르게 상승시키므로 섭취를 제한하고 있으며, 복합 탄수화물의 섭취를 권장한다. 특히 펙틴과 검과 같은 수용성 식이섬유는 혈당과 인슐린 작용을 개선하는 데 도움이 되어 1,000 kcal당 14 g의 식이섬유 섭취가 권장된다.

최근 음식이 혈당 수치에 미치는 영향을 수치화한 당지수(glycemic index, GI) 개념이 당뇨 및 비만 환자들의 식사요법에 적용되고 있다. 당지수란 인체가 50 g의 탄수화물을 얼마나 빨리 혈당으로 전환시키는지를 계량화한 수치이다. 당지수 값이 높을수록 소화, 흡수되는 속도가 빠르고 식품 섭취 후 혈당치가 빠르게 높아진다. 대체로 가공한 식품은 당지수가 높고, 통밀빵, 콩, 채소, 과일, 견과류, 낙농식품 등 가공하지 않은 식품은 낮다. 또 흰쌀보다는 잡곡이, 감자보다는 고구마가, 흰빵보다는 호밀빵이 당지수가 낮다(표 7-6).

표 7-5 주요 식품의 당지수

당지수가 높은 식품(70 이상)		당지수가 중간 식품(56~69)		당지수가 낮은 식품(55 이하)	
찹쌀	110	설탕	68	꿀	55
바게트	96	콜라	68	옥수수	54
쌀밥	92	팬케이크	67	고구마	44
감자	90	파인애플	66	배	38
흰빵	80	아이스크림	61	사과	38
수박	78	치즈피자	60	우유	34
시리얼	73	호밀빵	58	보리	25
베이글	72	키위	58	땅콩	14

당뇨, 비만, 심장 질환 환자에게 당지수 값이 높은 음식은 좋지 않다. 이들 환자 대부분은 인슐린 저항성을 갖고 있어 당지수가 높은 식품을 섭취할수록 더 많은 인슐린을 분비하여야 한다. 이러다 보면 인슐린을 생산해 내는 췌장이 과로하여 혈당 조절 기능이 떨어지는 악순환에 빠지게 된다.

당지수를 낮추는 식사지침은 다음과 같다.

- 흰밥보다는 잡곡밥을, 흰 빵보다는 통밀빵을, 찹쌀보다는 멥쌀을 선택한다.
- 채소류, 해조류, 우엉 등 식이섬유 함량이 높은 식품을 선택한다.
- 주스 형태보다는 생과일, 생채소 형태로 섭취한다.
- 잘 익은 과일, 당도 높은 과일(예: 열대과일)은 피한다.
- 조리할 때 레몬즙이나 식초를 자주 이용한다.
- 식사할 때 한 가지 식품만 먹기보다 골고루 섭취한다.
- 천천히 꼭꼭 씹어 먹는다.

당류의 종류에 따라 혈당량에 미치는 영향도 다르다. 포도당의 영향을 100으로 하였을 때 맥아당은 105, 설탕은 59, 과당은 20으로, 포도당이나 맥아당에 비해 과당이 혈당에 미치는 영향이 적다. 과당은 설탕보다 단맛이 강하고 혈당을 급격하게 상승시키지는 않으나 최근 연구에서 인슐린 저항성을 증가시키고 지방 합성을 촉진하는 것으로 나타났다. 즉, 혈중 지방 수준을 악화시켜 심혈관 합병증의 발병 위험을 높이므로 과일과 같은 천연 과당의 섭취는 큰 문제가 되지 않으나 과당이 첨가된 가공 식품이나 음료의 섭취는 줄이는 것이 바람직하다. 음식의 단맛을 제공하는 당알코올(소르비톨, 만니톨, 자일리톨 등)은 섭취 후 혈당을 급격하게 상승시키

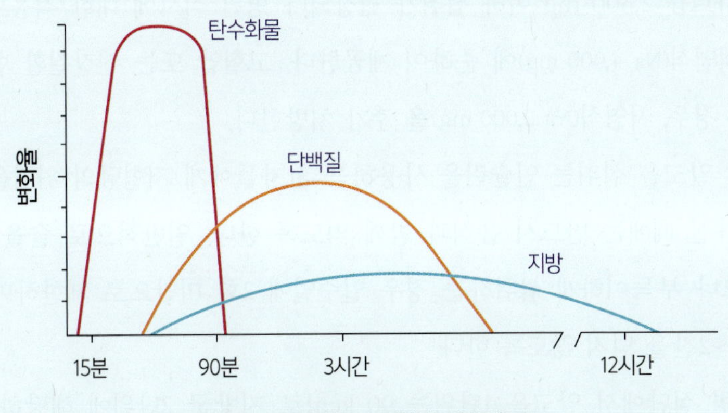

그림 7-5 영양소의 혈당 변화속도

지는 않으나, 하루 30~50 g 이상 섭취 시 설사를 유발할 수 있으므로 사용을 제한하는 것이 좋다. 또한 인공감미료도 혈당 변화 없이 음식의 단맛을 낼 수 있다는 장점은 있으나 자칫 에너지 섭취가 감소할 수 있어 적절한 다른 식품의 보충이 필요하다.

② 지방: 당뇨병 환자는 정상인에 비해 심혈관 질환의 발생률이 높으므로 이를 예방하기 위해서는 총 지방량뿐만 아니라 균형 있는 지방산의 섭취가 중요하다. 총 지방량은 20~25 %kcal를 넘지 않도록 하며, 콜레스테롤은 200 mg 미만으로 조절하고, 포화지방산과 트랜스지방산이 많은 식품은 불포화지방산이 풍부한 식품으로 대체한다.

③ 단백질: 당뇨병 환자의 단백질 필요량은 일반인의 영양소 섭취기준과 동일하다. 증세가 심한 당뇨병 환자들은 소변으로 과량의 당이 배설됨에 따라 섭취된 단백질이 에너지로 사용되어 단백질 결핍 현상이 일어날 수 있다. 그러나 과다한 고단백 식사는 포화지방산의 섭취량을 증가시키며, 신장 합병증이 있을 경우 이를 더욱 악화시킬 수 있다. 따라서 미세단백뇨가 있는 경우 0.6~0.8 g/kg으로 단백질 섭취를 제한하도록 한다.

④ 비타민과 무기질: 당뇨병 환자의 비타민과 무기질에 대한 필요량은 정상인과 같다. 식사 섭취율이 양호하고 혈당 조절이 잘 되는 경우 특별한 보충은 요구되지 않는다. 단, 식사 섭취량이 1,200 kcal 미만인 경우에는 보충제 복용이 필요할 수 있다.

⑤ 나트륨: 당뇨일 때 혈압의 증가는 당뇨로 인한 심혈관 질환, 당뇨병성 신증, 망막증 등과 같은 당뇨 합병증을 악화시킬 수 있다. 따라서 심혈관계 합병증 예방을 위해 하루 나트륨 2,300 mg 이하 섭취가 권장되나 병원 식사에 대한 적응도를 고려하여 경저염식(Na 4,000 mg)에 준하여 제공한다. 고혈압 또는 신장질환 합병증을 진단받은 경우, 저염식(Na 2,000 mg)을 추가 처방한다.

⑥ 알코올: 알코올 섭취는 인슐린을 사용하는 환자들에게 저혈당의 위험을 높이므로 술을 마실 때에는 반드시 음식과 함께 먹도록 한다. 일반적으로 술을 금하는 것이 좋으나 부득이하게 섭취하는 경우 일주일에 2회 미만으로 제한하며, 1회 섭취량도 1~2잔을 넘지 않도록 한다.

당뇨병 식단에서 알코올 1단위는 90 kcal로 지방군 2단위에 해당하므로, 술을 마시게 되면 그만큼 지방 섭취를 줄여야 한다. 그러나 췌장염이나 신장 질환, 심장 질환 및 이상지질혈증 등의 합병증이 있는 당뇨병 환자와 임산부는 알코올 섭취를 절대 금해야 한다.

표 7-6 술의 종류에 따라 교환 가능한 단위 수

종류	1컵(잔)	교환 가능군 및 단위 수
맥주	360 mL	곡류군 1단위 또는 지방군 2단위
포도주	120 mL	지방군 2단위
위스키, 스카치, 진, 보드카	45 mL	지방군 2단위
코냑	30 mL	지방군 1.5단위

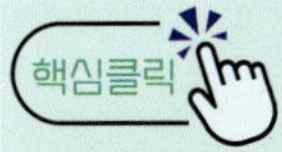

당뇨병의 식사요법 원칙

- 꼭 처방된 식사량을 지켜서 섭취한다.
- 세 끼 식사와 간식은 규칙적으로 정해진 시각에 한다.
- 음식의 간은 되도록 자극적이지 않고 싱겁게 한다.
- 섬유소가 풍부한 식품을 충분히 섭취한다.
- 육류 조리 시 껍질이나 지방은 제거하고, 버터, 생크림 등 지방 식품의 섭취를 줄인다.
- 알코올음료는 제한하고, 부득이 마실 경우 지방군과 교환한다.
- 외식 시에는 되도록 중국요리는 피하고 식품 종류가 골고루 포함된 것을 선택한다.
- 평상시 피해야 할 식품들은 꼭 염두에 둔다(설탕, 껌, 콜라, 사이다, 말린 과일, 꿀, 케이크, 과자, 시럽, 아이스크림, 잼, 과일통조림, 파이 등).
- 술은 피하는 것이 좋다.

8. 당뇨병의 합병증

당뇨병을 방치하여 심한 고혈당이 지속되는 경우 몸 안의 포도당 대사뿐만 아니라 단백질, 지방, 수분, 무기질의 균형이 무너짐에 따라 눈, 신장, 신경, 심혈관 등 다양한 장기에 손상이 초래된다. 당뇨 합병증은 오랜 기간에 걸쳐 서서히 진행되는 만성 합병증과 갑자기 발병하는 급성 합병증으로 나뉜다.

1) 저혈당

당뇨 환자가 약물 치료를 받을 때 흔히 나타나는 부작용은 혈당이 70 mg/dL 이하로

내려간 상태이다. 이는 식사·운동·약물 요법의 균형이 깨져 발생한다. 저혈당은 그 증상이 심한 경우 즉시 치료하지 않으면 경련, 무의식, 뇌 손상을 유발 하며 사망에 이를 수도 있다.

표 7-7 합병증의 종류

(단위: 혈당 mg/dL)

급성 합병증	만성 합병증	
저혈당 케톤산증 고삼투성 고혈당 비케톤성 증후군	혈관 합병증	고지혈증 고혈압 뇌혈관 질환 심장 합병증
	당뇨병성 신경병증	말초신경병증 자율신경병증
	당뇨병성 망막증 당뇨병성 신장 합병증 당뇨병성 치과 질환 당뇨병성 피부 질환	

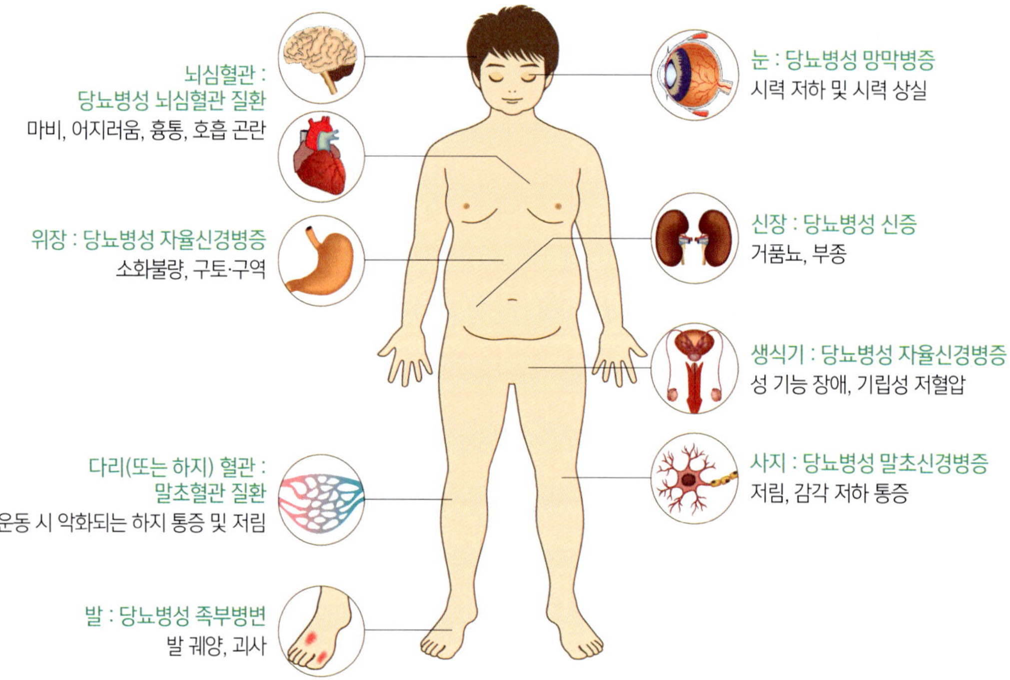

그림 7-6 당뇨병 합병증의 대표적 증상

자료 : 질병관리본부, 대한의학회. http://www.hidoc.co.kr/news/meta/item/C0000111159

(1) 원인

인슐린 주사약이나 경구 혈당 강하제의 용량이 많거나 주사 후 식사가 매우 늦어졌거나 먹지 못하였을 때, 과격한 운동을 했을 때, 또는 설사, 구토, 과도한 음주를 하였을 때 발생한다.

(2) 증상

심한 공복감과 함께 가슴이 두근거리고 식은땀이 나며 빈맥, 피로감, 두통, 어지러움 등이 나타날 수 있다. 혈당이 50 mg/dL 이하로 심하게 저하된 경우 뇌로 공급되는 포도당이 결핍되어 이상한 행동을 한다거나 경련이 생기고 심하면 혼수상태에 빠질 수 있다.

(3) 치료

- 의식이 있는 환자의 경우: 빨리 흡수되어 혈당을 올릴 수 있는 단순당 음식 15 g 정도를 즉시 섭취하고 휴식을 취하도록 한다. 야간 저혈당 예방을 위해서는 취침 전 혈당을 100~140 mg/dL로 유지하도록 한다. 이보다 낮을 경우 취침 전 간식이 필요하다.
- 의식이 없는 환자의 경우: 기도 폐쇄 및 폐렴 등을 유발할 수 있으므로 음식물의 경구 투여를 금지하고 신속히 병원으로 옮겨 혈당을 올리는 글루카곤 주사 혹은 포도당 주사를 맞도록 한다.

(4) 예방

① 규칙적으로 식사를 한다.

② 운동량 증가 시 간식을 섭취한다.

③ 공복 상태에서의 알코올 섭취를 삼간다.

④ 약물 치료는 꼭 처방에 따르며, 체중 감소 시 의사와 상의하여 약물의 양을 조절한다.

⑤ 저혈당 상태에 대비하여 당분을 함유한 음식(사탕이나 캐러멜 등)을 갖고 다니며 당뇨 환자임을 알리는 명찰을 휴대한다.

표 7-8 저혈당 응급 식품과 섭취량

구분	식품	분량
당류	설탕	4 t(10 g)
	사탕	2~3개(12 g)
	꿀	1 T(15 g)
	초콜릿	미니쉘 1개(9 g)
	캐러멜	2~3개(9~14 g)
음료수	콜라	1/2캔(130 mL)
	요구르트	1병(65 mL)
	주스	1/2잔(100 mL)
과일류	사과	중간 크기 1/2개(100 g)
	배	1/3개(100 g)
	포도	1/2송이(100 g)
	복숭아 통조림	1쪽(80 g)
	파인애플 통조림	링 1개(80 g)

2) 케톤산증

인슐린 결핍으로 체내에서 포도당을 에너지원으로 사용할 수 없게 되면 저장된 지방질을 분해하여 에너지를 얻는데, 이때 부산물로 생성된 케톤체가 혈중에 많아진다. 대부분 인슐린 주사를 맞는 1형당뇨병 환자에게 인슐린이 불충분하거나 인슐린 투여를 중단했을 때 발생한다.

혼수에 앞서 나타나는 증상은 입이 마르고 심한 갈증이 나며 두통, 구토, 심한 복통, 현기증 등이다. 이때는 식사로 과일 대신 과일주스나 탄산수를 공급하며, 곡물은 국이나 우유, 달걀 등에 섞어 죽의 형태로 준다. 빵과 우유는 우유 토스트 형태로, 익힌 채소는 즙을 내어 허용량의 우유와 혼합하여 수프 형태로 공급한다.

케톤산증에 의한 당뇨성 혼수는 빨리 치료하지 않으면 매우 치명적이다. 따라서 발견하는 즉시 인슐린, 전해질, 수분 등을 공급하도록 한다. 심한 케톤산증인 경우에는 정맥을 통하여 전해질과 수분을 생리적 식염수로 공급하며, 고혈당증과 당뇨가 감소됨에 따라 5%의 포도당을 보충한다.

3) 고혈당성 혼수

과식 또는 인슐린 부족이 원인으로, 2형당뇨병 환자 중 주로 노인층에서 쉽게 발생하며 케톤은 상승되지 않지만 혈당이 매우 높아진다. 처음에는 다뇨 현상이 있다가 탈수, 구토, 설사, 복통 등을 동반하면서 몸이 무기력해지고 심하면 혼수상태가 온다.

심한 고혈당으로 인한 고삼투압 상태가 주요 문제가 된다. 탈수가 되면 증상이 더욱 악화되므로 수분과 전해질을 공급하고, 인슐린을 투여한다.

사례연구

당뇨병

J는 농구선수가 되는 꿈을 가지고 있는 체격이 좋은 13세의 건강한 소년이다. J는 친구들과 농구경기를 하던 중 현기증을 호소하며 주저앉아 토할 것 같다고 했다. J의 부모님께 연락하고, J를 응급실로 옮겼다.

병원에서는 J를 당뇨성 혼수(diabetic coma, ketoacidosis)로 진단하였다. 혈액 검사 결과 J의 혈당은 620 mg/dL였고, 소변에서 상당량의 당과 아세톤이 검출 되었다. 의사는 즉시 J에게 인슐린, 칼륨, 인, 포도당용액을 정맥 주사 하였고, 얼마 후 J는 의식을 회복하였다. 정확한 진단과 치료계획 수립을 위해 입원했다. 검사 결과 1형당뇨병을 진단받고, 인슐린 치료 계획 수립 후 식사요법 교육을 위해 영양사에게 의뢰되었다.

입원 후 J의 혈당은 계속 떨어져서 이틀째 되는 날은 180 mg/dL로 되었다. J의 주치의는 매일 아침 식전과 취침 전에 중간형 인슐린을 주사하고, 매끼 식전에 식사량에 맞춰 초단기작용 인슐린을 주사하는 다회주사요법을 처방했다. 하루에 세 끼의 식사와 오후 4시경, 잠자기 직전 간식이 제공되었다. 영양사 는 J의 혈당 유지와 운동을 위한 에너지 공급을 고려하여 식사계획을 수립한 후, J와 J의 부모님을 교육했다. 간호사는 J를 방문 하여 인슐린 투여법과 발의 관리에 대해 조언하였다.

질문

1. 당뇨성 혼수의 원인을 설명하시오.
2. 인슐린 의존성 당뇨의 증상은 어떠한가?
3. 병원에서 즉시 인슐린과 포도당, 칼륨, 인을 정맥 주사한 이유는 무엇인가?
4. 오후 4시경과 잠자기 직전 간식의 중요성은 무엇인가?
5. 간호사는 J에게 발의 관리에 대해 조언하였다. 그 이유는 무엇인가?
6. 앞으로 J는 계속 인슐린을 투여해야만 하는가?
7. 앞으로 J는 농구선수 생활을 예전처럼 할 수 있을까?
8. 앞으로 J의 간식 형태는 어떻게 바뀌어야 하는가?
9. J의 행동 습관은 어떻게 바뀌어야 하는가?

정답 및 해설

1. 혈당은 증가되나 세포에서 이를 이용하지 못하기 때문에 세포의 에너지원이 다른 방법으로 공급된다. 즉, 지방이 이용되어 아세틸 CoA가 형성되고 다시 케톤체를 형성한다. 따라서 케토시스가 발생한다.
2. 다뇨증, 다식증, 다갈증, 호흡 시 아세톤 냄새, 탈수, 당뇨, 저혈당증, 케톤증, 케톤뇨증, 당뇨성 혼수, 의식 불명, 호흡 곤란, 구토, 메스꺼움 등이다.
3. 인슐린은 포도당이 세포 내로 빠르게 유입되도록 한다. 따라서 인슐린 투여에 맞게 혈당을 조절하기 위해 포도당 용액을 정맥 주사하며, 이때 칼륨과 인도 매우 빠르게 세포 내로 유입되므로 함께 투여한다.
4. 인슐린의 효과가 지속되면 오후 4시 경과 잠잘 때에 저혈당에 빠질 수 있다. 따라서 오후 4시경과 잠자기 전 간식을 섭취하여 저혈당을 미리 예방하는 것이 중요하다. 특히 잠잘 때의 저혈당은 위험할 수 있으므로 잠자기 전 혈당을 체크하여 100 mg/dL 이하일 때는 반드시 간식을 섭취하도록 하며, 의사와 상담하여 인슐린 주사약의 용량을 감소하도록 한다.
5. 당뇨 시 발로 통하는 혈액 순환이 감소되어 면역 기능이 저하되고 치료가 지연된다. 발에 조그만 상처라도 감염이 되면 크게 악화될 수 있다.
6. 물론 인슐린을 투여해야 하지만 정상적인 다른 아이들처럼 생활할 수 있다.
7. 그렇다. 실제로 프로농구선수들 중 당뇨병 환자도 있다.
8. 단순당 대신 복합 탄수화물과 중정도의 지방과 단백질을 함유한 것이 좋다. 또한 이러한 간식은 운동하기 1시간 전에 먹는 것이 좋다.
9. 당뇨병은 혈당의 심한 변동을 줄이고 안정적인 혈당 조절을 위해 하루 에너지 필요량을 식사와 간식으로 적절히 배분한다. 특히, 경구혈당강하제나 인슐린을 사용하는 경우, 작용 시간을 고려하여 저혈당을 예방할 수 있도록 식사를 계획한다. 따라서 식사는 거르지 말고 정규 식사 이외에 간식의 중요성도 깨달아 간식의 종류와 섭취시간에 대해 항상 신경을 쓰도록 한다.

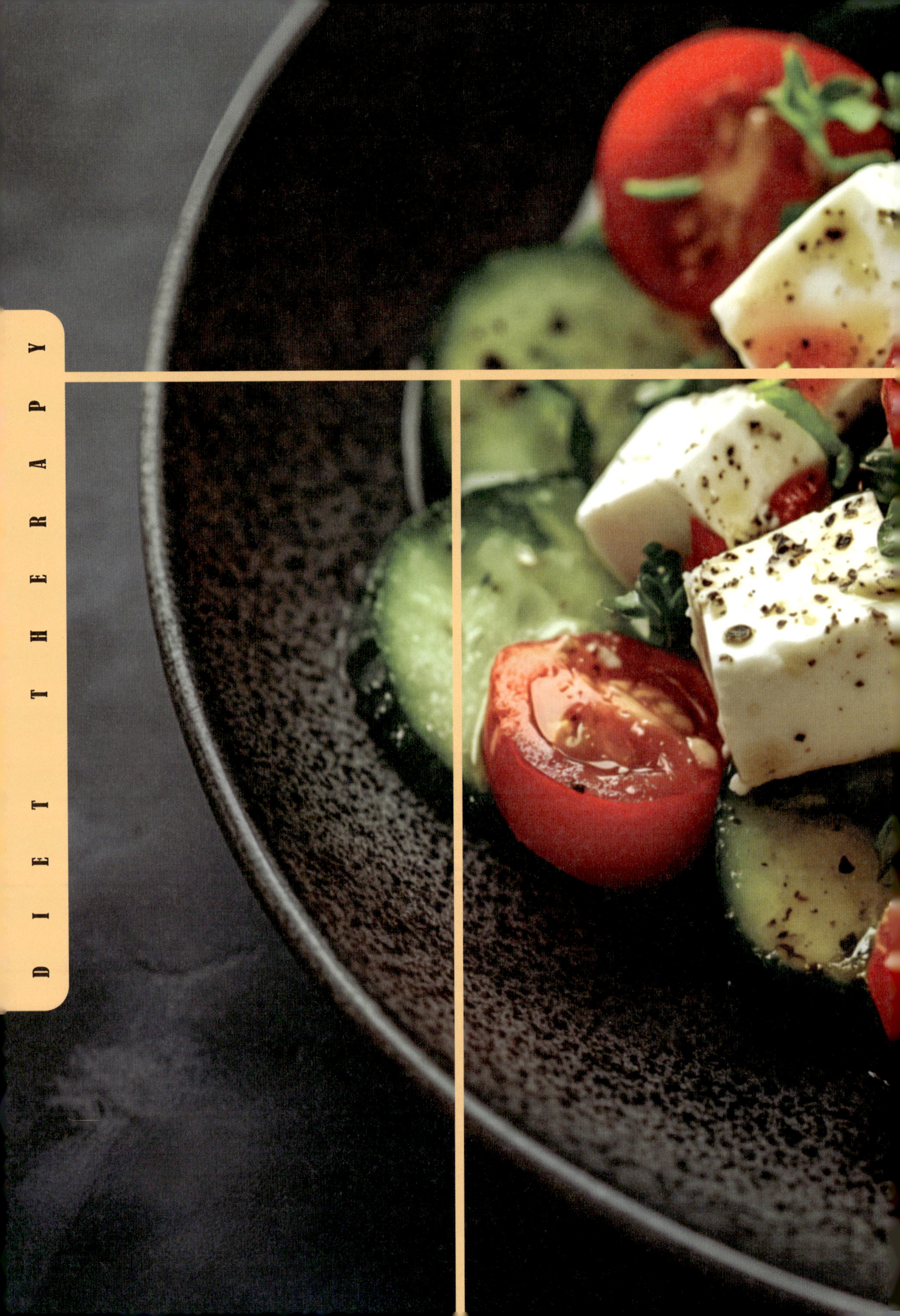

DIET THERAPY

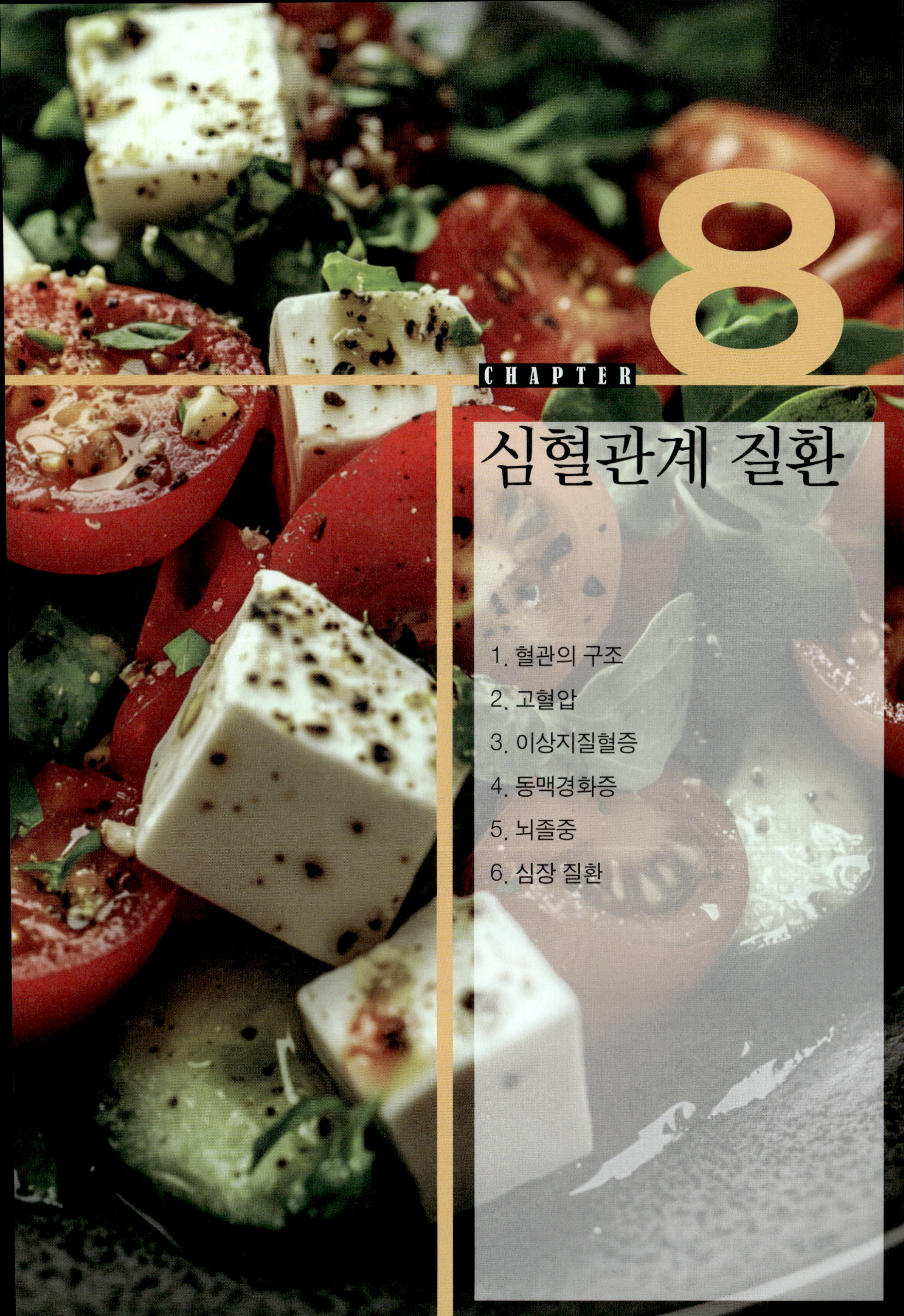

CHAPTER 8

심혈관계 질환

1. 혈관의 구조
2. 고혈압
3. 이상지질혈증
4. 동맥경화증
5. 뇌졸중
6. 심장 질환

심혈관계는 심장과 혈관 그리고 혈액으로 구성되어 있다. 심혈관계는 우리 몸에 영양소를 공급하고 노폐물을 제거하며, 산소와 이산화탄소를 운반하는 역할을 함으로써 우리 몸의 세포를 유지시켜 준다.

심혈관계 질환은 크게 혈관계 질환과 심장 질환으로 나누어지며, 우리나라에서 주요 사망원인이 되고 있다. 대표적인 심혈관계 질환으로는 고혈압, 동맥경화증, 이상지질혈증, 허혈성 심장병, 울혈성 심부전 등이 있으나, 실제 발생되는 심혈관계 관련 질환으로 뇌혈관질환인 뇌졸중이 포함되어 이를 총칭하여 심뇌혈관질환이라고도 표현한다.

1. 혈관의 구조

혈관은 혈액이 흐르는 통로로 동맥, 정맥, 모세혈관으로 나누어진다. 동맥은 심장에서 나온 혈액을 신체 각 조직으로 운반하는 데 신체 혈액 용적의 15~25% 정도를 차지한다. 동맥 혈관은 두껍고 탄력이 있으며, 직경이 2~3 cm인 대동맥부터 수 mm 이하인 소동맥까지 다양하다. 혈관 벽은 외막, 중막, 내막으로 구성되어 있다. 외막은 섬유성 결합조직으로 매우 질긴 막이며 큰 동맥의 경우 혈관 자체에 혈액을 공급하는 혈관이 분포되어 있다. 중막은 탄력섬유와 평활근으로 구성되어 탄력성과 신장성이 좋고, 내막은 단층의 상피세포로 이루어져 있다. 정맥은 동맥과 같이 3층의 혈관벽으로 되어 있으나, 동맥벽보다 얇고 탄력성이 적다. 모세혈관은 얇은 혈관 벽을 가진 혈관으로 온몸에

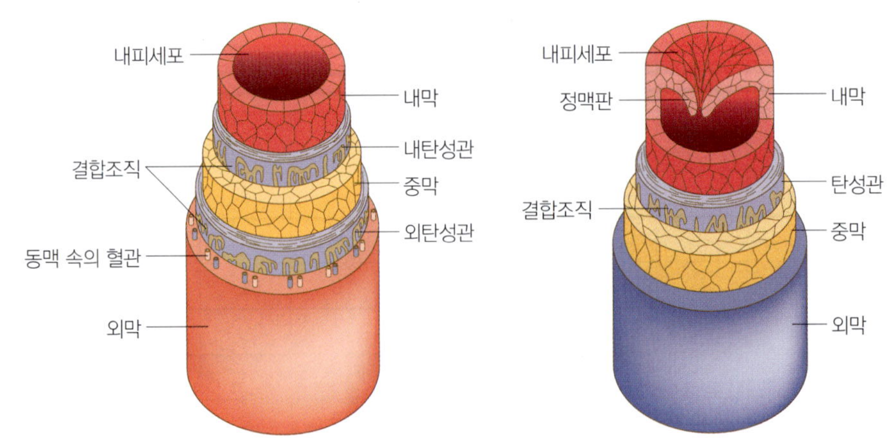

그림 8-1 혈관의 구조

그물처럼 퍼져 있어 조직세포에 산소와 영양소를 공급하고 이산화탄소와 노폐물을 운반한다.

표 8-1 혈관의 종류와 특징

구분	혈액의 운반	혈압	혈관벽	탄력성	판막
동맥	심장에서 나온 혈액이 흐르는 혈관	40~100 mmHg	3층	강함	없음
정맥	심장으로 들어오는 혈액이 흐르는 혈관	5~10 mmHg	3층	적음	있음
모세혈관	동맥과 정맥을 연결하는 혈관	12~25 mmHg	단층	적음	없음

2. 고혈압

혈압이란 혈액이 혈관 속을 흐르고 있을 때 혈관 벽에 미치는 압력으로, 일반적으로 혈압은 동맥 혈압을 말한다. 심장의 수축과 이완에 의해서 혈액은 체내로 순환하게 된다.

심장은 심실이 수축할 때 많은 양의 혈액을 대동맥으로 밀어내므로 동맥의 압력이 높아지며, 이를 수축기 혈압(systolic blood pressure)이라고 한다. 이완할 때는 동맥에 소량의 혈액이 흐르게 되어 압력이 낮아지며, 이완기 혈압(diastolic blood pressure) 또는 확장기 혈압이라고 한다.

혈압은 총혈액량과 혈관 저항에 따라 좌우된다. 총혈액량은 주로 혈액을 내보내는 심장과 수분을 재흡수하는 신장에 의해 조절되며, 혈관 저항은 혈액의 점도, 혈관 크기와 혈관벽의 두께, 압력 수용체와 화학 수용체 및 호르몬 등에 의해 영향을 받는다. 고혈압(hypertension)은 혈액이 동맥에 미치는 압력이 높은 상태를 말하는 것으로, 일시적으로 혈압이 올라간 것이 아니라 지속적으로 혈압이 상승되어 있는 상태이다. 혈관이 좁아지거나 경화되어 탄력이 약해지면 말초혈관의 저항이 높아지면서 혈압이 상승하여 고혈압이 된다.

1) 원인

- 유전, 나이, 성별: 고혈압 환자의 약 1/3이 유전적인 이유로 발생하므로 부모, 형제

중에 고혈압 환자가 있는 경우에는 고혈압에 걸릴 위험이 증가한다. 부모 모두 고혈압이면 자녀의 50% 정도가 고혈압이 발생할 수 있고, 부모 중 한 사람이 고혈압인 경우 자녀의 25% 정도가 고혈압에 걸릴 수 있다.

나이가 들면 혈관이 노화되어 탄력이 줄어들고 단단해져서 젊었을 때보다 센 힘으로 혈액을 밀어야 순환이 잘 되므로 혈압이 높아지게 된다.

30~40대는 남성에게서 고혈압 발생이 높으나, 50대 이후에는 여성에게서 고혈압 발생이 더 높다. 이는 폐경이 되면 에스트로겐 생성이 감소하면서 혈압 보호 효과가 없어지기 때문이다.

- 비만: 고혈압인 사람의 20~30%는 비만 때문인 것으로 알려져 있으며, 프레이밍햄 연구(Framingham study)에 의하면 체중이 10% 증가하면 혈압이 7 mmHg 정도 상승하는 것으로 조사되었다.
- 염분 과잉 섭취: 염분을 많이 섭취하면 물을 많이 마시게 되어 혈액 양이 증가하면서 혈압이 높아진다. 그러나 염분 섭취가 모든 사람에게 혈압을 높이는 것은 아니다. 염분 민감성이 없는 사람은 혈압을 높이지 않고도 염분을 잘 배설하므로 염분 섭취량이 혈압에 크게 영향을 주지 않는다. 그러나 염분 민감성이 있는 사람은 염분을 배설하는 데 정상보다 높은 혈압이 요구된다. 그러므로 염분 민감성이 있는 사람은 염분을 많이 섭취하면 고혈압이 되기 쉽다. 에스피넬(Espinel)의 연구에 의하면 고혈압 환자의 약 30~50%, 정상인의 15~25%가 염분 민감성이 있는 것으로 조사되었다.
- 알코올 섭취: 지속적으로 과다한 알코올 섭취는 혈압을 상승시킨다. 고혈압 환자의 5~7%는 알코올 섭취 때문이라고 한다.
- 스트레스: 심한 스트레스를 받으면, 교감신경계가 자극되어 고혈압이 발생하지만 일시적인 것이어서 스트레스가 없어지면 혈압은 정상이 된다. 그러나 오랫동안 스트레스가 지속되면 부신수질에서 에피네피린, 노르에피네피린의 분비가 많아져서 혈압이 상승한다.

2) 진단

혈압은 안정 시 상완동맥에서 측정하며, 20분 이상 휴식을 취한 다음 2분 간격으로 2회 이상 측정하여 평균값으로 진단한다. 바람직한 혈압은 수축기 혈압 120 mmHg 이하, 이완기 혈압이 80 mmHg 이하이다. 수축기 혈압 140 mmHg 이상 또는 이완기 혈압이 90 mmHg 이상일 때 고혈압으로 진단한다.

표 8-2 고혈압의 진단 기준

(단위 : mmHg)

혈압 분류		수축기 혈압(mmHg)		이완기 혈압(mmHg)
정상혈압		<120	그리고	<80
주의혈압		120~129	그리고	<80
고혈압전단계		130~139	또는	80~89
고혈압	1기	140~159	또는	90~99
	2기	≥160	또는	≥100
수축기단독고혈압		≥140	그리고	<90

출처: 대한고혈압학회, 고혈압진료지침, 2022

3) 분류

고혈압은 발병원인에 따라 일차성 고혈압(본태성 고혈압)과 이차성 고혈압으로 나눌 수 있다. 전체 환자의 90%를 차지하는 일차성 고혈압은 원인이 분명하지 않으나 식사요법에 의해 증세가 호전될 수 있다.

이차성 고혈압은 신장 질환, 내분비 질환, 갑상선 질환, 중추신경계 및 대동맥 협착 등의 질병이 진행되면서 이차적으로 고혈압이 발생하는 경우로 전체의 10% 정도이다. 주로 신장 질환에 의한 경우가 많다. 식사요법으로 증세가 잘 낫지 않으며, 원인이 되는 질환을 치료해야만 호전될 수 있다.

표 8-3 일차성 고혈압과 이차성 고혈압의 비교

분류	발생 빈도	원인	식사요법
일차성 고혈압	90%	분명하지 않음	식사요법으로 증세 호전
이차성 고혈압	10%	질병 등에 의해 2차 발생	원인 질환 치료가 중요

4) 증상

고혈압의 대표적인 증상은 두통과 현기증이다. 그러나 고혈압은 초기에는 증상이 나타나지 않기 때문에 대다수의 사람들은 자신이 고혈압이라는 것을 인식하지 못한다. 고혈압을 오랫동안 방치하면 합병증이 나타난다. 고혈압에 의한 합병증은 심장의 부담 증가에 의한 심부전, 협심증, 심근경색 등과 말초혈관의 부하 증가에 의한 신부전, 시력 장애 등이 있다.

표 8-4 고혈압에 의한 합병증

구분	고혈압으로 인한 변화	합병증
심장의 부담 증가	심근 비대, 심실 확장 상대적 혈류 감소 관상동맥경화로 인한 폐색 혈관평활근의 비대 경화로 혈관 저항 증가	심부전 협심증 심근경색 고혈압 악화
말초혈관의 부하 증가	신혈관 장애로 신장 기능 저하 망막혈관 장애로 안저 출혈, 백반 뇌혈관 장애로 고혈압성 뇌증, 뇌동맥경화, 뇌경색, 뇌출혈	신부전 시력 장애

5) 식사요법

체중 조절과 함께 나트륨 및 알코올 섭취를 제한하여 혈압 상승을 억제하고, 식이성 고지혈증을 예방하도록 식사 계획을 세운다.

① 체중 감량: 비만이 고혈압의 원인이므로, 체중을 감량하면 혈압이 낮아진다. 체중 감량의 목표는 표준체중을 유지하는 것으로 저에너지 식사와 운동요법을 병행하여 실시하면 혈압을 낮추는 효과가 더 크다.

② 나트륨 제한: 염분 민감성 고혈압 환자, 노인, 중증 고혈압 환자는 나트륨 섭취를 줄였을 때 혈압 감소 효과가 더 크다. 고혈압 증상 정도에 따라 1일 나트륨 섭취량을 달리 제한한다. 나트륨을 제한하기 위해서는 가공식품보다는 신선한 식품을 권장하며, 음식에 소금(염분)을 적게 사용하는 대신 다른 조미료로 맛을 살리는 조리법을 이용한다. 요즘에는 일반 제품의 1/2~1/3 수준인 저염소금과 저염간장이 시판되고 있으며, 소금의 염도를 낮춘 된장, 고추장, 쌈장, 저염자반 등의 저염식품이

출시되고 있으므로 이들 저염식품을 활용하는 것이 바람직하다.

③ 지방 섭취 감소: 총지방의 섭취를 줄이고, 포화지방보다는 불포화지방의 섭취를 권장한다. 또 콜레스테롤의 섭취도 줄인다.

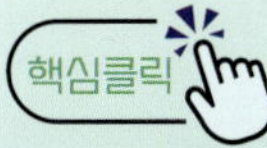

저염식 · 경저염식

- 대상: 고혈압, 울혈성 심부전, 복수가 있는 환자에게 적용하는 식사다. 부종 및 복수를 예방하고, 혈압 조절을 위해 1일 나트륨을 제한하여 제공한다.
- 나트륨 제한 기준
  - 저염식: 1일 2,000 mg
  - 경저염식: 1일 4,000 mg

출처: 강남세브란스병원, 식사처방지침서, 2022

표 8-5 고혈압 분류에 따른 나트륨 섭취 제한 정도

	고혈압 1기	고혈압 2기
나트륨 함량	90 mEq/일(소금 5 g/일)로 제한	60~90 mEq/일(소금 3.5~5 g/일)로 제한
식품 섭취 제한	• 가공식품과 나트륨 함량이 높은 식품을 제한 • 식탁에서 염분 사용 제한 • 조리 시 정해진 염분만 사용 • 가능한 저염제품 이용 • 우유 및 유제품은 500 mL 이상 섭취하지 않음	• 1기에서 제시한 것 모두 해당 • 치즈, 마가린, 샐러드 드레싱, 통조림 식품을 사용할 때 저염 또는 무염을 확인 • 대부분의 냉동식품과 패스트푸드는 사용하지 않음 • 빵도 하루에 2회 섭취량 이하로 제한

출처: 대한영양사협회, 임상영양관리지침서, 2008

표 8-6 소금 1 g에 해당하는 염분의 양

식품	중량(g)	목측량	식품	중량(g)	목측량
진간장	5	1 t	토마토케첩	30	2 T
된장	10	1/2 T	마가린	50	3 T
고추장	10	1/2 T	버터	50	3 T
마요네즈	40	2.5 T	배추김치	30	3쪽

※ 나트륨(Na) 양을 소금(NaCl) 양으로 환산하는 방법 : Na 양×2.54 = NaCl 양
예) 2,000 mg의 Na을 NaCl 양으로 환산하면 2,000 mg×2.54 = 5,080 mg(약 5 g NaCl)

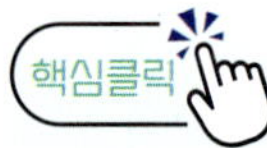

염분을 제한하는 방법

- 조리 시 소금, 간장, 된장, 고추장 등은 허용된 양만큼만 넣는다.
- 김치, 젓갈, 장아찌 등은 피한다.
- 화학조미료나 베이킹파우더가 많이 들어간 음식은 피한다.
- 국이나 찌개의 국물을 많이 먹지 않는다.
- 가공식품이나 인스턴트식품은 사용하지 않는다.
- 조리 시 고춧가루, 겨자, 후추 등 향신료나 레몬, 식초 등을 사용한다.
- 식사 바로 전에 간을 하면 짠맛을 더 느낄 수 있다.
- 음식의 간은 집중적으로 한 가지 음식에만 첨가한다.
- 식물성 유지로 튀김이나 전을 하면 고소한 맛이 있어 덜 싱겁게 느껴진다.

④ 알코올 섭취 제한: 알코올은 수축기 혈압과 이완기 혈압을 모두 상승시키므로 알코올 섭취는 에탄올 기준으로 하루 30 g 이하로 제한한다. 맥주 1캔, 소주 1잔에는 약 14 g의 알코올이 함유되어 있으므로 하루 2잔 이내로 마신다.

⑤ 칼륨 섭취 증가: 칼륨을 충분히 섭취하면 고혈압을 예방하고 고혈압 환자의 혈압을 개선할 수 있으므로 과일과 채소의 섭취를 늘린다.

⑥ 마그네슘과 칼슘 섭취 증가: 많은 역학조사에서 마그네슘과 칼슘의 부족이 고혈압 발생과 관련이 있는 것으로 조사되었으므로 음식으로 충분한 마그네슘과 칼슘을 섭취하도록 한다.

⑦ 식이섬유 섭취 증가: 식이섬유가 풍부한 채소류, 과일류, 해조류, 잡곡류, 콩류를 충분히 섭취하면 콜레스테롤을 낮추어 고혈압과 관련 있는 이상지질혈증이나 동맥경화증 예방에 도움이 된다. 특히 수용성 식이섬유뿐만 아니라 칼륨도 풍부한 채소, 과일, 해 조류를 충분히 섭취하도록 한다.

⑧ 운동 및 생활습관 개선: 하루에 30분 이상 빨리 걷기와 같은 유산소운동을 하면 신경 긴장 완화와 말초혈관 확장으로 혈압이 낮아진다. 그러나 운동 강도가 너무 높은 경우 운동 중에 혈압이 상승되므로 좋지 않다. 또한 스트레스를 줄이기 위하여 과로를 피하고 취미 활동을 즐기도록 노력한다.

알아두기

DASH(dietary approaches to stop hypertension) 식사

NHLBI(National Heart, Lung and Blood Institute)에서 제시한 혈압을 낮추기 위한 식사요법이다. 신선한 과일, 채소, 저지방 유제품을 충분히 섭취하고, 도정하지 않은 전곡류, 생선, 기름기가 없는 가금류를 적당히 먹으며, 적색의 육류, 지방이 많은 식품, 단순당 류 제품을 적게 섭취하도록 권장한다.
이러한 식사는 혈압을 낮추고 총지방과 포화지방, 콜레스테롤의 섭취를 줄일 수 있으며, 나트륨의 배설을 돕고 칼슘의 섭취를 늘 릴 수 있다. 또한 풍부한 식이섬유와 항산화 영양소를 섭취할 수 있어 최근 고혈압 예방과 치료에 많이 활용되고 있다.

DASH의 식사 구성

식품군	종류	영양소	권장 섭취
곡류군	도정하지 않은 곡류	복합 탄수화물, 식이섬유	적당히
채소군	모든 신선한 채소	칼륨, 마그네슘, 식이섬유	충분히
과일군	모든 신선한 과일	칼륨, 마그네슘, 식이섬유	충분히
유제품	저지방·무지방 우유	칼슘, 단백질	충분히
어육류군	껍질을 제거한 닭고기, 생선류	단백질, 마그네슘	적당히
	붉은 살코기(쇠고기, 돼지고기)	단백질, 마그네슘, 포화지방, 콜레스테롤	적게
견과류, 종실류	땅콩, 호두, 잣, 아몬드 등	불포화지방, 마그네슘, 칼륨, 단백질, 에너지	적당히
지방군	식물성 기름, 마요네즈	불포화 또는 포화 지방	적게
당류	설탕, 꿀, 젤리	단순당류	적게

출처: 심유진, 고혈압을 다스리는 식사요법, DASH, 국민고혈압사업단, 2008.

DASH 식사의 1일 계획(섭취횟수/일)

에너지 (kcal)	곡류군	채소군	과일군	저지방 또는 무지방 유제품	어육류군	견과류, 종실류 및 말린 콩류	지방과 기름	당류
1,600	6	3~4	4	2~3	1~2	이틀에 1회	2	0
2,000	7~8	4~5	4~5	2~3	2	일주일 4~5회	2~3	0

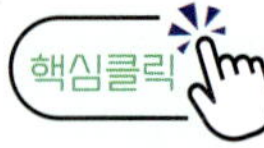

고혈압 예방 7가지 생활 수칙

1. 음식은 싱겁게 골고루 먹습니다.
2. 살이 찌지 않도록 알맞은 체중을 유지합니다.
3. 매일 30분 이상 적절한 운동을 합니다.
4. 담배는 끊고 술은 삼가야 합니다.
5. 지방질을 줄이고 야채를 많이 섭취합니다.
6. 스트레스를 피하고 평온한 마음을 유지합니다.
7. 정기적으로 혈압을 측정하고 의사의 진찰을 받읍시다

출처: 한국고혈압관리협회 http://www.khma.or.kr/

3. 이상지질혈증

이상지질혈증(dyslipidemia)은 지단백 대사의 이상, 즉 콜레스테롤과 중성지방을 운반하는 지단백의 합성이 증가하거나 분해의 감소로 나타나는 고콜레스테롤혈증, 고중성지방혈증, 낮은 HDL-콜레스테롤혈증 등의 상태를 말한다. 이상지질혈증으로 혈액 내 콜레스 테롤이 증가하면 동맥벽에 콜레스테롤이 침착되고, 동맥 내경이 좁아지고 탄력이 감소하여 동맥경화가 발생하고 협심증, 심근경색과 같은 심장 질환과 뇌졸중, 뇌경색과 같은 뇌혈관 질환을 유발하게 된다. 최근 우리나라의 심혈관 질환 발생률이 증가하고 있는데 이는 주로 운동과 식사 등 생활습관의 변화가 주요 요인이다.

이상지질혈증은 공복 후 혈액검사를 통해서 총 콜레스테롤, 중성지방, HDL 콜레스테롤, LDL 콜레스테롤 수준으로 진단한다.

1) 지단백질의 종류

- 킬로미크론(chylomicron): 지방이 흡수될 때 소장 벽에서 만들어지며, 음식으로 섭취한 중성지방을 운반한다. 크기가 가장 크고 비중은 작은 거대 지단백질로, 중성지방 함유율이 약 85% 정도이다.
- 초저밀도지단백질(VLDL): 간에서 만들어지며, 중성지방 함유율이 약 50% 정도이다. 간에서 생성된 중성지방을 조직으로 운반하는 역할을 한다.
- 저밀도지단백질(LDL): 혈액에서 VLDL로부터 전환되어 만들어지며, 콜레스테롤 함

유량이 약 45% 정도이다. 콜레스테롤을 조직으로 운반하며, 일부 LDL은 동맥벽에 플라크로 축적되어 동맥경화를 유발한다.

• 고밀도지단백질(HDL): 주로 간에서 만들어지며, 단백질 함량이 약 50% 정도이다. 조직의 콜레스테롤을 간으로 운반한다. 간으로 운반된 콜레스테롤은 담즙으로 전환되어 체외로 배설되므로 콜레스테롤을 제거하는 역할을 한다.

표 8-7 지단백질의 종류 및 특성

종류	킬로미크론	VLDL	LDL	HDL
중성지방(%)	80~85	60~80	10~13	5~10
콜레스테롤(%)	2~7	10~15	45~50	20
인지질(%)	3~6	15~20	15~22	25~30
단백질(%)	1~2	5~10	20~25	45~50
급원	식이성, 외인성	내인성	내인성	내인성
동맥경화증 위험도	○	+	++++	역의 상관관계

2) 이상지질혈증의 분류

이상지질혈증은 혈액에 증가되는 지단백질의 종류에 따라 Type I(고킬로미크론혈증), Type IIa(고LDL혈증), Type IIb(고LDL혈증과 고VLDL혈증), Type III(고LDL혈증과 고VLDL혈증), Type IV(고VLDL혈증), Type V(고킬로미크론혈증과 고VLDL혈증)로 분류된다(표 8-8).

표 8-8 이상지질혈증의 분류

분류	지단백질	혈액지질	증상
Type I	↑↑ chylomicron	↑↑↑ 중성지방 ↑ 콜레스테롤	췌장염, 황색종(xanthoma)
Type IIa	↑↑ LDL	↑↑ 콜레스테롤	허혈성 심장 질환, 황색종 등
Type IIb	↑↑ LDL, ↑↑ VLDL	↑↑ 콜레스테롤 ↑↑ 중성지방	IIa와 같음
Type III	↑ LDL, ↑ VLDL, ↑ remnants	↑↑ 콜레스테롤 ↑↑ 중성지방	황색종, 말초동맥경화증
Type IV	↑ VLDL	↑ 콜레스테롤 ↑↑ 중성지방	허혈성 심장 질환, 저HDL증, 비정상적 내당성
Type V	↑↑ chylomicron, ↑ VLDL	↑↑ 중성지방 ↑ 콜레스테롤	I형과 같음, 허혈성 심장 질환, 고혈당증

또 혈액에 증가되는 지방의 종류에 따라 고콜레스테롤혈증, 고중성지방혈증, 복합형으로도 분류한다.

고콜레스테롤혈증은 Type IIa로 혈청 콜레스테롤과 LDL 농도가 증가된 것으로, 유전이나 고지방 식사에 의해서 유발된다. 이외에도 당뇨병, 갑상샘 기능 저하, 신증후군의 합병증에 의해 이차성으로 발생된다.

고중성지방혈증은 Type IV가 해당되며, 혈청중성지방과 VLDL 농도가 증가된 것으로 비만, 단순당과 에너지의 과잉 섭취, 음주, 운동 부족, 당뇨병 등으로 유발된다.

복합형은 Type IIb, III가 해당되며, 혈청 콜레스테롤과 중성지방이 모두 증가한 경우이다. 우리나라는 비만이나 에너지 과잉, 운동 부족 등으로 인한 고중성지방혈증이 많으며, 최근에는 비만이나 서구형 식생활의 영향으로 고콜레스테롤혈증도 점차 증가하고 있다. 이상지질혈증의 진단 기준은 표 8-9와 같다.

표 8-9 이상지질혈증 진단 기준

분류		단위(mg/dL)
총 콜레스테롤	높음	≥240
	경계치	200~239
	적정	<200
중성지방	매우 높음	≥500
	높음	200~499
	경계치	150~199
	적정	<150
HDL-콜레스테롤	높음	≥60
	낮음	<40
LDL-콜레스테롤	매우 높음	≥190
	높음	160~189
	경계치	130~159
	정상	100~129
	적정	<100

출처: 대한의학회, 질병관리청, 이상지질혈증 임상진료지침, 2023

3) 식사요법

이상지질혈증을 위한 식사 계획의 원칙은 다음과 같다.

- 적정 체중을 유지하도록 한다.
- 지방의 섭취를 줄이고, 특히 포화지방산과 트랜스지방산의 섭취를 제한한다.
- 단순당과 알코올 섭취를 제한하며, 식이섬유 섭취를 증가시킨다.
- 나트륨의 과다 섭취를 제한한다.

알아두기

이상지질혈증 식사 권고안

- 적정체중을 유지할 수 있는 수준의 에너지를 섭취할 것을 권고한다.
- 총지방 섭취량을 에너지 섭취량의 30% 이내로 과다하지 않는 것을 고려한다.
- 포화지방산 섭취량을 에너지 섭취량의 7% 이내로 줄이는 것을 권고한다.
- 포화지방산 섭취를 줄이기 위해 단일 또는 다가 불포화지방산 섭취로 대체하는 것을 고려한다.
- 트랜스지방산 섭취를 피하는 것을 권고한다.
- 고콜레스테롤혈증인 경우 콜레스테롤 섭취량을 줄이는 것을 고려한다.
- 총탄수화물 섭취량을 에너지 섭취량의 65% 이내로 과다하지 않도록 하고, 총당류 섭취량을 10~20% 이내로 제한하는 것을 고려한다.
- 식이섬유 섭취량이 1일 25 g 이상 될 수 있도록 식이섬유가 풍부한 식품을 섭취하는 것을 권고한다.
- 알코올은 하루 1~2잔 이내로 제한하며, 가급적 금주할 것을 권고한다.
- 통곡 및 잡곡, 채소류, 콩류, 생선류가 풍부한 식사를 하는 것을 권고한다.
  - 주식으로 통곡, 잡곡을 섭취한다.
  - 채소류를 충분히 섭취한다.
  - 콩류와 생선류를 섭취하며, 적색육과 가공육의 섭취를 줄인다.
  - 생과일을 적정량 섭취한다.

출처: 한국지질·동맥경화학회, 이상지질혈증 치료지침 5판, 2022

(1) 고콜레스테롤혈증(고LDL혈증)

① 포화지방산과 트랜스지방산 섭취 감소: 포화지방산은 혈청 LDL-콜레스테롤 수치에 가장 큰 영향을 미치는 요인이므로, 섭취량이 총 에너지 섭취량의 7%를 초과하지 않도록 한다. 포화지방산은 육류의 지방, 가금류의 껍질 부위, 버터, 야자유 등에 많이 들어 있다. 트랜스지방산은 포화지방산과 입체구조가 비슷하여 혈중 LDL-콜레스테롤을 증가시키므로 섭취를 피하는 것이 좋다. 트랜스지방산은 마가

린, 쇼트닝 등의 경화유에 많고, 높은 온도로 오랜 시간 처리된 기름에도 많다.

② 콜레스테롤 섭취 제한: 식사로 섭취한 콜레스테롤이 총 콜레스테롤과 LDL-콜레스테롤 수치에 영향을 미치지만, 포화지방산과 트랜스지방산에 비해서 약하다. 1일 콜레스테롤 섭취량을 300 mg 이내로 제한한다. 콜레스테롤이 많이 함유된 식품은 달걀노른자, 간, 어란, 내장, 육류, 장어, 오징어, 낙지, 새우, 조개류 등이다. 새우, 조개류 는 1회 섭취량이 적고 타우린이 들어 있어 소량 섭취 시에는 크게 문제되지 않는다.

③ 불포화지방산 섭취 증가: 포화지방산을 다가불포화지방산으로 대체 섭취할 때 혈액 내 콜레스테롤 수치가 개선된다. 총 에너지의 10% 이내로 섭취하는 것이 좋다.

④ 나트륨 섭취 제한: 고혈압 등으로 나트륨을 제한해야 하는 경우에는 저염 식사(1일 나트륨 2,000 mg)나, 경저염 식사(1일 나트륨 4,000 mg)를 하도록 한다.

⑤ 식이섬유 섭취 증가: 콩, 과일, 해조류, 고구마 등에 많이 들어 있는 수용성 섬유소는 담즙과 콜레스테롤을 흡착하여 체외로 배설하므로 혈중 콜레스테롤을 낮춘다. 그러므로 식이섬유 섭취량이 1일 25 g 이상이 되도록 충분히 섭취한다.

⑥ 식물성 스테롤 섭취 증가: 식물에는 시토스테롤(sitosterol), 스티그마스테롤(stigmasterol), 캄페스테롤(campesterol) 등 식물성 스테롤이 존재하며, 이들은 콜레스테롤 흡수를 저해한다. 식물성 스테롤은 콩, 아보카도, 올리브유, 옥수수 등에 많다.

⑦ 체중 감량 및 생활습관 관리: 비만의 경우 체중 감량으로 적정체중을 유지하면 혈중 콜레스테롤이 낮아진다. 운동은 에너지 소비를 증가시키고 혈청 HDL-콜레스테 롤을 증가시키므로 빨리 걷기 등 유산소운동을 꾸준히 해야 한다. 스트레스는 교감신경을 과도하게 자극하고 분해 호르몬을 분비하여 혈중 콜레스테롤을 상승시키므로 규칙적인 생활로 심신을 안정시키고, 이완시키는 운동을 하는 것이 스트레스 해소에 도움이 된다.

표 8-10 식품 중 콜레스테롤 함량(1교환단위당)

식품	1교환단위(g)	콜레스테롤(mg)	식품	1교환단위(g)	콜레스테롤(mg)
달걀노른자	30	390	가자미	50	50
전란	55	262	고등어	50	41
닭고기	40	30	장어	50	109
쇠고기	40	26	새우(중하)	50	79
돼지고기	40	22	물오징어	50	114
돼지간	40	100	굴	70	35
멸치	15	17	우유	200	22
꽁치	50	32	치즈	30	24
미꾸라지	50	82	마요네즈	5	10

표 8-11 이상지질혈증의 영양 기준량과 식품 구성

에너지(kcal)	탄수화물(g)	단백질(g)	지방(g)
1,830	288(62%)	75(16%)	46(22%)

식품군	곡류군	어육류군		채소군	지방군	우유군*	과일군
		저지방	중지방				
단위 수	10.5	2	2	8	5	2	3

*저지방 우유로 제공

(2) 고중성지방혈증(고VLDL혈증)

① 탄수화물 섭취 감소: 혈중 중성지방을 낮추려면 탄수화물의 섭취를 제한해야 한다. 우리나라 사람의 경우 섭취 에너지의 60~65%를 탄수화물로부터 얻으므로, 과잉의 탄수화물이 중성지방으로 합성된다. 그러므로 탄수화물 급원 식품인 밥, 국수, 빵, 떡 등의 섭취를 줄이고, 설탕이 함유된 탄산음료, 과자, 케이크, 사탕, 잼, 꿀, 아이스크림 등의 섭취는 제한한다. 특히 설탕, 과당 같은 단순 탄수화물은 혈중 중성지방을 높이므로 섭취를 제한한다.

② 식이섬유 섭취 증가: 수용성 식이섬유의 섭취는 혈중 중성지방을 낮추므로 1일 25 g 이상 섭취하도록 한다.

③ 알코올 섭취 제한: 알코올은 간에서 중성지방의 합성을 촉진시키므로 섭취를 제한한다.

④ 적정 체중 유지: 체중 감량은 혈중 중성지방을 감소시킨다. 그러므로 채소, 해조류, 당분이 적은 과일을 섭취하여 에너지 섭취를 줄이고 공복감을 해소하여 적정 체중을 유지하도록 한다.

(3) 고킬로미크론혈증

① 식사는 킬로미크론의 합성을 억제하기 위하여 지방 제한식, 즉 저지방 식사를 섭취시키는 것이 기본 식사형이다.
② 장쇄지방산을 감소하고, 중쇄지방산을 섭취하도록 한다.
③ 알코올은 간에서 중성지방의 합성을 촉진하고 췌장염을 유발할 수 있으므로 섭취를 금한다.
④ 약제 투여는 하지 않는다.

표 8-12 이상지질혈증 시 권장 식품과 주의 식품

식품군	권장 식품	주의 식품
어육류/콩류/알류	• 생선 • 콩, 두부 • 기름기 적은 살코기 • 껍질을 벗긴 가금류 • 달걀	• 갈은 고기, 갈비, 육류의 내장(간, 허파, 콩팥, 곱창, 모래주머니) • 가금류 껍질, 튀긴 닭 • 고지방 육가공품(햄, 소시지, 베이컨)
우유/유제품류	• 저(무)지방 우유 및 그 제품 • 저지방 치즈	• 연유 및 그 제품 • 치즈, 크림치즈 • 아이스크림 • 커피크림
유지류	• 옥수수유, 올리브유, 들기름, 대두유, 해바라기유 • 저지방/무지방 샐러드 드레싱	• 버터, 돼지기름, 쇼트닝, 베이컨기름, 소기름 • 치즈, 전유로 만든 샐러드 드레싱 • 단단한 마가린
곡류	• 통곡, 통밀	• 버터, 마가린이 주성분인 빵, 케이크, 파이, 도넛 • 고지방 크래커, 비스킷, 칩, 팝콘
국	• 조리 후 지방을 제거한 국	• 기름이 많은 국, 크림수프
채소/과일류	• 신선한 채소 및 과일 • 해조류	• 튀기거나 버터, 치즈, 크림, 소스가 첨가된 채소/과일 • 가당 가공제품(과일 통조림)
기타	• 견과류: 땅콩, 호두 등	• 초콜릿/단 음식 • 코코넛기름, 야자유를 사용한 제품 • 튀긴 간식류

*각 식품의 섭취량과 섭취횟수가 많아지지 않도록 주의

출처: 한국지질·동맥경화학회, 이상지질혈증 치료지침 제5판, 2022

4. 동맥경화증

동맥경화증(arteriosclerosis)은 동맥 내벽에 콜레스테롤, 인지질, 칼슘과 같은 물질이 쌓여 혈관 내경이 좁아지거나, 동맥벽이 두꺼워지고 탄력성을 잃어 약해지는 질병이다.

처음에는 혈관의 내피에 작은 상처가 생기고 여기에 혈소판이 부착하게 되며, 그 부위에 콜레스테롤, 인지질, 칼슘 등을 함유한 지방성 물질이 혈관에 축적되거나 세포 증식이 일어 나 동맥경화가 서서히 일어난다.

1) 원인

고지혈증, 고혈압, 비만, 당뇨, 노화, 스트레스, 흡연, 운동 부족 등이며, 이러한 요인을 많이 가진 사람은 동맥경화의 진행이 빠르다.

2) 분류

- 죽상동맥경화(atherosclerosis): 동맥경화의 가장 일반적인 형태로 내막성 동맥경화증이라고도 하며, 대동맥, 관상동맥[1], 뇌동맥 등 굵은 혈관에 주로 나타난다. 혈관의 내막에 지방이 축적되거나 섬유 물질이 붙어 혈관이 두꺼워지면서 혈관조직에 장애를 일으킨 것이다. 신체의 거의 모든 기관이나 조직에 영향을 줄 수 있다.
- 중막동맥경화(medial arteriosclerosis): 경동맥 및 사지 등의 말초동맥의 중막에 칼슘이 침착되어 석회화가 일어난 것으로 동맥벽이 약해져서 동맥류를 만든다.
- 세동맥경화(arteriosclerosis): 소동맥, 특히 신장, 비장, 췌장, 간장 등의 내장의 동맥에 경화가 일어난 것으로, 소동맥의 내피세포가 증식하고 내막이 비후해진다.

1) 심방과 심실을 관상(冠狀)으로 둘러싸고 있는 동맥으로, 좌우로 2개가 있으며 심장의 근육에 산소와 영양소를 공급

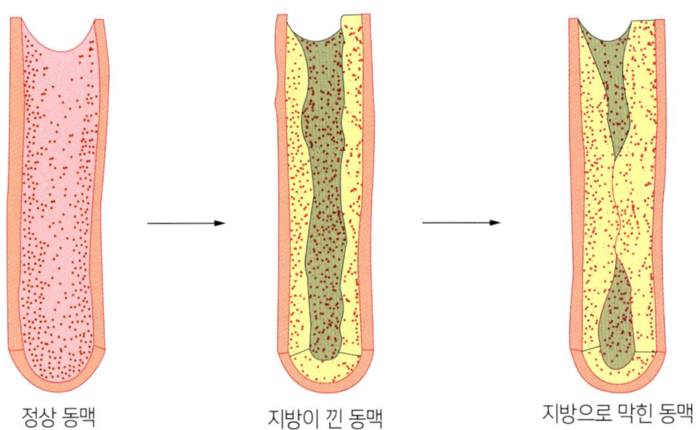

그림 8-2 콜레스테롤 플라크에 의한 혈관 폐쇄 경위

자료 : Manhan LK, Escott-Stump S., Krause's Food, nutrition & diet therapy, W.B. Saunders S Company, 1996.

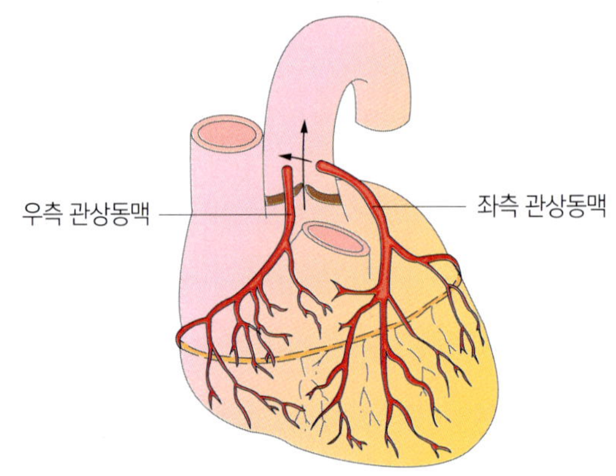

그림 8-3 심장의 관상동맥

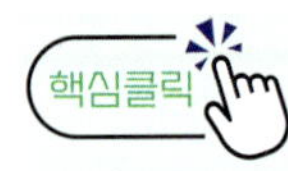

죽상동맥경화증의 위험인자

- 고혈압
- 당뇨
- 감염
- 혈액 내 호모시스테인치 증가
- 스트레스 및 가족력
- LDL과 VLDL의 증가
- 흡연
- 노화
- 비만

3) 증상

동맥경화증은 주로 심장, 뇌, 신장 등에 나타나며, 발생되는 부위에 따라 증상이 다르게 나타난다.

심장에 산소와 영양분을 공급하는 관상동맥에 동맥경화가 발생하면 혈관이 막혀 심근으로 가는 혈액의 공급이 감소되어 협심증이나 심근경색이 발생된다. 뇌동맥이나 경동맥에 동맥경화가 발생하면 뇌경색이 발생되며, 신장동맥에 동맥경화가 일어나면 신경화증이 나 타나고, 심하면 신장성 고혈압 및 신부전증을 유발하게 된다.

4) 식사요법

식사요법은 혈액 내 지방 농도를 저하시키는 것으로 동맥경화의 위험인자인 이상지질혈증, 고혈압의 식사요법에 따르며, 다음과 같은 영양소를 조절하는 영양관리가 필요하다.

① 지방과 콜레스테롤 섭취 제한: 지방 섭취는 에너지의 20% 정도로 하고, 포화지방산은 전체 에너지 섭취량의 10% 이하로 권장한다. 혈중 콜레스테롤이 높으면 동맥경화를 일으키므로, 혈청 콜레스테롤 농도를 정상으로 유지하기 위해서는 하루 섭취량을 300 mg 이하로 제한한다.

② 적정 에너지 섭취: 개인의 적정 체중 유지에 필요한 만큼만 섭취한다. 체중을 감량하여 적정체중을 유지하면 혈중 콜레스테롤과 중성지방이 낮아지며 혈압도 떨어진다.

③ 충분한 단백질 섭취: 건강한 동맥을 위해서는 육류, 생선, 달걀, 두부 등의 양질의 단백질을 충분히 섭취해야 한다.

④ 충분한 식이섬유 섭취: 수용성 식이섬유의 경우 혈청 콜레스테롤과 LDL 콜레스테롤을 낮추므로 하루 6~10 g의 섭취를 권장하며, 식이섬유는 20 g 정도 섭취하도록 권장한다. 이 정도의 식이섬유 섭취를 위해서는 1일 5회 분량 이상의 과일과 채소 또는 6회 분량 이상의 곡류를 섭취하면 된다.

⑤ 알코올 섭취 제한: 알코올 섭취는 중성지방을 증가시키므로 하루에 30 mL 이하로 제한한다.

5. 뇌졸중

뇌졸중(stroke)은 뇌혈관 질환(cerebrovascular disease)으로 뇌의 일부 영역에서 출혈이나 허혈로 혈류 공급의 급격한 변화가 발생되어 순환 장애가 일어난 것이다.

1) 원인

뇌졸중을 유발하는 가장 중요한 인자는 동맥경화와 고혈압이며, 연령, 흡연 등도 대표적인 위험인자이다. 이외에도 관상동맥 질환, 당뇨병, 심방세동, 과음, 경구피임약 복용 등이 관련되어 있다.

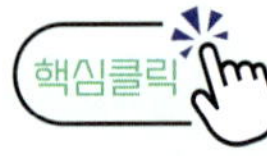

뇌졸중의 위험 요인

- 고혈압
- 심장판막증, 협심증 등 심장병
- 과음
- 심방세동(부정맥의 일종)
- 고호모시스테인혈증
- 당뇨병
- 고지혈증
- 흡연
- 동맥경화증

2) 분류

- 뇌경색(cerebral infarction): 혈관에 협착 또는 혈전이 생겨 혈류 장애가 일어나 신경조직에 산소와 영양소가 공급이 되지 않아 뇌실질이 괴사한 상태이다. 원인의 대부분이 뇌동맥의 죽상경화 때문이다. 비만, 고혈압, 내당능 이상이 있는 사람에게서 많이 나타난다.
- 뇌출혈(cerebral hemorrhage): 뇌혈관의 약해진 부위가 파열되어 출혈이 일어난 것으로, 의식 장애와 뇌의 국소 증상이 갑자기 일어난다. 고혈압이 있는 중년 남성에게서 많이 나타난다.

3) 증상

뇌졸중은 뇌혈관의 손상 부위에 따라 증상이 달라진다. 주로 언어 장애, 의식 장애, 반신불수, 두통, 구토, 연하곤란, 고열, 대소변 실금, 안면신경 마비, 혼수상태 등을 일으킨다.

알아두기

뇌졸중의 위험신호

- 갑자기 한쪽 팔다리에 힘이 없다.
- 멀미하는 것처럼 심하게 어지럽다.
- 저리고 감각이 없다.
- 걸으면 술 취한 사람처럼 휘청거린다.
- 갑자기 말을 못하고, 무슨 말인지 알아듣지 못한다.
- 한쪽이 흐리게 보이거나, 한쪽 눈이 잘 안 보인다.
- 말할 때 발음이 어눌하다.
- 갑자기 심한 두통이 있다.

4) 식사요법

정상 체중을 유지하기 위한 적절한 에너지 섭취를 권장하고, 지방은 에너지의 20% 정도로 섭취하며, 불포화지방산의 섭취를 늘린다.

콜레스테롤이 높으면 동맥경화가 진행되어 뇌경색이 일어나기 쉬우므로 혈중 콜레스테롤은 150~200 mg/mL를 유지하는 것이 바람직하다. 염분 함유 식품은 혈압을 상승시키므로 제한하고, 식이섬유는 충분히 섭취한다.

- 초기 단계에는 금식을 하며 24~48시간 정맥영양을 한다.
- 환자가 혼수상태에 있을 때는 경관급식을 한다. 이때 흡인 위험을 줄이기 위하여 머리 부위를 높인다.
- 맑은 유동식, 전유동식, 퓌레식, 기계적 연식으로 이행한다.
- 연하곤란 시기에 숨을 막기 쉬운 음식은 피한다.
- 타액 생성이 감소된 환자의 경우 소량의 수분으로 음식을 촉촉하게 한다. 주로 농후 제를 이용한다.
- 콜레스테롤, 염분, 포화지방산의 섭취를 제한한다.
- 이뇨제를 사용할 경우 칼륨의 섭취를 늘린다.
- 환자의 활동에 따라 적절한 에너지를 공급한다. 일반적으로 25~30 kcal와 1.2~1.5 g의 단백질이 적당하다.
- 식이섬유가 많은 식품을 선택한다.
- 비타민 C, 비타민 E 등 항산화 비타민과 마그네슘 등의 무기질을 공급한다.

6. 심장 질환

심장은 온몸에 혈액을 공급하는 순환기계의 중추기관으로 자기 주먹보다 약간 큰 250~300 g 크기의 근육주머니이며 왼쪽 가슴에 위치하고 있다. 심장은 주기적인 수축·이완 운동으로 혈액을 온몸에 보내는 펌프 역할을 한다. 심장은 2개의 심방(좌심방, 우심방)과 2개의 심실(좌심실, 우심실)로 구성되어 있다. 심방은 심장으로 들어오는 피를 받는 곳으로 정맥과 연결되어 있고 심실에 비해 얇은 벽으로 되어 있다. 심실은 피를 내보내는 곳으로 동맥과 연결되어 있다. 좌심실은 혈액을 몸의 모든 부분으로 보내는 힘을 가지고 있으며, 심실벽이 가장 두껍다. 심장에는 판막이 있어 피가 거꾸로 흐르는 것을 방지한다.

심장은 1분에 평균 70회가량 박동하며, 심실에서 밀려 나가는 혈액이 약 70 mL이므로 1분에 5 L 정도의 혈액이 심장에서 전신으로 흘러가 하루에 8,000 L 정도의 혈액이 온몸으로 흐른다. 심장 박동에 소모되는 에너지는 하루에 150 kcal 정도이다.

혈액 순환은 심장의 활동으로 혈액이 온몸을 일정한 방향으로 흐르는 과정이다. 혈액의 순환은 체순환 과 폐순환으로 나누어진다. 체순환은 물질 교환이 이루어지고, 폐순

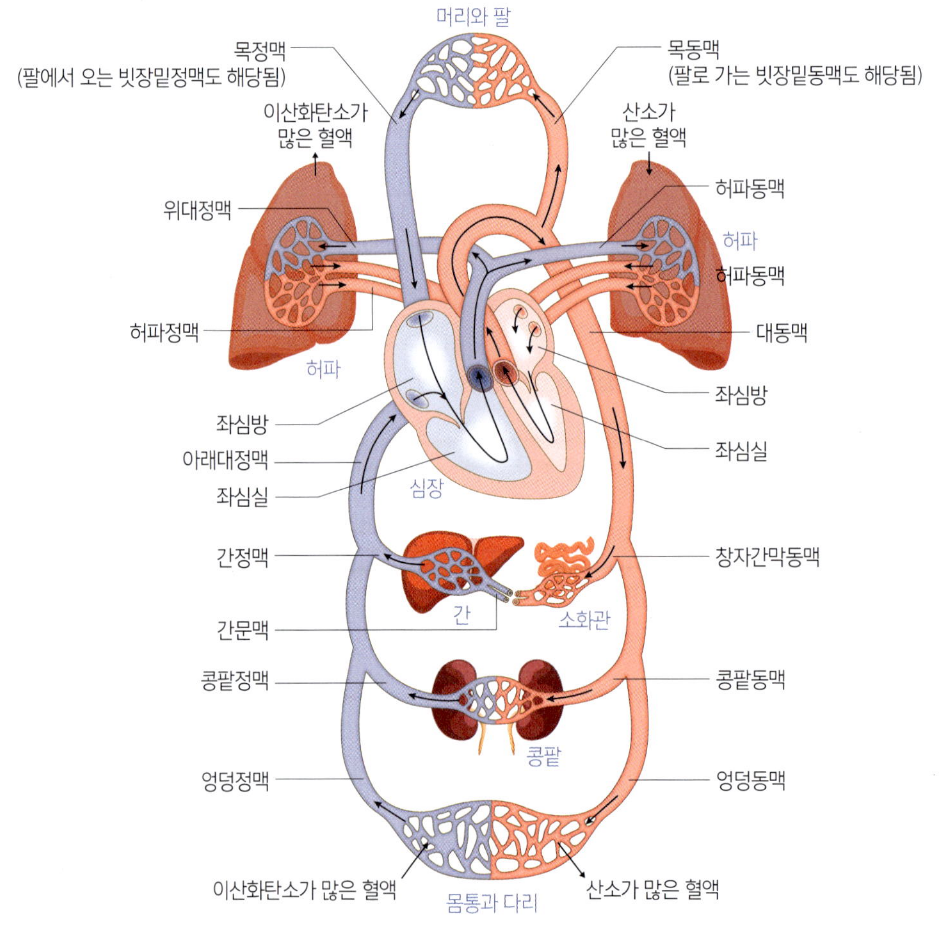

그림 8-4 **심장의 구조 및 혈액의 순환경로**

환은 가스 교환이 일어난다. 체순환은 대순환이라고 하며, 폐를 제외한 우리 몸의 모든 곳을 흐르는 순환이다. 좌심실에서 산소가 풍부한 혈액이 대동맥을 거쳐 온몸을 돌면서 산소와 영양소를 세포에 공급하고, 노폐물을 받아서 대정맥을 거쳐 우심방으로 들어온다.

폐순환은 소순환이라고 하며, 우심실에서 나온 혈액이 폐동맥을 통하여 폐로 들어가서 폐포 내에서 가스 교환을 한 후 폐정맥을 통하여 좌 심방으로 돌아오는 과정이다. 이때 폐동맥에는 산소가 적은 정맥혈이 흐르고, 폐정맥에는 산소가 풍부한 동맥혈이 흐른다.

- 체순환: 좌심실 → 대동맥 → 모세혈관(폐를 제외한 온몸) → 대정맥 → 우심방
- 폐순환: 우심실 → 폐동맥 → 모세혈관(폐) → 폐정맥 → 좌심방

1) 허혈성 심장 질환

허혈성 심장 질환(ischemic heart disease)은 관상동맥의 경화나 협착 등으로 인해 심장 내 혈류가 불충분해지고 산소 공급이 충분하지 않을 때 발생한다. 관상동맥 질환은 가장 흔한 심장 질환이다.

(1) 원인

관상동맥의 경화로 심근으로 들어가는 혈액의 양이 줄어서, 심근의 산소 요구량에 비해 관상동맥으로부터 산소 공급이 원활하지 않을 때 나타난다. 관상동맥경화증이 나타나면 혈액의 흐름이 원활하지 않아서 심근의 허혈을 초래한다. 이외에도 고혈압, 고지혈증, 흡연, 당뇨병, 비만 등이 주요 위험인자이다.

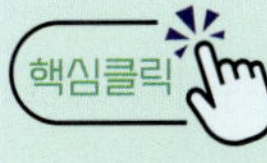

관상동맥 질환의 위험 요인

- LDL 콜레스테롤이 높음
- HDL 콜레스테롤이 낮음
- 고혈압
- 당뇨병
- 비만
- 흡연
- 운동 부족
- 고지방 식사

(2) 종류 및 증상

- 협심증(angina pectoris): 관상동맥의 경화로 협착이 생겨서 심근에 산소 공급이 줄어들면서 일시적으로 심근의 허혈이 나타난다. 이로 인해 가슴에 통증을 느끼는 것으로, 중앙에 심한 흉통, 호흡 곤란 등이 나타난다.
- 심근경색증(myocardial infarction): 관상동맥경화증으로 혈관이 협착되거나 폐색되어 심근에 산소가 공급되지 못하면 주위 심근이 괴사되어 심근경색이 나타난다. 이때 강한 흉통이 30분 이상 지속되며, 식은땀을 흘리고 가슴이 조이는 것 같은 통증을 느끼며, 얼굴이 창백해지고, 오심, 구토, 호흡 곤란이 나타난다. 좌심실에 혈액을 보내는 주 혈관이 폐색되면 심장마비가 될 수 있다.

(3) 식사요법

심장의 부담을 줄이고 관상동맥경화를 조절하기 위해 저지방, 저콜레스테롤 식사와 고혈압 조절을 위해 나트륨 제한이 필요하다. 또한 과량의 식사는 위를 팽창시켜 호흡 곤란을 일으키거나 식후 열 생성을 증가시켜 심장의 부담을 줄 수 있으므로 소량씩 자주 식사하는 것이 바람직하다.

① 에너지: 표준체중을 유지하기 위해서 적절한 에너지 섭취를 권장하며, 비만일 경우 지속적으로 식사관리를 해야 한다.

② 충분한 단백질 섭취: 단백질은 충분히 공급하되, 돼지고기나 쇠고기보다는 닭고기나 생선류를 섭취하는 것이 좋다.

③ 지방 및 콜레스테롤 제한: 지방은 주로 다가불포화지방산으로 섭취하며, 콜레스테롤은 1일 300 mg 이하로 제한한다.

④ 염분 제한: 심장의 부담을 줄이고 고혈압 조절을 위해서 염분 제한 식사가 필요하다.

⑤ 식이섬유 권장: 콜레스테롤을 배설하고 포만감을 주므로, 식이섬유가 풍부한 식사를 하는 것이 좋다.

⑥ 알코올 제한: 알코올은 중성지방을 증가시키고, 알코올성 심근증을 일으킬 수 있으므로 제한한다.

2) 울혈성 심부전

울혈성 심부전(congestive heart failure)은 심장 기능의 손상으로 심장 수축력이 극히 저하된 상태이다. 심장이 혈액을 충분히 내보낼 수 없어 심장을 빠져나가지 못한 혈액이 정맥으로 역류하면서 조직에 혈액이 정체되는 것이 울혈이다. 좌심실의 기능이 저하되면 폐순환계에 울혈이 생기고, 우심실의 기능이 저하되면 체순환계에 울혈을 일으킨다.

(1) 원인

울혈성 심부전의 원인은 고혈압, 관상동맥경화증 등의 질환으로 심근이 약화되는 경우, 심장판막증, 허혈성 심장 질환, 심낭염, 선천성 심장 질환 등에 의해서 나타난다.

(2) 증상

좌심부전은 폐순환계에 울혈을 보이며, 이로 인해 폐부종, 호흡 곤란, 천식, 청색증이 나타난다. 우심부전은 체순환계에 울혈이 나타나고 복수, 하지부종을 일으킨다.

심부전 위험 환자는 심장이 비대해지고, 심장박동 수가 증가하게 되며, 신장 혈류 감소로 세뇨관에서 나트륨 흡수가 증가하여 체내에 물이 고여 부종을 일으킨다.

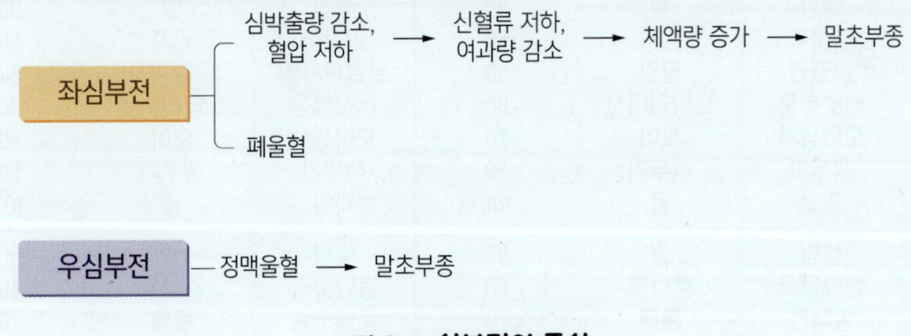

그림 8-5 심부전의 증상

(3) 식사요법

심장의 부담을 최소로 하며 심근 수축력을 강화시키며 부종을 제거하도록 한다.

① 적정 에너지 섭취: 비만은 심장에 부담을 주므로 체중 감량을 위해 저에너지식(1,000~1,200 kcal)을 권장하나, 표준체중이 되면 적정 에너지를 섭취한다.

② 충분한 단백질 공급: 심근의 보수와 강화를 위해 양질의 단백질을 충분히 섭취해

야 한다. 체중 1 kg당 1 g의 양질의 단백질 섭취를 권장하며, 지방 함량이 적은 부위의 육류, 생선, 달걀, 두부, 저지방 우유를 이용한다.

③ 지방 제한: 심장의 부담을 덜기 위해 지방을 제한한다. 울혈이 되면 혈전이 형성되어 심혈관계 질환이 유발되므로 포화지방산 섭취량을 낮추고, 불포화지방산의 섭취를 증가시킨다. 기름은 들기름, 카놀라유, 올리브유 섭취를 권장하고, 등푸른생선을 충분히 섭취한다.

④ 나트륨 제한: 울혈성 심부전은 부종이 생기기 쉽다. 부종을 줄이기 위해 염분 섭취량을 줄인 저나트륨 식사를 한다.

⑤ 수분: 부종이 있는 경우 1일 소변량에 따라 수분 섭취를 제한한다. 이뇨제를 쓸 경우 저칼륨증이 발생하기 쉬우므로 오렌지주스, 토마토, 감자, 바나나 등을 섭취한다.

⑥ 식이섬유 제한: 식이섬유는 장내에서 가스를 형성하여 심장에 부담을 주므로 제한한다.

표 8-13 저지방·저콜레스테롤 식단의 예

	일반식			저지방· 저콜레스트롤식		
	음식명	재료명	분량(g)	음식명	재료명	분량(g)
아침	쌀밥	쌀	90	쌀밥	쌀	90
	감잣국	감자	60	감잣국	감자	60
	달걀찜	달걀	50	달걀흰자찜	달걀흰자	50
	버섯볶음	느타리버섯	80	버섯볶음	느타리버섯	80
	오이생채	오이	70	오이생채	오이	70
	깍두기	깍두기	50	깍두기	깍두기	50
	과일	귤	100	과일	귤	100
점심	쌀밥	쌀	90	쌀밥	쌀	90
	콩나물국	콩나물	40	콩나물국	콩나물	40
	동태전	동태	70	동태조림	동태	70
		달걀	10		채소	20
	두부부침	두부	80	도토리묵무침	도토리묵	120
	시금치나물	시금치	70	시금치나물	시금치	70
	배추김치	배추김치	70	배추김치	배추김치	70
간식	인절미	인절미	100	인절미	인절미	100
	우유	우유	200	저지방 우유	저지방우유	200

	일반식			저지방· 저콜레스트롤식		
	음식명	재료명	분량(g)	음식명	재료명	분량(g)
저녁	콩밥	쌀	70	콩밥	쌀	70
	된장찌개	콩	20	된장찌개	콩	20
		채소	60		채소	60
		두부	20		두부	20
		기타	30		기타	30
	햄채소볶음	햄	40	불고기	쇠고기	60
		채소	30		채소	30
	도라지나물	도라지	70	도라지생채	도라지	70
영양소 섭취량	에너지		2,300 kcal	에너지		1,950 kcal
	탄수화물		330 g	탄수화물		340 g
	단백질		90 g	단백질		90 g
	지방		55 g	지방		30 g
	콜레스테롤		420 mg	콜레스테롤		100 mg

⑦ 소량의 식사를 자주 섭취: 과식은 횡격막을 압박해서 호흡곤란을 일으킬 수 있으므로 식사량을 적게 자주 섭취한다.

⑧ 저자극성, 부드러운 식사: 카페인, 탄산음료, 진한 양념의 자극적 식사를 피한다.

표 8-14 염분 조절 식단의 예

구분	음식명	재료명	분량(g)	염분량(g)
아침	쌀밥	쌀	90	
	두부탕	두부 쇠고기 채소	40 10 20	소금 0.3, 간장 1
	고기달걀말이	달걀 쇠고기	10 55	소금 0.2
	도라지오이생채	도라지 오이	30 10	소금 0.3
점심	쌀밥	쌀	90	
	콩나물국	콩나물	30	소금 0.3, 간장 1
	가자미조림	가자미	40	간장 1.5, 고추장 2
	오이초선	오이 쇠고기	40 10	소금 0.3
	채소튀김	채소	60	간장 1
	과일	배	100	
간식	찐옥수수	옥수수	50	
	우유	우유	200	

구분	음식명	재료명	분량(g)	염분량(g)
저녁	쌀밥	쌀	90	
	배춧국	배추 쇠고기	30 20	고추장 2, 된장 3
	잡채	당면 채소	20 50	간장 2.5
	미역초무침	물미역	30	소금 0.2
	연두부찜	연두부	150	간장 1.5
	복숭아	복숭아	100	
영양소 섭취량	에너지 2,200 kcal 탄수화물 340 g 단백질 75 g 지방 65 g		인 1,200 mg 칼륨 2,400 mg 나트륨 1,600 mg	

사례연구

동맥경화증

M씨는 사업가로 키가 183 cm, 체중이 101 kg이다. 그는 30세 이후로 체중이 계속 늘어 1년에 거의 0.5 kg씩 증가하였다. 그의 가족 중에는 심장병이나 당뇨 병의 병력을 가진 사람이나 비만인 사람이 없다.

M씨는 기혼으로 직장에서 스트레스는 별로 받지 않으나 종일 서 있는 편이고, 운동도 거의 하지 않고 있다.

몇 주 전 M씨는 흉골 밑부분의 가슴 중앙 부위에 통증을 느꼈다. 그는 정신이 희미해졌으며, 호흡이 빨라졌고 매우 창백해졌다. 병원에서 심전도검사(EKG), 혈액검사 및 X-ray 가슴사진을 찍었다. 모든 것이 정상 수준이었으나 혈액 내 콜레스테롤과 중성지방 농도가 높았다.

트레드밀 스트레스검사(Tread mill stress test)를 한 결과, 검사의 반 정도밖에 감당해 내지 못하였다. 검사 결과 심장 혈관이 막혀 있어서 기구 확장술(balloon dilatation)로 막혔던 동맥을 교정하였다. 의사는 M씨에게 체중을 줄일 것을 권하였고, 식사로는 포화지방산과 콜레스테롤 감소, 나트륨 제한 및 고섬 유소가 포함된 충분한 에너지의 식사를 권하였다.

M씨의 검사 기록은 다음과 같다.

나트륨	144 mEq/L	칼륨	4.2 mEq/L
염소	105 mEq/L	콜레스테롤	322 mg/dL
중성지방	180 mg/dL	크레아틴	0.9 mg/dL
혈청알부민	4.0 g/dL	포도당	115 mg/dL
혈액요소질소(BUN)	14 gmg/dL		

영양사는 M씨를 상담한 결과 다음과 같은 정보를 알아내었다.

M씨는 평상시에 외식을 많이 하였고 저녁에는 돼지고기 삼겹살과 소주 등을 먹는 회식이 잦았다. 그는 육류 섭취가 많은 반면, 채소를 거의 먹지 않았다. 후식으로는 설탕과 프림이 들어간 커피믹스를 즐겨 마셨고 케이크를 좋아하였다. 간식으로는 스낵 종류의 과자와 탄산음료를 마셨다.

영양사는 M씨의 식사 중 포화지방산의 섭취를 줄이고 다가불포화지방산(PUFA)과 단일불포화지방산, 식이섬유의 섭취를 늘릴 것을 권장하였다.

질문

1. M씨의 검사 기록 중 비정상적인 검사 기록을 정상 수준과 비교하여 보시오.
2. 동맥경화증의 식사요법 원리를 쓰시오.
3. M씨의 식사 중 콜레스테롤, 포화지방산, 나트륨 함량이 많은 것을 지적하시오.
4. 지방의 형태와 콜레스테롤 섭취, 심장 질환과의 관계를 설명하시오.
5. 심장 질환에서 식이섬유의 역할을 설명하시오.

정답 및 해설

1.

종목	M씨 검사 기록	정상 수준
콜레스테롤	323 mg/dL	<200 mg/dL
중성지방	180 mg/dL	<150 mg/dL
포도당	115 mg/dL	<100 mg/dL

2. 콜레스테롤과 포화지방산이 많은 식품을 제한한다. 총에너지 중 지방의 비율은 30%가 넘지 않도록 한다. 지방산의 비율은 1:1:1=다가불포화지방산(polyunsaturated):단일불포화지방산(mono-unsaturated):포화지방산(saturated)으로 한다. 콜레스테롤은 1,000 kcal당 100 mg 혹은 하루 300 mg 이하를 섭취하도록 한다. 나트륨의 섭취는 3 g 정도이며, 식이섬유는 하루에 25~30 g을 섭취하도록 한다.

3.

식품명	콜레스테롤	포화지방산	트랜스지방산	나트륨
달걀	○	○		
마가린			○	
햄버거	중등도	○		○
감자튀김			○	○
쇠고기	중등도	○		○
치즈	○	○		○
크래커				○
아이스크림	○	○		

4. 동맥경화증은 콜레스테롤과 포화지방산의 과량 섭취와 관계가 있다. 심장 질환 발생률은 콜레스테롤과 포화지방산의 섭취를 감소하고, 다가불포화지방산과 단일불포화지방산의 섭취를 증가함으로써 낮출 수 있다.
5. 식이섬유는 장내에서 콜레스테롤과 결합, 체내 흡수를 방해하며 배설을 촉진한다.

DIET
THERAPY

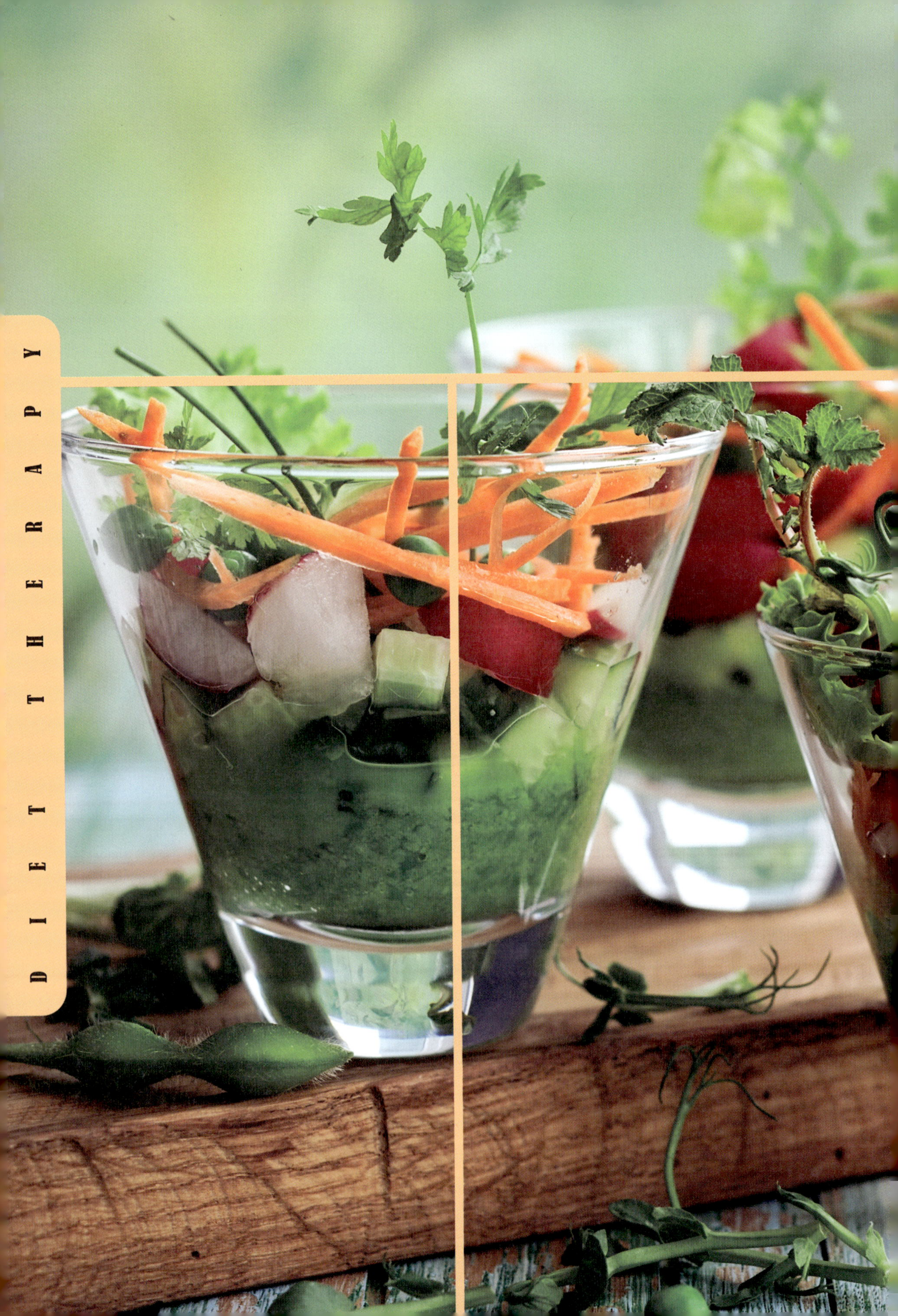

DIET THERAPY

9

CHAPTER

호흡기 질환

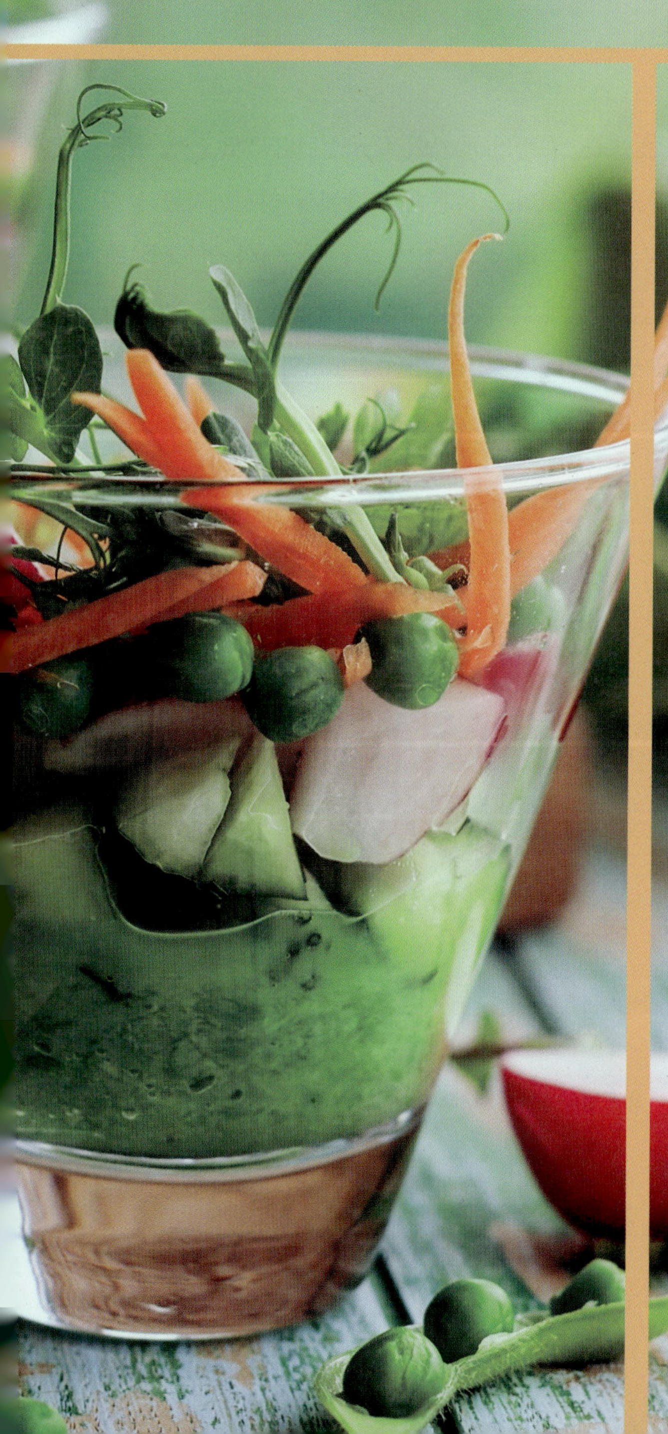

1. 호흡계 구조
2. 호흡계 기능
3. 호흡기질환의 식사요법

대사 과정에 필요한 산소를 세포에 공급하고 생성된 이산화탄소를 제거하기 위해 신체 내외로 기체를 교환하는 기관을 통틀어 호흡계(respiratory system)라고 한다. 호흡계에 발생한 병리학적 상태를 호흡기질환(respiratory disease)이라고 하는데, 감기와 같은 경증에서부터 중증급성호흡증후군(severe acute respiratory syndrome)과 같은 중증에 이르기까지 넓은 임상 스펙트럼을 가진다.

1. 호흡계 구조

해부학적으로 호흡계는 기도, 폐, 호흡근, 흉곽(thorax)으로 구성된다(그림 9-1). 공기가 입과 코를 지나 폐에 도달하는 통로를 기도라고 하는데 비강에서 인두까지를 상기도, 후두에서 기관을 지나 기관지까지를 하기도라 한다. 좌측 폐는 두 개의 엽(lobe), 우측 폐는 세 개의 엽으로 구성되며 가슴 중앙에 위치한다. 폐의 구성단위인 폐포는 단층편평상피(simple squamous epithelium)로 이루어진 지름 0.1~0.2 mm의 공기주머니로서 성인은 3억~5억 개를 가지며 표면적은 50~100 m^2에 이른다.

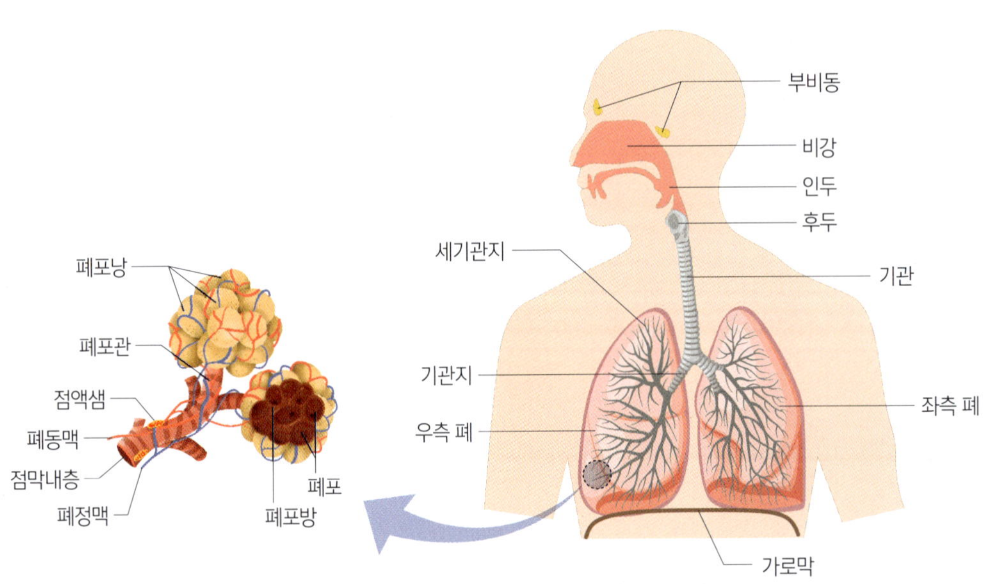

그림 9-1 호흡계와 폐포의 구조

2. 호흡계 기능

세포 대사를 위해서는 산소가 필요하고 부산물인 이산화탄소는 체외로 배출되어야 한다. 폐포모세혈관막(alveolar capillary membrane)에서는 산소와 이산화탄소가 분압차에 의해 교환됨으로써 이러한 세포의 요구를 충족시킨다. 한편, 이산화탄소의 체외 배출은 체액의 산/염기 평형에 관여하고, 함께 배출되는 수증기는 체온 유지에 관여하며, 기도를 통한 기체 이동으로 형성되는 진동은 성대의 발성을 가능하게 한다.

3. 호흡기질환의 식사요법

영양 부족은 호흡근 기능을 감퇴시키고 면역 기능을 저하시켜 감염 위험을 높일 수 있으므로 호흡기질환 식사요법의 가장 중요한 목표는 영양소 요구량을 충족시켜 체중과 근육량을 유지하는 것이다.

1) 폐렴

(1) 원인

폐렴은 병원체와 물리적·화학적 요인 등 다양한 원인에 의해 발생할 수 있지만, 세균이나 바이러스에 의한 경우가 대부분이며 특히 폐렴알균(pneumococcus)이 가장 흔한 원인이다.

(2) 증상

염증이 폐포 등 말초 호흡기계에서 시작하여 흉막까지 침범하게 되면 기침, 화농성 가래 또는 피가래, 호흡곤란, 흉통 등으로 발전하며, 오심, 구토, 설사, 발열, 두통, 피로감, 근육통, 관절통 등 전신 증상이 동반되기도 한다.

(3) 식사요법

① 적용 대상 및 목적

발열, 기침, 가래와 같은 증상이 있는 경우에 균 배양 검사 또는 흉부 방사선 검사를 시행하거나 객담 검사, 혈액 검사, 혈청 검사, 흉막액 배양 검사 등을 시행함으로써 폐렴을 진단받게 되면 식사요법을 실시한다. 폐렴은 단순한 인후염이나 감기와는 달리, 호흡수 증가와 고열로 인해 기초대사량이 증가하고 수분 및 전해질 손실이 일어나므로 에너지와 단백질 및 수분 보충에 유의해야 한다. 하지만, 과도한 에너지 섭취는 오히려 대사율을 올려 이산화탄소 생성을 증가시키고 횡경막을 상승시킴으로써 호흡곤란 증상을 악화시킬 수 있고 기계환기보조장치의 이탈을 지연시킬 수 있으므로 정확한 영양소 요구량 파악이 중요하다.

② 영양적 고려사항

- 에너지 공급량은 35 kcal/kg 이상이 되지 않도록 한다.
- 단백질은 1.0~1.5 g/kg을 공급하며, 패혈증 등 합병증이 있는 경우에는 1.6~2.0 g/kg까지 증가시킨다.
- 충분한 수분 섭취는 가래 등 분비물 배출에 도움이 되므로 수분과 전해질을 충분히 공급한다. 18~60세 성인의 경우 하루 35 mL/kg, 60세 이상 노인의 경우 하루 30mL/kg의 수분 섭취가 적절하다.
- 부드럽게 조리한 연식(전유동식)을 제공할 수 있으며, 씹고 삼키고 소화가 쉬운 식품을 선택한다.
- 폐의 부담을 덜기 위해 소량씩 자주 식사할 것을 권장한다.
- 급성 폐렴 초기에 호흡곤란과 식욕 감퇴가 있는 경우 정맥영양을 실시할 수 있다.

③ 영양기준량

패혈증 등 합병증이 있는 경우가 아니라면 일반상식을 실시한다.

에너지(kcal)	탄수화물(g)	단백질(g)	지방(g)	탄수화물 : 단백질 : 지방 비율(%)
2,200	350	100	50	62 : 18 : 20

출처: 대한영양사협회, 제4판 임상영양관리지침서, 2022

④ 식단 계획 및 식단 작성

조식	중식	석식
쌀밥 배추된장국 고등어무조림 청경채나물 장조림 포기김치 우유	보리밥 쇠고기무국 굴비양념찜 야채모듬쌈 제육볶음 알타리김치 계절과일	콩밥 미역국 계란찜 애호박나물 닭고기토마토냉채 포기김치

출처: 폐렴식, 서울아산병원, https://www.amc.seoul.kr/asan/healthinfo/mealtherapy/mealTherapyDetail.do?mtId=112

2) 천식

(1) 원인

천식은 기관과 폐 사이 공기 이동통로인 기도에 일어나는 염증 질환으로서 가변적인 증상과 가역적인 호기 기류 제한을 특징으로 한다. 발병 위험인자에는 집먼지진드기, 꽃가루, 약물, 식품 등 알레르겐과 작업 환경 노출 물질 등이 있으며, 증상을 심화시키는 악화 인자에는 기후 변화, 대기오염, 담배 연기, 냄새, 감기, 운동, 스트레스 등이 있다. 이들은 서로 복잡하게 상호작용하는 것으로 생각된다. 천식 발작이 반복되면 섬유증 및 기도의 특징적인 구조변화인 기도개형(airway remodeling)이 발생하면서 영구적인 폐 기능 저하를 초래할 수 있다.

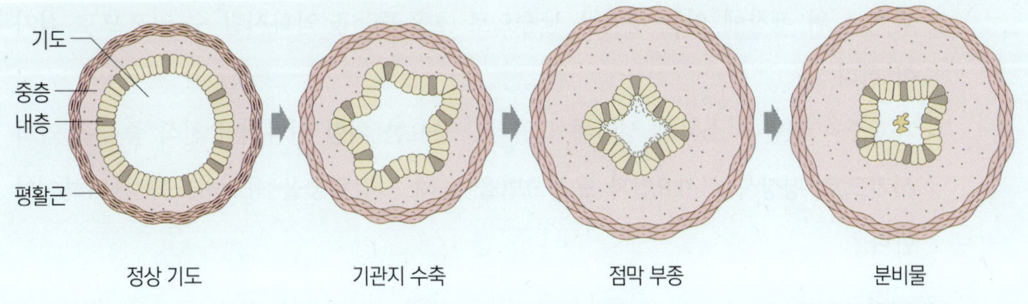

그림 9-2 천식 발작의 단계

(2) 증상

특정한 유발인자에 대한 반응으로 점막이 부어오르고 근육 경련으로 기관지가 좁아져 공기 출입이 어려워지게 되면(그림 9-2) 기침, 천명(숨 쉴 때 쌕쌕거림), 호흡곤란, 흉부 압박감 등 주요 증상이 나타나게 된다.

(3) 식사요법

① 적용 대상 및 목적

전형적인 천식 증상이 있는 경우 폐기능검사, 기관지유발검사, 알레르기검사, 호기산화질소 측정검사 등을 실시하여 천식을 확진하게 된다. 천식으로 진단된 환자는 알레르기를 유발하는 식품을 제한하고 충분한 수분 섭취를 통해 과도 호흡으로 인한 수분 손실을 보충한다. 또한 단백질과 에너지 섭취가 부족하지 않도록 함으로써 면역 기능을 유지할 수 있도록 한다.

② 영양적 고려사항

천식의 치료 목표는 증상을 조절하고 폐 기능을 정상화하여 일상생활이 가능하게 하는 데 있다.

- 특정 식품이나 식품첨가물이 천식의 원인 또는 악화 인자로 확인된 경우에는 해당 식품에 대한 철저한 회피가 필요하다. 예로서 말린 과일, 포도주, 절임식품 등에 사용되는 식품첨가물인 아황산류는 일부 천식 환자에서 증상을 악화시킬 수 있으므로 주의가 필요하다.
- 과식은 위 팽창에 의한 횡격막 상승으로 호흡곤란을 악화시킬 수 있으므로 삼가야 한다.
- 과체중과 비만은 소아와 성인에서 천식의 중요한 위험 인자이며 천식 증상을 악화시키므로 평상시 식사요법과 운동요법을 통해 적정체중을 유지하도록 관리하여야 한다.

③ 영양기준량

일반상식을 실시한다.

에너지(kcal)	탄수화물(g)	단백질(g)	지방(g)	탄수화물 : 단백질 : 지방 비율(%)
2,200	350	100	50	62 : 18 : 20

출처: 대한영양사협회, 제4판 임상영양관리지침서, 2022.

④ 식단 계획 및 식단 작성

조식	중식	석식
잡곡밥 배추된장국 고등어무조림 청경채나물 장조림 포기김치 우유	보리밥 쇠고기무국 굴비양념찜 야채모듬쌈 제육볶음 알타리김치 계절과일	현미밥 콩비지찌개 갑오징어볶음 돌미나리나물 닭고기토마토냉채 포기김치

출처: 천식식단, 서울아산병원, https://www.amc.seoul.kr/asan/healthinfo/mealtherapy/mealTherapyDetail.do?mtId=104

3) 만성폐쇄폐질환

(1) 원인

만성폐쇄폐질환(chronic obstructive pulmonary disease, COPD)은 만성적 염증으로 인해 기도와 폐포가 손상되고 구조적 변형이 일어나 공기 흐름의 제한 또는 폐쇄에 따른 호흡곤란이 생기는 질환이다. 지속적인 흡연, 대기오염, 유해 물질 노출 등으로 인한 만성기관지염과 폐기종(pulmonary emphysema) 등이 COPD의 원인으로 알려져 있다.

(2) 증상

수년에 걸쳐 진행되는 호흡곤란, 기침, 가래 등이 특징적으로 나타나며 천명, 흉부 압박감, 무기력증 등이 동반되기도 한다.

(3) 식사요법

① 적용 대상 및 목적

COPD의 특징적 증상이 나타나는 경우 흉부 방사선 검사, 폐기능검사 등을 종합하여 COPD를 진단하게 된다. COPD 환자는 호흡일(breathing work) 증가 또는 호흡기 감염 등의 원인과 함께, 섭취량 감소로 인한 체중 감소가 흔히 관찰된다. 특히 노년 환자에서는 근육량 감소가 특징적으로 동반되기도 한다. 체중이 적게 나가는 COPD 환자는 치료제 선택에 제한이 있으며, 체중 감소는 호흡근 소모를 가져오므로 체중 유지가 식사요법의 핵심이 된다.

② 영양적 고려사항

COPD 환자의 영양불량은 질병 예후에 심각한 영향을 미치므로 체질량지수와 체성분분석 등 영양판정을 통해 적절한 식사요법이 이루어져야 한다. 특히 평소보다 체중이 5% 이상 감소된 경우에는 원인을 파악하고 영양불량의 내용을 정확하게 분석할 필요가 있다.

- 건강한 사람은 호흡으로 인한 에너지 소모량이 총에너지 소모량의 1~2% 정도이지만 COPD 환자는 기도저항 증가로 정상인의 30~50% 혹은 10배까지도 호흡 에너지가 증가하게 된다. 또한 호흡곤란에 의한 조기 포만감은 식사량을 감소시키는 원인이 된다. 적정 체중인 20~24 kg/m^2의 체질량지수를 유지할 수 있도록 에너지를 섭취해야 하며, 만일 체질량지수가 20 kg/m^2 미만이거나 의도하지 않은 체중 감소가 있는 경우에는 영양보충식품의 활용도 고려할 수 있다.
- 체중 감소에 의한 근력 감소는 급성 호흡부전 위험을 높이므로 적정 체중뿐 아니라 근육량을 유지할 수 있도록 충분한 에너지와 단백질을 제공한다. 단백질 섭취는 근육 유지와 면역 기능을 위해 하루 1.2~1.5 g/kg 또는 총에너지의 20% 정도가 적절하다.
- 충분한 수분 섭취는 가래 등 분비물 배출에 도움이 되므로 수분과 전해질을 충분히 공급한다. 18~60세 성인의 경우 하루 35 mL/kg, 60세 이상 노인의 경우 하루 30 mL/kg의 수분 섭취가 적절하다.
- 과식은 횡격막을 밀어 올려 호흡에 영향을 줄 수 있으므로 하루 5~6회/일 정도로 여러 번에 걸쳐 식사하는 것이 바람직하다.
- 과량의 지질 섭취는 위 비우는 시간을 지연시키며, 탄산음료는 가스 생성으로 복부 팽만감을 유발할 수 있으므로 모두 삼가야 한다.

③ 영양기준량

일반상식을 실시한다.

에너지(kcal)	탄수화물(g)	단백질(g)	지방(g)	탄수화물 : 단백질 : 지방 비율(%)
2,200	350	100	50	62 : 18 : 20

④ 식단 계획 및 식단 작성

조식	중식	석식
잡곡밥 배추된장국 고등어무조림 청경채나물 장조림 포기김치 우유	보리밥 쇠고기무국 굴비양념찜 야채모듬쌈 제육볶음 알타리김치 계절과일	콩밥 미역국 계란찜 애호박나물 닭고기토마토냉채 포기김치

출처: 만성폐쇄성폐질환식, 서울아산병원, https://www.amc.seoul.kr/asan/healthinfo/mealtherapy/mealTherapyDetail.do?mtId=56

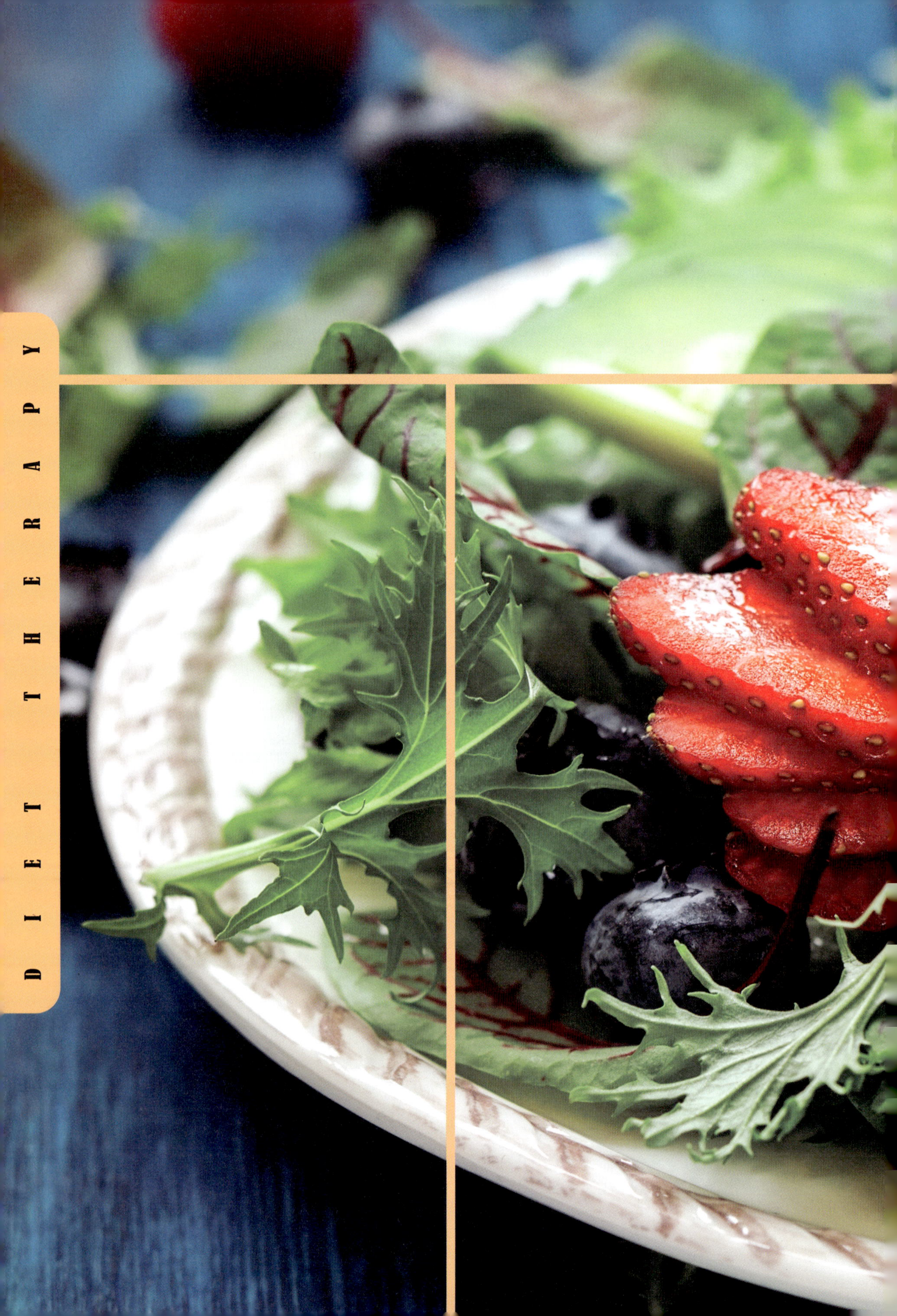
DIET THERAPY

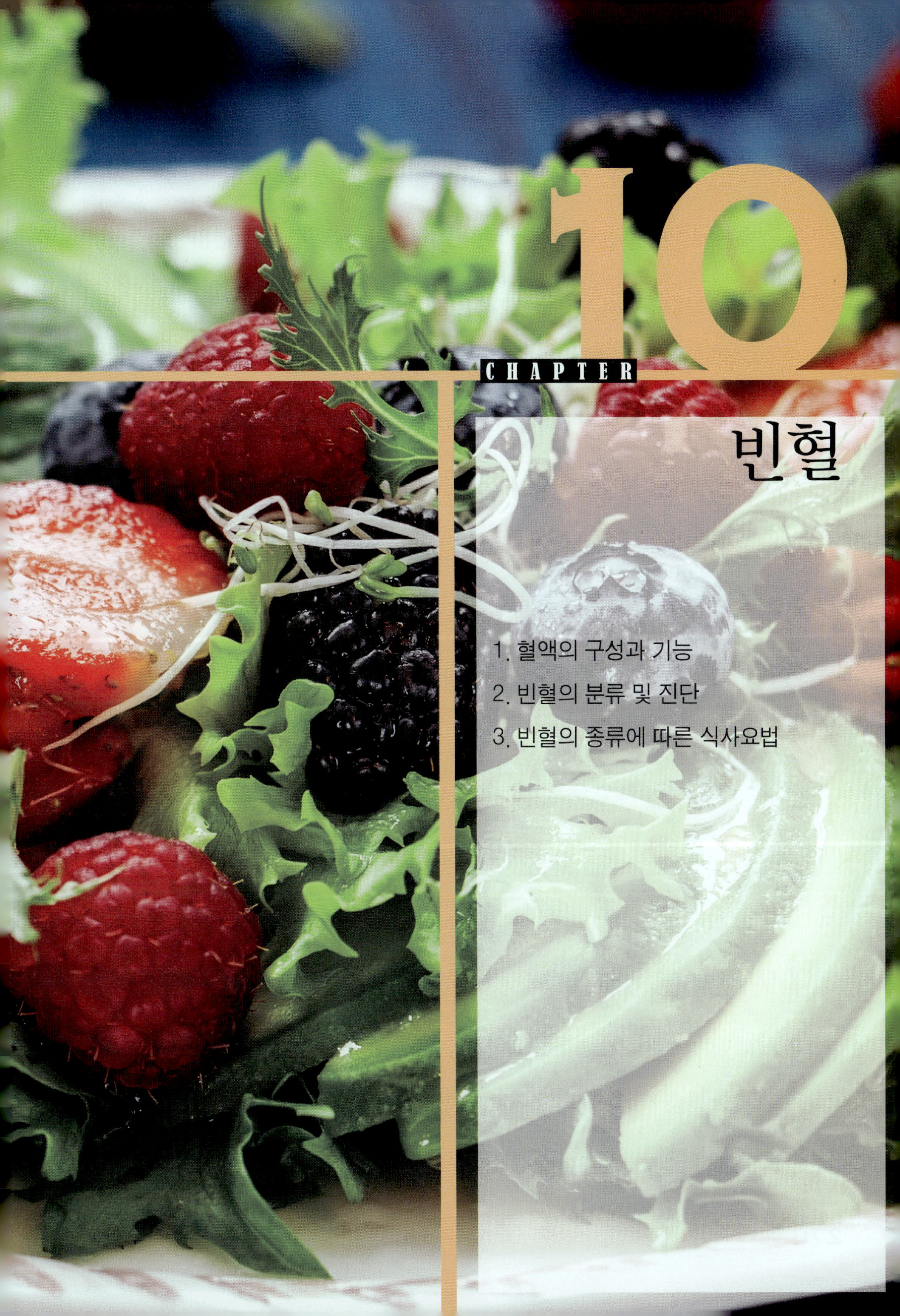

CHAPTER 10

빈혈

1. 혈액의 구성과 기능
2. 빈혈의 분류 및 진단
3. 빈혈의 종류에 따른 식사요법

1. 혈액의 구성과 기능

혈액은 소화관에서 흡수된 영양소와 폐에서 흡수된 산소를 각 조직으로 운반하며, 반대로 이산화탄소와 기타 노폐물을 각 조직에서 배설기관으로 운반한다. 또한, 혈액은 호르몬을 운반하고, 체액의 pH 및 체온을 조절하며, 외부로부터 침입하는 이물질에 대해 방어하는 역할을 한다. 응고 기능도 있어 손상을 입은 부위에서 출혈을 막는다. 이러한 혈액의 기능은 생명 유지에 필수적이며, 혈액이나 이를 생성하는 조혈기관의 질환은 신체 전체에 영향을 미친다.

혈액의 성분은 혈구와 혈장으로 나뉜다. 혈구는 적혈구, 백혈구, 혈소판으로 구성되어 있으며, 이들은 조혈기관과 밀접한 관련이 있는 요소들이다. 혈장은 주로 물로 이루어져 있으며, 그 외에 단백질, 무기염류, 효소, 호르몬, 지방, 포도당 등이 포함되어 있다(그림 10-1).

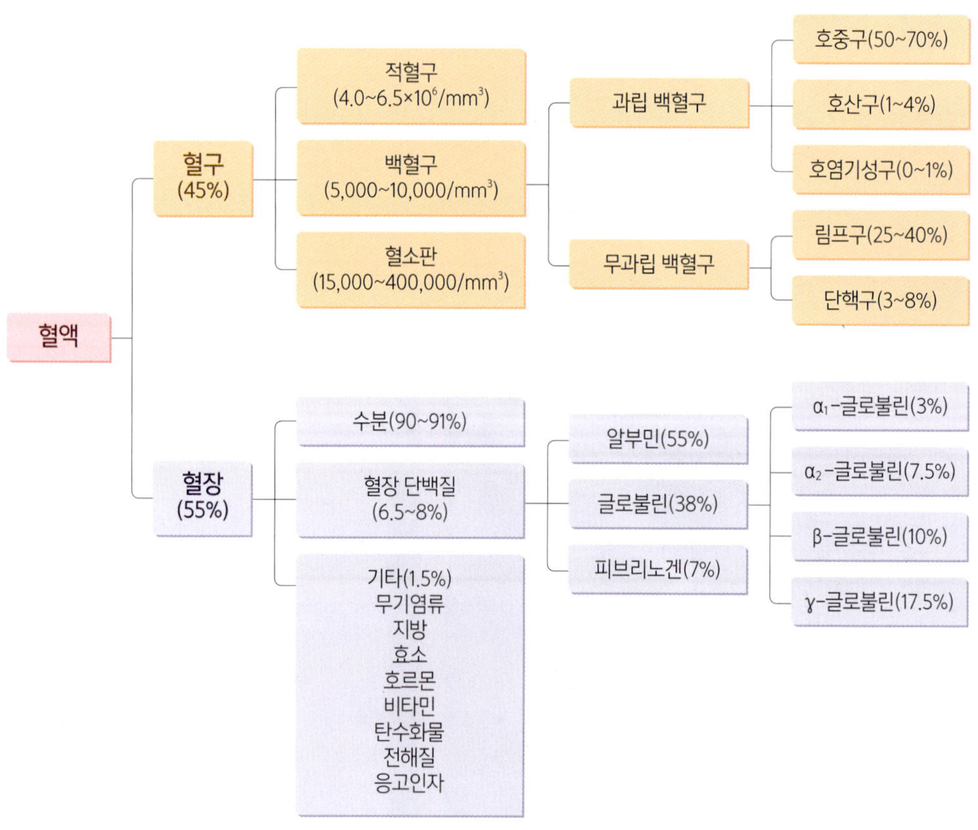

그림 10-1 혈액의 성분

건강한 성인의 혈액량은 체중의 약 5~6%를 차지한다. 적혈구의 농도는 여성이 약 450만/mm^3, 남성이 약 500만/mm^3이다. 백혈구는 적혈구보다 적으며, 그 비율은 약 1:500이다.

2. 빈혈의 분류 및 진단

빈혈(anemia)은 적혈구 수가 감소하거나 적혈구 내 혈색소인 헤모글로빈(hemoglobin) 농도가 낮아져, 조직과 혈액 간 산소와 이산화탄소 교환이 제한되는 상태를 말한다. 세계보건기구(WHO)에서 정한 빈혈의 판정 기준은 표 10-1에 제시되어 있다.

빈혈은 주로 그 원인과 형태학적 특성에 따라 분류된다. 그러나 원인이나 형태학적 특성 중 하나만으로는 빈혈을 충분히 설명하기 어렵기 때문에, 두 가지 방법을 모두 고려하는 것이 중요하다.

표 10-1 정상 성인 남녀의 빈혈 판정 기준

성별	헤모글로빈(g/dL)	헤마토크릿(%)	적혈구 수(10^6/mm^3)
남	13	43~52	4.7
여	12	35~48	4.0

1) 형태학적 분류

빈혈은 적혈구의 크기와 헤모글로빈 함량을 기준으로 분류할 수 있으며, 이는 빈혈의 원인, 치료 방법 및 예후를 판단하는 데 중요한 정보를 제공한다. 적혈구의 크기와 혈색소 함량을 평가하는 주요 지표로는 평균 적혈구 용적(MCV), 평균 적혈구 혈색소량(MCH), 평균 적혈구 혈색소 농도(MCHC) 등이 있다. 이러한 지표에 따라 빈혈은 정상적혈구성 빈혈(normocytic anemia), 거대적혈구성 빈혈(macrocytic anemia), 소적혈구성 빈혈(microcytic anemia), 저혈색소 소적혈구성 빈혈(hypochromic microcytic anemia)로 분류된다(표 10-2).

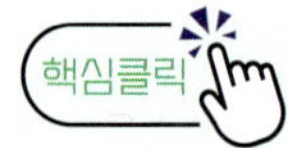

빈혈 분류의 지표

평균 적혈구 용적(mean corpuscular volume, MCV)

$$MCV = \frac{\text{헤마토크릿치} \times 100}{\text{적혈구 수}}$$ 평균치 : 90(80~100) μm^3

평균 적혈구 혈색소량(mean corpuscular hemoglobin, MCH)

$$MCH = \frac{\text{헤모글로빈 농도} \times 10}{\text{적혈구 수}}$$ 평균치 : 30(27~32) pg

평균 적혈구 혈색소 농도(mean corpuscular hemoglobin concentration, MCHC)

$$MCHC = \frac{\text{헤모글로빈 농도} \times 100}{\text{헤마토크릿치}}$$ 평균치 : 34(30~36)%

표 10-2 적혈구의 크기와 혈색소 함량에 따른 빈혈의 분류

형태	평균 적혈구 용적(μm^3)	평균 적혈구 혈색소 농도(%)
거대적혈구성 빈혈	> 94	> 30
정상적혈구성 빈혈	80~94	> 30
소적혈구성 빈혈	< 80	> 30
저혈색소 소적혈구성 빈혈	< 80	< 30

(1) 거대적혈구성 빈혈(macrocytic anemia)

이 빈혈은 적혈구 수가 감소하고, MCV와 MCH가 증가하며, MCHC는 정상 범위에 있는 상태이다. 엽산과 비타민 B_{12}는 적혈구 성숙을 위한 DNA 합성에 필수적인 영양소인데, 이들 영양소가 결핍되면 적혈구가 크고 미성숙한 적아구를 형성하게 된다. 거대적혈구성 빈혈은 열대성 스프루 환자, 일부 임산부, 그리고 엽산 결핍증을 가진 모체에서 태어난 유아에게서 관찰될 수 있다.

(2) 정상적혈구성 빈혈(normocytic anemia)

적혈구의 세포 크기와 헤모글로빈 농도는 정상이나, 헤마토크릿이 낮은 상태를 말한다. 즉, 적혈구 수는 감소했으나 MCV, MCH, MCHC의 세 가지 수치는 정상 범위에 있다. 정상적혈구성 빈혈은 주로 신장 질환, 간 질환, 악성 종양, 감염증, 내분비 질환 등에서 이차성 빈혈로 발생할 수 있으며, 혈액 질환으로는 재생불량성 빈혈, 용혈성 빈혈 등이 이에 속한다.

(3) 저혈색소 소적혈구성 빈혈(hypochromic microcytic anemia)

이 빈혈은 헤모글로빈 생합성이 줄어들어 적혈구 수가 감소하고, MCV, MCH, MCHC 수치가 모두 정상보다 낮은 상태를 나타낸다. 철 결핍성 빈혈이 가장 흔한 형태이다.

2) 원인에 따른 분류

빈혈을 원인별로 구분하면 크게 적혈구 생성 감소로 인한 빈혈과 적혈구 파괴 증가로 인한 빈혈로 구분할 수 있으며, 그 종류 및 특징은 표 10-3에 정리하였다.

(1) 적혈구 생성 감소에 의한 빈혈

적혈구 생성 감소의 원인은 적혈구를 생성하는 기관인 골수의 기능 저하와 적혈구 생성에 필요한 영양소 결핍으로 나눌 수 있다. 골수 기능 저하는 암세포, 약물, 화학물질, 방사선 조사 등에 의한 골수 파괴로 인해 발생하며, 이로 인해 골수에서 적혈구 생성이 감소하거나 미성숙한 적혈구가 생성된다. 이러한 경우 재생불량성 빈혈이 발생하며, 골수 이식이 필요한 경우가 많다.

영양 결핍의 가장 흔한 원인은 철 결핍이며, 이 외에도 엽산과 비타민 B_{12} 결핍으로 악성 빈혈이 발생할 수 있다. 또한, 외상이나 수술로 인한 급성 출혈은 혈색소 감소로 인해 산소 운반 능력이 저하되어 빈혈을 초래할 수 있다. 만성 출혈의 경우, 위궤양, 십이지장궤양, 치질, 장기간의 아스피린 복용 등이 원인이 될 수 있다. 여성은 월경으로 인해 남성보다 혈색소 함량이 낮으며, 빈혈 발생 빈도도 높은 편이다.

(2) 적혈구 파괴 증가로 인한 빈혈

적혈구 파괴 증가로 인한 빈혈은 적혈구 자체의 이상에 의한 경우와 적혈구 자체는 정상이나 외부 요인에 의해 발생하는 용혈로 나눌 수 있다. 적혈구 자체의 이상으로 용혈이 증가하는 경우는 주로 유전적 요인으로, 아프리카 흑인에서 흔히 발생하는 겸상적혈구 빈혈이 대표적이다.

비타민 E 결핍은 적혈구 세포막의 산화 및 과산화 손상을 일으켜 용혈을 초래할 수 있으며, 격렬한 운동 시에도 적혈구 파괴 속도가 증가할 수 있다. 또한, 면역성 질환, 패혈증 등의 감염, 또는 뱀독과 같은 화학물질에 의해 발생하는 용혈은 적혈구 자체가 정상인 경우가 많다.

표 10-3 빈혈의 종류와 원인 및 특징

적혈구 생성 감소로 인한 빈혈			
정상적혈구성 빈혈 (normocytic anemia)	일차성 (골수 이상)	무형성 빈혈(aplastic anemia) 골수증성 빈혈(myelopathic anemia)	• 골수의 기능 저하 • 재생불량성 빈혈 • X선 및 방사선에 과도하게 반복적 노출 • 독성약품 및 암세포로 인한 골수 기능 저하
	이차성	만성 질환, 간 질환, 요독증, 내분비 이상	
거대적아구성 빈혈 (macrocytic anemia)	일차성 (영양 결핍)	비타민 B_{12}, 엽산 결핍 비타민 B_1, B_6 결핍	• 비타민 B_6, B_{12}, C, 엽산 영양의 결핍
	이차성	비타민 B_{12}, 엽산 길항제 사용, 악성 빈혈	
소적혈구성 빈혈 (microcytic anemia)	일차성 (영양 결핍)	철 결핍 비타민 B_6 결핍 비타민 C, 비타민 A 결핍	• 철 영양의 결핍 • 과잉 출혈 • 약품과 중금속 오염
	이차성	출혈 유전성 용혈성 빈혈의 형성 약품과 중금속 오염(납, 카드뮴)	• 적혈구 파괴 증가로 인한 빈혈
적혈구 파괴 증가로 인한 빈혈			
혈색소병증 (hemoglobinopathies)	유전성	겸상적혈구성 빈혈(sickle cell anemia)	• 초승달 또는 낫 모양(겸상) 적혈구 • 아프리카 흑인에 많음
		유전성 용혈성 빈혈 (thalassemia)	
용혈성 빈혈 (hemolytic anemias)	일차성	비타민 E 결핍	• 비타민 E 결핍 • 면역성 질환 및 약품
	이차성	감염(말라리아)	• 면역성 질환, 약물 남용

출처: Francis J. Zeman, Clinical Nutrition and Dietetics, 2ed, Macmillan, p.693, 1991.

알아두기

겸상적혈구성 빈혈(sickle cell anemia)

겸상적혈구성 빈혈은 헤모글로빈 중 글로빈에 이상이 생겨 적혈구가 정상적인 원형이 아닌 초승달 또는 낫 모양(겸상)으로 변한 유전적인 용혈성 빈혈을 말하며, 아프리카 흑인에게서 많이 볼 수 있다. 겸상적혈구성 빈혈 환자는 철 저장량이 과도한 경우가 많기 때문에 철과 비타민 C가 적은 식사를 주어야 하며, 대신 적혈구 생성을 돕기 위해 엽산과 아연의 보충이 필요하다.

3. 빈혈의 종류에 따른 식사요법

1) 철 결핍성 빈혈

철 결핍성 빈혈(iron deficiency anemia)은 모든 빈혈의 60~80%를 차지하며, 주로 여성에게 발생하는 소적혈구 저색소성 빈혈이다. 이 빈혈의 특징은 혈액 내 헤모글로빈 농도가 감소하는 것이다.

(1) 원인

철 결핍성 빈혈의 원인은 크게 다음의 네 가지로 나눌 수 있다.

① 식사 내 철 섭취량의 부족

② 위 절제, 무산증, 흡수불량증후군 등에 의한 철의 흡수 장애

③ 성장, 임신, 수유, 월경 등에 의한 체내 철 수요량의 증가

④ 소화성 궤양, 위염, 암, 치질, 자궁근종, 생리 과다, 운동 과다 등에 의한 급성 또는 만성 출혈에 의한 철 배설량의 증가

이 중에서 철 섭취 부족이 가장 일반적인 빈혈의 원인이다. 특히 영아기에는 식사에서 철이 충분하지 않으며, 사춘기나 성장기 어린이들은 철 요구량이 증가하는데 비해 철 섭취량이 부족하여 철 결핍성 빈혈이 자주 발생한다. 여성의 경우 월경으로 인한 혈액 손실과 임신 기간 동안 태아에게 철을 공급해야 하며, 수유 중에는 유즙 분비에 필요한 철의 수요가 증가하기 때문에 철 결핍성 빈혈의 위험이 높다.

철 요구량이 증가하는 상황에서 철을 충분히 공급하지 못하면 언제든지 철 결핍성 빈혈이 발생할 수 있다. 또한, 식사에서 충분한 철을 섭취하더라도 위장 질환으로 인해 철 흡수에 필요한 내적 인자(intrinsic factor)가 부족할 경우, 흡수 장애로 인해 빈혈이 발생할 수 있다.

철 결핍에 의한 빈혈은 철 저장의 고갈, 철 결핍성 적혈구 생성, 철 결핍성 빈혈의 세 단계를 거쳐 진행된다(표 10-4). 첫 단계에서는 저장된 철이 적혈구 합성에 사용되면서 철 저장량이 고갈되기 시작한다. 이때 혈청 페리틴이 감소하고 트랜스페린(transferrin)의 철 결합 능력이 증가하여 철 흡수율이 높아진다. 두 번째 단계에서는 철 저장고가 완전

히 고갈되면서 혈장 철이 감소하고, 트랜스페린의 철 포화도가 낮아진다. 이로 인해 골수로 공급되는 철의 양이 감소하고, 적혈구에 철이 결합되지 않은 프로토포르피린이 증가한다. 마지막으로 헤모글로빈 농도가 감소하고 적혈구 크기가 작아지면서, 철 결핍성 빈혈의 대표적 특징인 소적혈구 저색소성 빈혈이 나타난다.

표 10-4 체내 철 함량의 점차적 감소에 따른 단계적 변화

철 저장	정상	철 저장 고갈	철 결핍성 적혈구 조혈	철 결핍성 빈혈
적혈구 조직계의 철				
골수 철(0~6)	2~3+	0~1+	0	0
총철결합능(TIBC*)(μg/dL)[1]	330±30	360	390	410
혈장 ferritin(μg/L)	100±60	20	12	<12
철 흡수	정상	↑	↑	↑
혈장 철(μg/dL)	115±50	115	<60	<40
트랜스페린 포화도(%)	35±15	30	<15	<10
sideroblasts(%)[2]	40~60	40~60	<10	<10
RBC protoporphyrin(μg/dL RBC)	30	30	100	200
헤모글로빈(g/dL)	> 12	> 12	> 12	<12
적혈구	정상	정상	정상	소적혈구성 혈색소 감소증

*TIBC : total iron binding capacity

(2) 증상

철 결핍으로 빈혈이 발생하면 조직으로 공급되는 산소가 부족해져 권태감, 피로, 호흡 곤란, 창백한 안색 등 다양한 증상이 나타난다. 조직 내 철이 지속적으로 감소할 경우 손톱 모양의 변화, 구각염, 그리고 식성 변화와 같은 증상이 발생할 수 있다. 또한, 생쌀, 담뱃재, 흙 등을 먹는 이식증(pica)[3]이 나타날 수도 있다.

1) 혈액에서 단백질과 결합하여 운반될 수 있는 철의 총량. 트랜스페린이 처음으로 철에 결합하는 단백질이므로 TIBC 검사는 이용가능한 트랜스페린의 양을 측정할 수 있는 간접적인 지표

2) 철이 과도하게 축적된 적혈구 전구 세포

3) 모래, 흙, 숯, 재 등을 먹는 현상

(3) 치료법

철 결핍성 빈혈의 치료는 적절한 용량의 철분제를 투여하는 것이다. 철분제는 식사와 함께 복용할 경우 흡수가 방해될 수 있으므로, 공복에 복용하는 것이 좋다. 한 번에 많은 양을 복용하기보다는 하루에 2~3회 나누어 복용하는 것이 효과적이다. 또한, 제산제, 산 분비 억제제, 항생제와 같은 약물이나 커피 등은 철 흡수를 억제할 수 있으므로, 철분제를 복용할 때 주의해야 한다. 만약 경구용 철분제 복용이 어렵거나 위장 질환 또는 철 흡수 장애가 있는 경우, 정맥주사로 철분을 투여할 수 있다.

(4) 식사요법

철 결핍은 전 세계적으로 가장 흔한 영양 문제 중 하나이며, 철 결핍성 빈혈에 대한 대책은 균형 잡힌 식사를 통해 이루어져야 한다. 따라서 식사요법의 목적은 철 섭취를 증가시키고, 철 흡수를 촉진하는 동물성 단백질과 비타민 C의 섭취를 늘려 조혈 기능을 강화하는 데 있다.

식사요법의 원칙은 다음과 같다.

① 충분한 철 섭취: 철 함량이 높은 식품을 식단에 포함한다. 가장 좋은 철 공급원은 헴철(heme iron)을 함유한 육류, 어패류, 가금류이다. 반찬으로 쇠간, 쇠고기, 닭고기, 생선류, 두부, 멸치, 굴, 조개, 꼬막, 달걀 등을 한 끼에 2가지 이상 포함하도록 한다(표 10-5). 곡류는 철 함량이 식품마다 다르지만, 섭취량이 많아 주요 철 급원이다. 쌀밥보다는 콩, 팥, 흑미 등을 섞어 먹고, 철이 강화된 밀가루를 사용하는 것이 좋다. 채소는 호박나물, 해조류(김, 다시마, 미역, 파래), 깻잎, 열무김치, 감자 등을 선택한다. 우유와 유제품은 철 함량과 흡수율이 낮고, 칼슘이 철 흡수를 저해할 수 있으므로 주의해야 한다.

② 충분한 에너지 섭취

③ 양질의 단백질을 충분히 섭취: 조혈에 도움이 되는 동물성 단백질을 총 단백질 섭취량의 절반 이상 섭취하도록 한다. 특히 간은 모든 빈혈 환자에게 가장 좋은 식품 중 하나이다.

④ 충분한 양의 비타민 섭취: 비타민 C는 철의 흡수를 증가시키므로 매끼에 신선한 과일과 채소를 섭취한다.

⑤ 지방 섭취 제한: 과도한 지방 섭취는 조혈 식품에 대한 식욕을 떨어뜨리고, 철 흡수를 방해할 수 있으므로 주의한다.

⑥ 위산 분비 촉진: 위산이 충분히 분비되도록 꼭꼭 씹어 먹도록 하며, 감귤류, 해조류, 식초 등 신맛이 나는 식품을 먹도록 한다.

⑦ 철 흡수를 방해하는 식품 섭취 제한: 식사 전후에 녹차, 커피, 홍차 등 철 흡수를 저해할 수 있는 음료는 피하며, 특히 철분제 복용 시 유의한다.

표 10-5 식품 중 철 함량(1교환단위당)

식품군	식품명	중량(g)	철 함량(mg)	식품명	중량(g)	철 함량(mg)
곡류군	백미	30	0.2	라면	120	0.8
	보리쌀	30	0.4	국수(건)	30	0.5
	시리얼	30	1.0			
서류	감자	140	0.8	고구마	100	0.5
콩류	대두	20	1.3	두유	200	1.4
	두부	80	2.1			
어육류	쇠간	40	3.2	삼치	50	0.4
	돼지고기	40	0.9	잔멸치	15	2.4
	쇠고기(안심)	40	1.9	굴	70	2.6
	닭고기	40	0.4	어묵	30	0.3
	고등어	50	0.8			
알류	달걀	55	1.1			
채소류	갓	70	1.8	시금치	70	1.8
	깻잎	20	0.6	무청	70	2.1
	근대	70	1.5	양배추	70	0.4
	부추	70	1.5	아욱	70	1.4
	브로콜리	70	1.5	콩나물	70	1.6
	상추	70	1.5			
해조류	김(조미김)	2	0.8	물미역	70	0.8
	파래	70	5.5			
과일류	토마토	350	1.6	귤	120	0.2
	사과	80	0.2	바나나	50	0.4
유제품	우유	200	0.2	치즈	30	0.1

자료 : 한국영양학회, 식품영양소 함량 자료집, 2009.

알아두기

알아두기 헴철(Heme iron)과 비헴철(Non-heme iron)

식사를 통해 섭취하는 철은 헴철과 비헴철로 구분할 수 있다.

- 헴철 : 헤모글로빈과 미오글로빈 형태의 철로 육류, 가금류, 생선류에 많이 함유되어 있으며, 흡수율이 다른 식이인자에 의해 영향을 받지 않고 비헴철에 비해 2~3배 정도 높으므로 이용 효율이 좋다.
- 비헴철 : 일반적인 식사를 통한 철분의 대부분으로 주로 식물성 식품 중의 철을 구성한다. 동물성 식품의 철 중에도 40%는 헴철이고 나머지 60%는 비헴철이며, 특히 달걀이나 우유에 존재하는 형태이다. 흡수율이 식사 조성 및 기타 영양소의 영향을 많이 받으며, 흡수율은 헴철의 1/3가량으로 추산된다.
- 비헴철의 흡수에 영향을 미치는 인자 : 비헴철은 식사 성분 중의 비타민 C나 육류, 생선류, 가금류의 섭취에 의하여 흡수율이 향상될 수 있고 무산증, 흡수불량증, 차나 커피의 탄닌과 카페인, 곡류, 겨의 피틴산 등에 의하여 흡수율이 저하된다.

2) 엽산 결핍성 빈혈

(1) 원인

엽산(tetrahydrofolic acid, H4 folate, THFA)은 DNA 합성을 촉진하여 적혈구의 합성과 성숙에 중요한 역할을 한다. 엽산이 결핍되면 적혈구가 크고 미성숙한 거대적아구[4]를 형성하게 된다(macrocytic, megaloblastic). 이 빈혈은 열대성 스프루 환자, 일부 임산부, 그리고 엽산 결핍증을 가진 모체에서 태어난 유아에게서 나타날 수 있다. 부적절한 식사, 엽산 흡수와 이용의 장애, 성장, 임신, 암 등의 이유로 엽산 요구량이 증가하는 것이 이 빈혈의 주요 원인이다. 엽산 결핍 식단을 섭취할 경우 체내 엽산 저장량은 약 2~3개월 안에 고갈되어 빈혈이 발생할 수 있다.

(2) 증상

몸이 허약해지고 숨이 차며, 입과 혀에 통증이 생기고 설사와 부종 등이 나타난다.

(3) 식사요법

식사요법의 목적은 엽산과 비타민 B_{12} 섭취를 증가시켜 거대적아구성 빈혈을 치료하고 예방하는 것이다.

4) 미성숙한 상태의 적혈구로 핵이 있고 정상 적혈구보다 크기가 약간 큼

식사요법의 원칙은 다음과 같다.

- 시금치, 아스파라거스 등의 녹황색 채소와 간, 육류, 생선, 말린 콩류에 엽산이 많이 함유되어 있으므로 충분히 섭취한다(표 10-6).
- 엽산은 체내 저장량이 적으므로 매일 섭취하도록 한다.
- 엽산은 가열에 의해 쉽게 파괴되므로 과일과 채소는 신선한 상태로 섭취하며, 조리 시에는 살짝 데치는 정도로 조리한다.

3) 비타민 B_{12} 결핍성 빈혈

(1) 원인

비타민 B_{12}는 엽산의 대사 과정에 필수적인 요소로 엽산과 함께 DNA 합성을 촉진하여 적혈구의 합성과 성숙에 관여한다. 따라서 비타민 B_{12} 부족 시에는 엽산이 충분한 경우에도 엽산의 이용이 안 되므로 적혈구의 합성과 성숙이 불완전하여 거대적아구성 빈혈이 나타나며, 특히 신경과 정신 장애의 증세를 수반하는 악성 빈혈을 일으키게 된다.

악성 빈혈은 비타민 B_{12}의 부적절한 흡수나 이용, 그리고 증가된 필요량과 배설량, 파괴 때문에 발생한다. 그러나 악성 빈혈의 보다 일반적인 원인은 비타민 B_{12}를 흡수하는데 필요한 위액 내 당단백질인 내적 인자가 부족하기 때문이다.

내적 인자는 위 절제나 위액 분비가 감소되는 저염산증, 무산증, 위하수증 등에 의해 그 분비가 감소된다. 또한 비타민 B_{12}의 흡수 장소인 회장의 질환이나 절제, 또는 비타민 B_{12} 함유 식품인 동물성 식품 섭취를 금하는 채식주의자에게도 비타민 B_{12} 결핍이 나타난다.

(2) 증상

식욕 감퇴, 체중 손실, 허약, 심계 항진, 현기증, 탈력감 등 빈혈의 일반적 증상과 함께 혀의 통증, 사지가 저리거나 지각 마비, 보행 곤란 등의 신경 장애가 나타난다. 심하면 편집 증, 환각과 기억력 장애 등도 나타난다.

(3) 식사요법

식사요법의 목적은 비타민 B_{12}를 충분히 공급하고 조혈 기능을 촉진할 수 있는 식사를 제공하여 악성 빈혈을 치료, 예방하는 데 있다.

식사요법의 원칙은 다음과 같다.

- 비타민 B_{12}가 많이 들어 있는 간, 쇠고기, 돼지고기, 우유와 유제품을 자주 먹도록 한 다(표 10-6). 특히 간은 하루 200 g 이상을 먹도록 한다.
- 고단백 식사는 간 기능과 조혈을 위해 바람직하다(1일 1.5 g/kg).
- 녹황색 채소에는 엽산이 많으므로 충분히 섭취하도록 한다.

표 10-6 식품 중 엽산 및 비타민 B_{12} 함량(1교환단위당)

식품군	식품명	중량(g)	엽산 함량(μg)	비타민 B_{12} 함량(μg)
곡류군	백미	30	7.4	0
	보리쌀	30	7.3	0
	시리얼	30	5.7	0
	밀가루	30	4.8	0
	국수(건)	30	6.7	0
콩류	대두(노란콩)	20	63.6	0
	두부	80	12.2	0
	두유	200	68.2	0
어육류	쇠간	40	99.0	21.10
	돼지간	40	103.6	26.10
	쇠고기	40	1.5	0.92
	돼지고기	49	2.4	0.36
	닭고기	40	2.0	0.16
	고등어	50	2.9	1.88
	삼치	50	0.5	1.20
	굴	70	7.0	11.20
알류	달걀	55	68.5	0.71
견과류	땅콩	8	10.9	0
	밤	60	40.8	0
채소류	갓	70	130.9	0
	가지	70	32.8	0
	근대	70	107.5	0
	배추	70	81.6	0
	브로콜리	70	44.1	0
	상추	70	80.5	0
	시금치	70	205.5	0
	무청	70	98.0	0
	양배추	70	68.6	0
	아욱	70	104.3	0
	콩나물	70	67.8	0

식품군	식품명	중량(g)	엽산 함량(μg)	비타민 B_{12} 함량(μg)
해조류	김(건)	2	32.7	1.55
	미역(건)	7	10.7	0.01
과일류	토마토	350	72.7	0
	포도	80	22.2	0
	오렌지	100	50.8	0
	사과	80	5.7	0
	귤	120	28.8	0
	바나나	50	8.1	0
유제품	우유	200	19.4	0.88
	치즈	30	18.3	0.21

출처: 한국영양학회, 식품영양소 함량 자료집, 2009.

DIET
THERAPY

DIET THERAPY

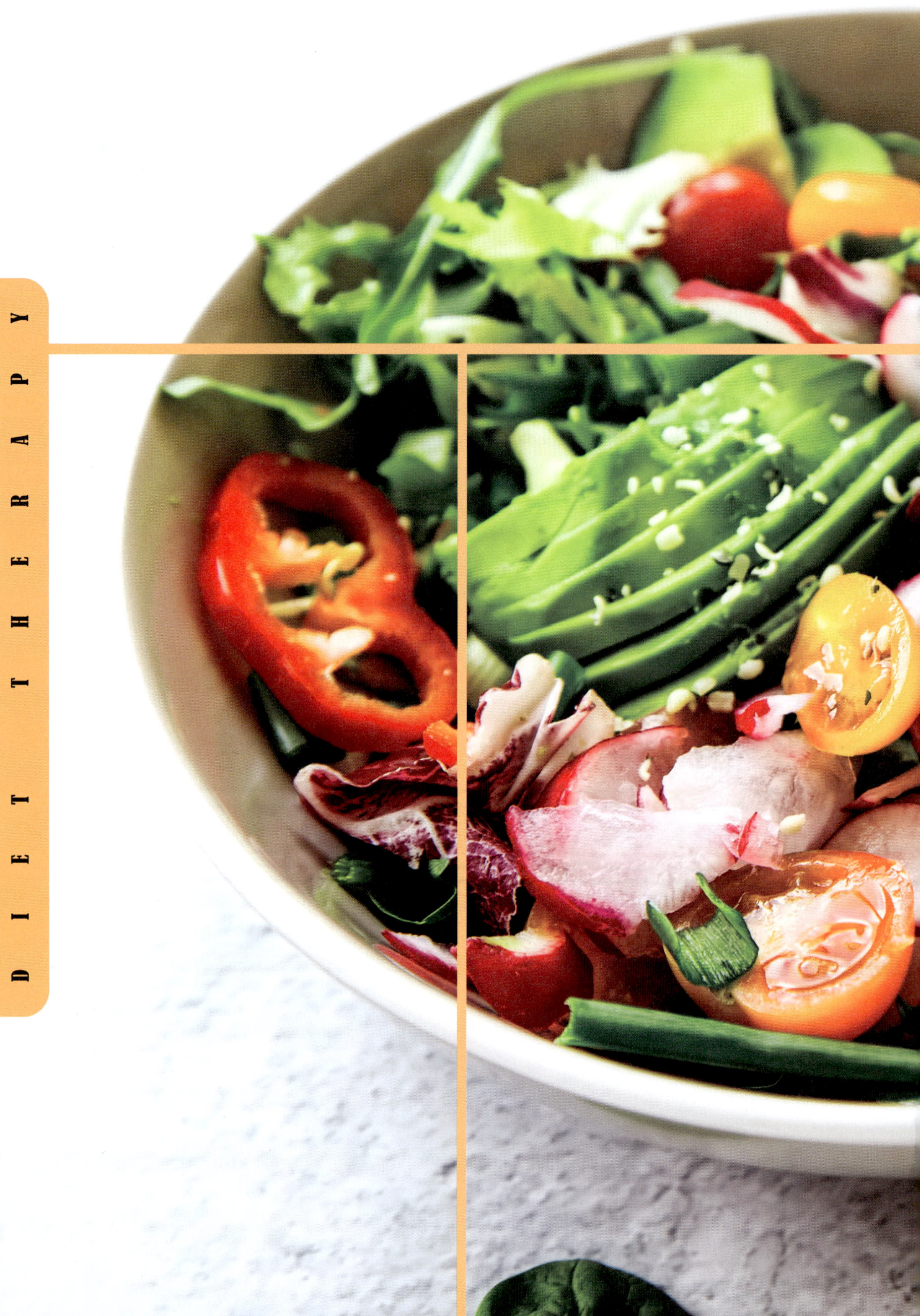

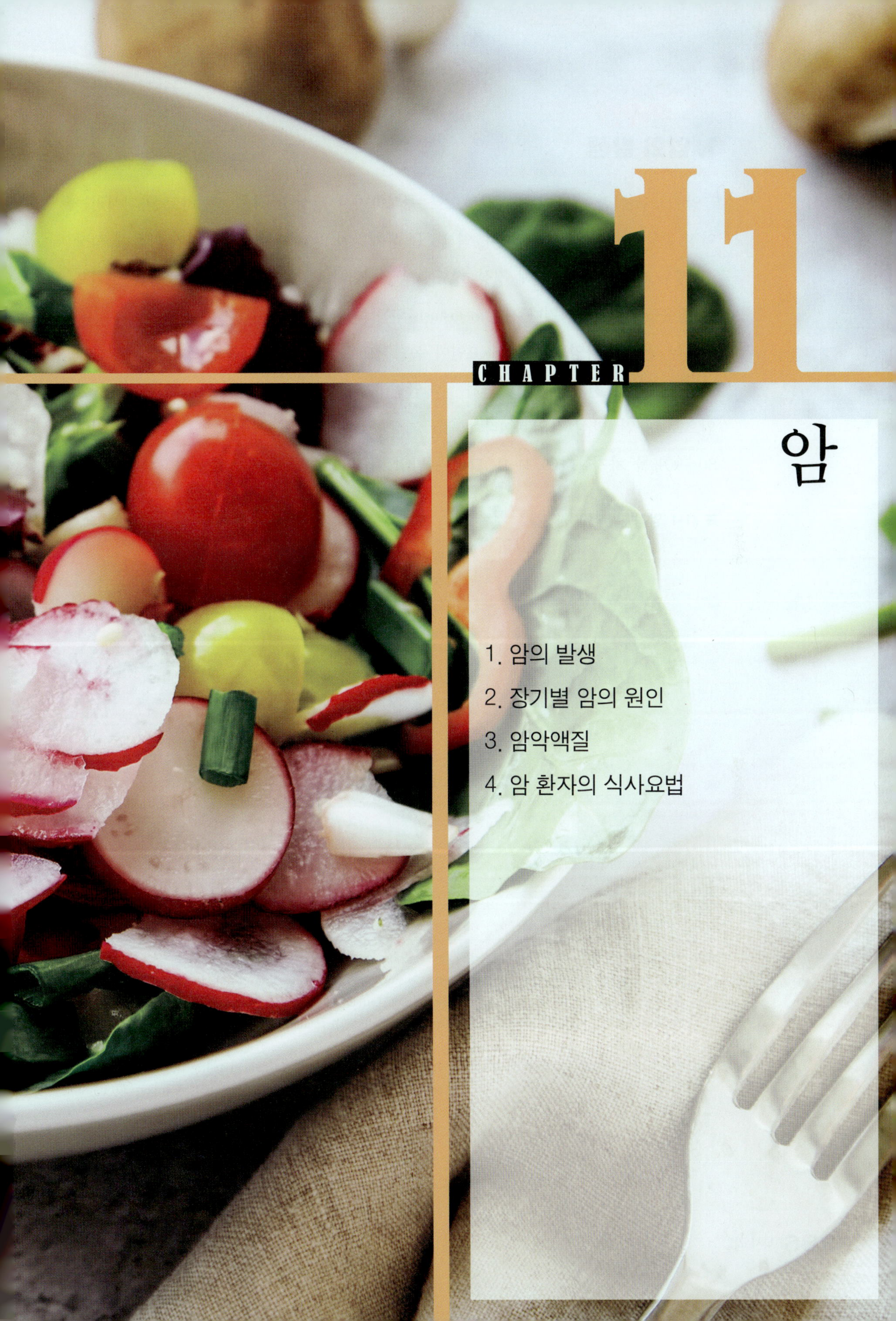

CHAPTER 11

암

1. 암의 발생
2. 장기별 암의 원인
3. 암악액질
4. 암 환자의 식사요법

1. 암의 발생

암(cancer)이란 세포가 비정상적으로 증식하면서 정상 조직을 침범하고 파괴시키는 악성 종양(malignant tumor)이다. 암세포는 통제받지 않고 빠르게 분열하기 때문에 성장이 매우 빠르다. 이로 인해 정상 세포에 공급되어야 할 영양분을 빼앗고, 다른 조직으로 침윤(infiltration)하거나 전이(metastasis)되는 특징을 가진다.

암의 원인은 다양하며 여러 요인이 복합적으로 작용하기 때문에 정확히 규명하기 어렵다. 세계보건기구(WHO) 산하 국제암연구소에 따르면, 암의 주요 원인은 환경 요인으로, 흡연, 만성 감염(바이러스, 세균, 기생충 등), 음식, 음주, 방사선 등 환경 요인이 80~90%를 차지한다(표 11-1). 그러나 발암 물질(carcinogen)에 노출된다고 해서 모든

표 11-1 암의 일반적인 원인들

원인	세계 발생 (%, 2000)*	한국(2009)	
		발생(%)	사망(%)
흡연**	32	11.9	22.7
만성감염***	10~20	21.2	24.7
음식	30		
직업	5	1.1	1.7
유전	5		
생식	5		
음주****	3	남 3.0, 여 0.5	남 2.8, 여 0.1
환경오염	3		
방사선	3		
과체중*****	-	남 1.5, 여 2.2	
부족한 신체활동*****	-	남 0.1, 여 1.4	

출처: *세계보건기구 산하 국제암연구소, World cancer report 2008

** Park S, et al. Attributable fraction of tobacco smoking on cancer using population-based nationwide cancer incidence and mortality data in Korea. BMC Cancer. 2014 Jun 6;14:406.

*** Shin A, et al. Population attributable fraction of infection-related cancers in Korea. Ann Oncol. 2011 Jun;22(6):1435-42.

**** Park S, et al, Attributable fraction of alcohol consumption on cancer using population-based nationwide cancer incidence and mortality data in the Republic of Korea. BMC Cancer. 2014 Jun 10;14:420.

***** Park S, et al. Population-attributable causes of cancer in Korea: obesity and physical inactivity. PLoS One. 2014 Apr 10;9(4):e90871.

사람이 암에 걸리는 것은 아니다. 개개인의 병에 대한 감수성, 건강 상태, 면역 체계의 상태, 유전적 요인 등 여러 요인이 복합적으로 작용하며, 수년 혹은 수십 년에 걸쳐 발암 인자에 노출되어 암이 발생할 수 있다.

발암원(carcinogen)은 매우 다양한 화학적 구조를 가지고 있으며, 대부분 물에 잘 녹지 않고 인체에 대한 반응성이 낮다. 이러한 이유로 암을 유발할 수 있는지에 대한 의문이 제기되었지만, 발암원에는 인체에 들어와 직접 작용하는 '직접 발암원'과 대사 과정을 통해 활성화되어 발암 기능을 나타내는 '간접 발암원'이 있다는 것이 밝혀지면서 이러한 의문이 해소되었다.

지금까지 알려진 대부분의 발암원은 간접 발암원이며, 일부만이 직접 발암원이다. 직접 발암원은 인체의 정상 세포 내에 존재하는 DNA, RNA, 단백질과 공유 결합을 형성하여 이들의 구조와 기능을 변화시키며, 이로 인해 암을 유발한다. 반면, 간접 발암원은 그 자체로는 반응성이 약하지만 체내에 흡수된 후 간 세포에 존재하는 P450 효소계에 의해 대사되어 활성화되며, 이로 인해 강한 반응성을 가지게 된다.

발암 과정에는 발암원이 아닌 다른 물질이 관여하여 암 유도를 촉진하기도 한다. 이는 발암 기전이 단일 단계가 아닌 여러 단계로 이루어진다는 것을 의미한다.

알아두기

다단계 발암기전(Multi-step Carcinogenesis)

- 제1단계(암유발 개시단계) : 발암원이 DNA를 공격하여 돌연변이를 유발하는 비가역 반응(거꾸로 돌이킬 수 없는 반응)이다.
- 제2단계(암유발 촉진단계) : 암유발 개시단계 만으로는 암이 발생하지 않으며 암발생을 촉진하고 유지하는 단계가 필요하다. 대표적인 물질로 1967년 헤커(Hecker) 등에 의해 규명된 TPA(12-0-tetradecanoylphorbol-13 acetate)를 들 수 있다. 이때 TPA는 발암원이 아니며, 발암원의 작용을 촉진하는 '종양촉진제'로 작용하며 이 단계에서 양성 종양을 유발하게 된다. 이 단계는 적어도 초기에는 가역반응(돌이킬 수 있는 반응)이다.
- 제3단계(암 진행단계) : 양성 종양에서 악성 종양으로 전환하여 악성 종양의 특성이 증대되는 과정. 이 단계에서는 암유전자와 암억제유전자의 돌연변이가 점차 증가하며, 염색체의 이상이 분명하게 나타나게 된다. 그러나 동물실험의 경우에는 발암기전의 각 단계를 분명하게 구별할 수 있지만, 실제 사람의 발암과정에는 이러한 단계들에 관여하는 요인들이 동시에 오랫동안 지속되므로 각 단계를 구별하기 어렵다.

최근 암 발생률이 크게 증가하여, 우리나라 사람이 기대수명(81세)까지 생존할 경우 암에 걸릴 확률은 36.6%로 추정된다. 남성(78세)의 경우 5명 중 2명, 여성(85세)의 경우 3명 중 1명이 암에 걸리는 것으로 보고되고 있다.

보건복지부는 중앙암등록본부 및 지역암등록본부를 지정하여 운영하며, 우리나라에서 진행되는 모든 암 등록 사업의 자료를 통합하여 국가 암 발생 데이터베이스를 구축하였다. 이를 통해 1999년 이후 악성암(이하 암) 등록자에 대한 발생 통계를 산출하고 있다.

암 종별 발생 현황 및 주요 암의 연간 변화율은 국가암정보센터(cancer.go.kr) 및 국가통계포털(kosis.kr)에서 확인할 수 있다.

2. 장기별 암의 원인

1) 위암

만성 위축성 위염, 위궤양, 소화성 궤양으로 인해 위·소장 문합술을 받은 사람들은 위암 발병 위험이 높은 것으로 조사되었다. 특히 위암은 다른 암에 비해 식이적 요인이 큰 비중을 차지한다. 맵고 짠 음식, 불에 태운 고기나 훈제식품, 질산염이 많은 식품(염장 식품, 가공 육류 등), 그리고 곰팡이에서 나오는 아플라톡신 등이 주요 위험 요인이다. 또한, 위 내에 서식하는 헬리코박터 파일로리균은 위암 환자의 40~60%에서 양성으로 나타나 위암의 위험성을 높이는 것으로 알려져 있다.

위암 예방을 위해서는 위암 발생 요인이 될 수 있는 음식을 피하고, 항산화제가 풍부한 신선한 채소와 과일을 충분히 섭취하는 것이 중요하다.

알아두기

헬리코박터 파일로리균(*Helicobacter pylori*)

이 균은 우리나라 사람들에게 빈번히 발생하는 위염, 위궤양, 위암 질환과 관련이 깊다. 1982년 호주의 워런(J. Robin Warren)과 마셜 (Barry J. Marshall)이라는 학자에 의해 위 점막에서 발견되었으며, 1994년 WHO는 이 균을 위암의 중요한 발암인자로 규명하였다. 전 세계 인구의 절반이, 우리나라 사람의 80% 이상이 이 균에 감염된 것으로 조사되었다. 헬리코박터 파일로리에 감염되었다고 모두 위암으로 진전되는 것은 아니지만, 적절한 항생제 요법으로 균을 제거해야 위 질환의 완치와 함께 재발을 막을 수 있다.

알아두기

숯불구이나 훈연 시 생기는 발암물질은?

조리 과정 중에 탄 물질을 분석한 결과, 몇몇 화합물은 강한 돌연변이를 일으키고 암을 유발하는 것으로 알려졌다. 이러한 화합물 중에는 헤테로사이클릭 아민류(heterocyclic amines) 등이 있으며, 주로 아미노산이 가열에 의해 변성한 것으로 강력한 발암물질이다. 석쇠구이를 한 쇠고기, 생선류, 토스트, 커피, 감자튀김 등 다양한 음식에서 발견된다. 이외에도 벤조피렌으로 대표되는 다 환방향족탄화수소(polycyclic aromatic hydrocarbon) 등도 강력한 발암물질이다.

2) 간암

간암의 원인으로는 B형과 C형 간염, 간경변증, 음주, 흡연, 아플라톡신 등의 독소, 과로 등을 들 수 있다. 우리나라의 경우 간암 환자의 70%는 B형 만성 간염, 10%는 C형 만성 간염과 관련이 있으며, 알코올성 만성 간 질환은 약 10% 정도를 차지하고 있다. 간암 환자의 80% 이상이 바이러스성 간염에 기인하므로 예방법으로는 이들 바이러스에 감염되지 않도록 주의하고, 가능한 한 빠른 시기에 예방접종을 하는 것이 가장 안전한 방법이다. 최근 알코올성 간경변증과 간암 발생률이 증가하고 있으므로 적절한 음주 습관을 들이도록 하는 것도 바람직하다.

3) 폐암

폐암의 원인 중 가장 중요한 것으로 흡연을 들 수 있다. 담배 연기 속에는 무려 4,000여 종의 화학물질이 들어 있고, 이미 알려진 발암물질만도 60가지 이상이다.

담배를 많이 피우고, 흡연을 시작하는 연령이 낮고 흡연 기간이 길수록 폐암에 걸릴 확률이 높다고 한다. 흡연 이외에도 환경적 요인(공해, 간접 흡연 등), 직업적 요인(비소, 석면, 크롬 등), 방사성 동위원소(우라늄, 라돈 등) 등이 원인이 될 수 있다.

또한 녹황색 채소류와 과일은 적게 섭취하고, 지방질을 과잉 섭취하는 현대인의 식습관도 폐암 발생원인이 되고 있으므로 항산화제가 많이 함유된 녹황색 채소류와 과일을 충분히 섭취하도록 한다.

알아두기

베타카로틴과 폐암

역학조사에서 채소와 과일을 많이 섭취하는 집단이나 혈청 내 베타카로틴의 농도가 높은 집단은 그렇지 않은 집단에 비해 암 발 생률이 적었고, 특히 폐암이나 후두암의 경우 관련성이 더욱 깊었다.
베타카로틴은 비타민 A의 세포분열 유지 기능 이외에 유리산소를 제거하는 항산화 기능으로 정상적인 세포 기능을 유지하고 암을 예방하는 것으로 알려져 있다. 그러나 암을 예방하기 위하여 과량의 베타카로틴을 캡슐로 섭취하게 한 다음 암 발생률을 추적한 결과 의외로 폐암의 발생률이 높았으며, 이는 신선한 과일과 채소를 통한 베타카로틴의 섭취가 더 중요함을 시사한다.

담배의 유해물질들

흡연 시 담배에서 생성된 약 4,000여 종의 화학적 성분이 인체에 흡입된다. 타르는 담배진이라고도 하며, 독성이 강해 예전에는 담배꽁초를 화장실에 모아 두어 구더기가 생기는 것을 방지하였다. 하루에 한 갑의 담배를 피울 때 폐에 쌓이는 타르의 양은 종이 컵 한 컵 분량이 된다고 한다.
니코틴은 신경계에 작용하여 교감 및 부교감 신경을 자극하고, 혈관에 직접적인 자극은 물론이고 말초혈관을 수축하여 혈압을 상승시키며, 혈관에 콜레스테롤을 증가시켜 동맥경화증을 악화시킨다.
일산화탄소는 혈액의 산소 운반 능력을 떨어뜨리고, 만성 저산소증을 일으킨다. 일산화탄소의 혈액 내 농도가 2%에 도달하면 중추신경계의 기능이 둔해지고 기억력이 감소하며 동맥내벽의 세포를 파괴한다.

4) 대장암

식습관의 변화가 가장 큰 원인이라 할 수 있다. 특히, 동물성 지방, 쇠고기나 돼지고기 등 붉은 고기(red meat)를 많이 섭취하고, 햄, 소시지, 베이컨 등과 같은 가공육의 섭취가 많아짐에 따라 대장암의 발병률이 높아지고 있다. 식이섬유의 섭취 부족과 운동 부족은 변비를 초래하고, 대장 점막에 발암물질이 노출되어 암이 발생할 확률을 높인다.

이외에 크론병, 궤양성 대장염 등 대장 점막의 염증성 질환을 가진 환자나 가족 중에 대장암의 병력을 가진 사람의 경우 대장암 발병률이 높은 것으로 조사되었다.

5) 유방암

여성호르몬인 에스트로겐은 유방암을 일으키는 위험인자로 장기간 호르몬의 자극을 받은 사람, 즉 초경이 이르거나 폐경이 늦을 경우, 폐경 후 장기적으로 여성호르몬을 투여한 경우 유방암에 걸릴 위험이 높아진다. 또한 유전과 방사선 노출, 고지방 식사와 비만 또한 유방암과 관련이 있는 것으로 나타나고 있다.

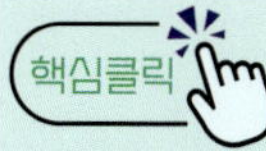

지방과 육류의 과잉 섭취가 대장암을 일으킬 수 있다는 가설의 근거들

1. 지방은 담즙 생성을 증가시킨다.
    - 담즙에 의한 DNA의 손상
    - 담즙 자체가 대장의 상피세포에 손상을 주어 세포분열의 이상을 초래할 수 있다.
    - 채식주의자보다 육류를 섭취하는 사람의 담즙이 좀 더 쉽게 잠재적 발암물질로 전환된다.
2. 고지방 섭취가 세포 손상을 유발한다.
3. 붉은 고기는 대변 내 철을 증가시키는데, 이 철의 산화반응 촉진에 의해 세포가 손상된다.
4. 고온으로 조리된 육류에서는 헤테로사이클릭 아민류라는 발암물질이 많이 생성된다.

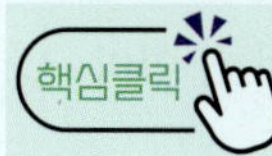

식이섬유가 대장암을 예방할 수 있다는 가설의 근거들

1. 변의 용적률 증가
    - 독성물질을 희석한다.
    - 변의 장내 통과시간을 단축하여 독성물질과의 접촉을 최소화한다.
2. 담즙산과 결합
    - 변의 담즙산 농도를 감소시킨다.
    - 일차 담즙산이 독성이 있는 이차 담즙산으로 변성되는 것을 억제한다.
3. 대장 내 pH의 감소
    - 담즙산의 용해성을 낮춘다.
    - 일차 담즙산을 독성이 있는 이차 담즙산으로 변화하는 7-α-dehydroxylase를 방해한다.
4. 장내 미생물의 조성 변화
5. 대장세포의 주요 에너지원
    - 대장 종양세포의 성장을 억제한다.
    - 정상 세포의 분열을 유도한다.
6. 인슐린 저항성과 고인슐린혈증을 예방

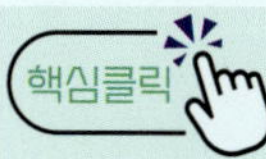

유방암의 고위험군

- 분만 경험이 없는 여성
- 유방암 환자의 가족이 있는 여성
- 비만한 여성
- 폐경 연령이 50세 이후의 여성
- 모유 수유를 하지 않은 여성
- 첫 분만이 35세 이후인 여성
- 초경 연령이 14세 이전의 여성

6) 식도암

식도암은 장기간 식도의 화학적·물리적 자극이 가장 큰 원인으로 젊은이보다 50~70세의 나이에 많이 나타난다. 담배와 술, 뜨겁거나 매우 자극적인 음식, 탄 음식 등은 식도의 상피 세포에 직접적인 자극을 줄 수 있다. 위식도 역류와 같이 식도의 하부 괄약근이 약해져 위액이 자주 넘어오면 식도를 자극하여 세포의 변형을 초래하고 이는 식도암의 원인이 된다.

7) 갑상선암

갑상선암은 최근 발생률이 가장 크게 증가하였으며 주로 여성에게 발생하고 있다. 방사선 노출, 유전, 요오드 섭취, 여성호르몬 등이 원인으로 거론되고 있으나 아직 그 원인은 명확하지 않다.

알아두기

요오드 제한 식사

갑상선암의 치료 시 요오드 방사선 동위원소(^{131}I) 치료를 위해 준비하는 식사이다. 치료 1~2주 전부터 저요오드 식사를 하여 갑상선 조직에 축적되는 요오드를 최소화하여 치료 시 방사성 요오드 치료 약물이 효과적으로 갑상선 조직에 흡수되도록 한다. 치료가 끝나면 일상의 보통 식사를 하도록 한다.

식품군	제한 식품
곡류군	적색소가 들어간 시리얼, 상업용 빵
어육류군	생선류, 조개류, 갑각류, 젓갈류, 요오드달걀, 적색 어묵, 햄, 소시지, 난황 및 난황이 들어 있는 제품(마요네즈)
채소군	해조류, 김치류, 장아찌류
지방군	마요네즈
우유군	모든 종류의 유제품(치즈, 아이스크림, 생크림), 두유
과일군	식용 적색소가 첨가된 과일 주스
기타	종합 비타민제, 인스턴트 수프, 요오드화 소금, 천일염간장, 된장, 고추장, 식용 적색소를 사용한 식품류(사탕, 음료수 등), 인스턴트식품

출처: 강남세브란스병원 영양위원회, 2010 식사처방지침서

3. 암악액질

암악액질(cancer cachexia)[1]이란 암 환자의 체중 감소, 식욕 감소, 제지방(lean body mass) 감소에 의한 복합적인 대사증후군을 의미한다. 암 환자의 2/3 정도가 암악액질을 겪고 있으며, 암 환자의 생존율이나 암 치료에 대한 예후, 삶의 질적 수준 유지 등에 악영향을 주고 있다. 주로 눈에 띄는 체중 감소, 식욕부진, 체세포량의 감소로 인한 육체적 활동 능력의 감소, 근력 감소와 같은 쇠약 증상 등이 나타난다.

암악액질의 원인은 아직 명확하지는 않지만 크게 종양 자체에 기인하는 문제와 대사적 이상 그리고 암 치료와 관련된 요인들이 제기되고 있다.

1) 종양 자체에 기인한 문제들

종양 그 자체에 의해 영양소 섭취가 감소하고, 소화기관이 기계적 압박과 파괴를 받을 수 있으며, 호르몬과 전해질의 불균형 및 대사적 이상을 초래한다(표 11-2).

표 11-2 종양과 관련된 암악액질의 요인들

요인	증상
영양소 섭취의 감소	• 뚜렷한 이유 없는 식욕부진 • 미각과 후각의 변화 • 우울증, 분노와 같은 감정의 변화 • 식품 혐오증 • 통증 • 메스꺼움, 구토
소화기관에 대한 영향	• 저작·연하 작용의 저하 • 소화기관의 기계적 파괴 • 소화불량과 흡수불량 • 삼출에 의한 단백질 손실 • 위장운동의 변화에 의한 조기 포만감, 변비, 설사, 연하곤란증
호르몬과 전해질 이상	• 고칼슘혈증(hypercalcemia) • 호르몬 분비기관의 암(insulinoma, glucagonoma, ectopia ACTH 등)
대사 이상	• 탄수화물, 단백질, 지방 대사의 변화

1) 암과 관련한 식욕부진, 체중 및 근육량 감소 등에 의한 복합적 소모성 증후군

2) 대사적 이상

대사적 이상의 원인은 아직 명확히 밝혀지지 않고 있으나, 대개 숙주의 매개 반응에 의해 생성된 사이토카인(cytokine)[2)]이 주요 요인이 되고 있다(그림 11-1). 사이토카인 중 암악액질과 관련이 있는 것으로 알려진 것은 tumor necrosis factor-α(TNF-α), interleukin-1, interleukin-6, interferon-γ 등이다. 이들 사이토카인을 건강한 동물에게 주입하면 식욕부진이 나타나고 에너지 소비량이 증가하며, 이로 인한 단백질 교체율과 근육에서의 아미노산 방출 증가는 체중 감소를 일으키고 결국은 암악액질을 초래한다고 보고된 바 있다.

암악액질에서의 대사적 변화는 표 11-3과 같다. 휴식 시 에너지 대사율의 경우 기아 시에는 감소하나 암악액질 상태에서는 증가, 감소 혹은 변화가 없는 등 다양하게 조사되었다. 암 환자의 경우 인슐린 저항성이 증가하여 말초조직에서 포도당 이용이 저하되며, 코리회로(Cori cycle)가 증가하여 에너지 생성 효율이 감소한다.

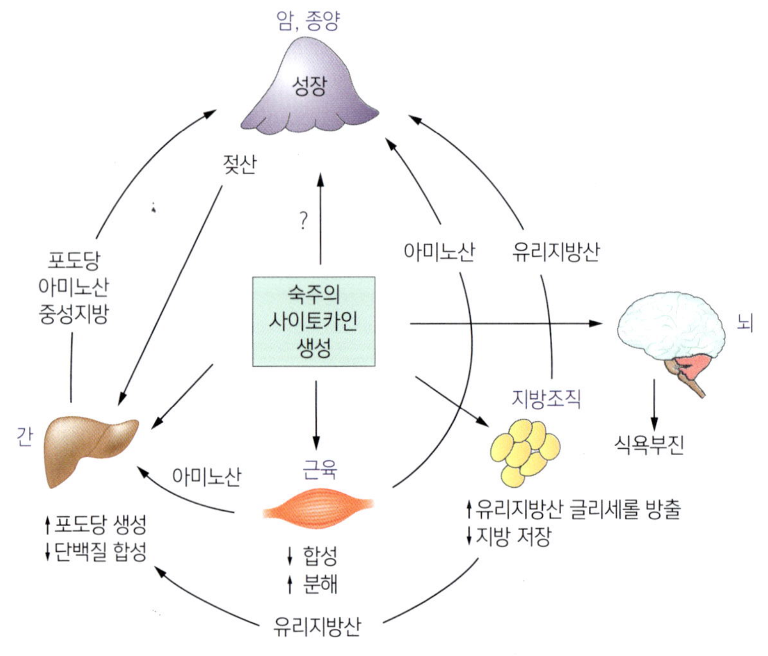

그림 11-1 암과 종양에 의한 신체적 대사 변화

2) 림프구, 호중구 대식세포 등이 만들어 내는 물질로 면역세포의 분화, 증식, 활성화에 관여하며, 신체의 면역계, 호르몬계, 신경계를 연결시켜 대사적 변화, 염증반응을 일으킴

표 11-3 암악액질과 대사 변화 비교

구분		단순 기아 상태	암악액질
휴식 시 에너지 대사율		↓	↓ 또는 ↑
탄수화물 대사	당내성	↓	↓
	인슐린 민감성	↓	↓
	탄수화물 turn over	↓	↑
	혈당 수준	↓	–
	혈청 인슐린 수준	↓	–
	간의 포도당 신생작용	↓	↑
	혈청 젖산 수준	–	↑
	코리회로 활성도	–	↑
지방 대사	지방 분해	↑	↑
	지단백 분해효소의 활성도	–	↓
	혈청 중성지방 수준	–	↑
단백질 대사	단백질 turn over	↓	↑
	골격 근육 이화	↓	↑
	질소 균형	(–)	(–)
	요 질소 배설	↓	–

포도당의 신생을 위하여 체단백질이 분해되며 체질량(body mass)과 근육량이 계속적으로 소모된다. 지방 분해가 증가하고 지방 합성은 감소하며, 지단백질 분해효소(lipoprotein lipase)의 감소로 고지혈증이 나타난다. 대개 지방 분해가 있는 환자에게 포도당을 주입하면 지방 분해가 감소하는 반면, 암 환자의 경우는 이에 반응하지 않는다.

더욱 문제가 되는 것은 단순한 기아에서는 단백질을 절약하기 위해 지방이 분해되어 에너지으로 쓰이나, 암 환자의 경우 이러한 단백질 절약작용이 없다는 점이다. 최근 적극적인 영양요법이 암 환자의 이러한 대사적 변화를 개선하지 못하는 것으로 보고되었고, 이는 암 환자의 경구 혹은 비경구 영양 보충의 실시에 대해 많은 의문점을 남기고 있다.

3) 암 치료와 관련된 영양 문제들

암 치료는 화학요법(chemotheraphy), 방사선요법(radiotherapy), 수술(surgery), 면역요법(immunotherapy) 등이 단독 혹은 병행하여 이용된다. 화학요법은 약물을 이용한 방법으로 수술이나 방사선요법이 국부적으로 종양 부위에서 이루어지는 치료법인데 비하여 신체 전체에 영향을 주게 된다(표 11-4). 항암 약물은 종양세포뿐만 아니라 정상 세포에도 영향을 주어 주요 장기에 독성을 나타내고 식욕부진, 메스꺼움, 구토, 점막염, 설사와 변비, 식품에 대한 거부감 등을 일으켜 영양불량을 초래하기 쉽다.

방사선 치료의 효과는 조사되는 부위에 따라 다르게 나타난다. 목이나 머리 부위에 방사선을 조사할 경우 목구멍이 따끔거리거나 점막에 염증이 생길 수 있고, 영구적으로 구강건조증(xerostomia)이 생길 수 있다. 또, 치아나 검(gum) 물질의 파괴, 미각과 후각에 변화가 생긴다. 흉곽 부분의 방사선 조사는 목에 통증을 일으키고 연하곤란을 동반한 식도염을 일으킬 수 있으며, 복부와 골반 부위의 조사는 장세포의 파괴와 궤양을 일으키고 설사를 초래하며, 이로 인하여 지방, 단백질, 탄수화물 및 기타 다른 영양소의 흡수 불량이 나타난다.

수술은 주로 소화기에 암이 형성되었을 때 시행하며, 대개 수술 전 혹은 후에 화학요법이나 방사선요법을 병행하여 시행한다. 식도 또는 위 절제술을 했을 때 위운동이 감소하고 위산 생성이 감소하며, 덤핑증후군 증상이 나타나 충분한 식품의 섭취가 불가능해진다. 소장 절제 시에는 영양소의 흡수가 감소하는데, 수술로 어느 부위를 얼마만큼 제거하였는지에 따라 나타나는 영양문제가 다르다. 췌장 절제는 췌장액 분비 감소와 인슐린 부족 현상에 의해 소화불량과 탄수화물 대사 이상을 초래한다. 두경부 수술의 경우 정상적인 영양 섭취에 변화가 올 수 있고, 저작과 연하곤란이 발생할 수도 있다.

면역요법은 직접적으로 암세포를 죽일 수 있는 생물학적 물질을 투여하거나, 간접적으로 암 환자의 자연적인 면역 메커니즘을 자극하여 암세포를 죽일 수 있는 물질을 투여하는 방법이다. 알파 인터페론, 인터루킨-2 등이 이용되고 있다. 면역요법 후에 피로감, 오한, 발열, 감기와 같은 증상을 경험하며, 식품 섭취가 줄어든다.

표 11-4 암 치료와 관련된 영양 문제들

치료법	영양 문제들
수술요법	• 두경부 수술: 저작 및 연하 곤란 • 식도 절제: 식도 협착, 누공 생성 • 위 절제: 위 마비, 덤핑증후군, 비타민 B_{12} 흡수 불량, 칼슘과 철 흡수 불량 • 췌장 절제: 지방 흡수 불량, 고혈당, 지용성 비타민과 비타민 B_{12} 흡수 불량 • 소장 절제: 설사, 지방변, 지용성 비타민과 비타민 B_{12} 흡수 불량 • 대장 절제: 설사, 전해질 및 수분 불균형
방사선요법	• 중추신경계: 메스꺼움, 구토, 스테로이드 투여로 인한 고혈당, 식욕 감퇴 • 두경부: 구강건조증, 구강 및 인후염, 연하곤란, 연하통, 점막염, 미각과 후각의 변화, 식욕 감퇴, 피로감 • 흉부: 연하 곤란, 연하통, 가슴쓰림, 식도염, 식도 협착, 식욕 감퇴 • 복부와 골반: 메스꺼움, 구토, 설사, 복통, 가스 팽만, 비뇨기 기능의 변화, 급성 대장염과 장염, 유당불내증, 식욕 감퇴
화학요법	• 미각과 후각의 손실, 식욕부진, 식품에 대한 거부감 • 위염과 점막염 • 구토, 메스꺼움, 설사, 변비 • 약물과 관련된 우울증 • 면역 기능의 약화
면역요법	• 피로감, 체중 감소 • 발열, 오한 • 감기와 비슷한 증상들

4. 암 환자의 식사요법

암 환자 식사요법의 목적은 체중 감소를 방지하여 정상 체중을 유지하도록 하며, 병의 증상과 치료에 따른 부작용을 완화하고 병의 증상과 치료로 인해 손실되는 영양소를 보충하는 것이다. 암 환자와의 상담과 영양 평가를 통하여 식욕부진, 미각 변화, 조기 만복감, 메스꺼움, 설사 등의 부작용 정도와 체중의 감소 여부 등을 파악하여 영양소는 물론, 개인의 입맛에 맞는 개별 식단을 작성하는 것이 중요하다. 균형 있는 식사는 암에 투병할 수 있는 체력을 제공하고 치료에서 오는 부작용을 최소로 하여 암 치료 효과를 높인다.

1) 식사요법

① 개인별 대사 정도에 맞춘 에너지 섭취: 에너지 필요량은 현재 체중, 활동 수준, 대사적 스트레스 정도, 체중 증가와 조직 재생의 필요 정도에 따라 산정한다. 대사가 항진되어 있거나, 체중 증가가 필요한 경우는 체중 kg당 30~35 kcal의 충분한 에너지을 섭취하도록 하며, 활동이 거의 없이 누워 있는 경우는 체중 kg당 25~30 kcal를 공급하도록 한다. 암 환자의 경우 메스꺼움, 구토, 조기 만복감 등에 의해 많은 양의 식품을 섭취하기 어려우므로 되도록 영양 밀도가 높은 음식으로 제공한다. 또한 식사시간에 얽매이기보다는 환자가 원할 때 소량씩 자주 음식을 섭취하는 것이 좋다.

② 고단백 식사: 암환자는 단백질의 이화작용이 증가하므로 단백질 결핍이 흔히 나타난다. 단백질은 체조직의 합성, 질병으로부터의 회복과 재생, 면역력의 증강을 위해서 충분히 섭취해야 한다. 스트레스를 받지 않는 환자의 경우는 체중 kg당 1.0~1.2 g, 치료 중인 환자는 1.2~1.5 g, 암악액질이 있는 환자는 1.5~2.5 g 정도의 단백질을 권장한다. 육류 보다는 생선이나 콩류를 통한 양질의 단백질을 공급하도록 한다.

③ 적은 양의 지방 섭취: 지방 섭취, 특히 동물성 지방의 섭취 증가는 암의 발생과 진행, 전이와 관련이 있다. 따라서 지방의 섭취량은 총에너지의 30% 이상이 되지 않도록 하며, 포화지방산과 오메가-6 지방산의 섭취보다는 콩기름과 생선에 많은 오메가-3 지방산의 섭취를 늘리도록 한다.

④ 충분한 비타민과 무기질 섭취: 비타민 A는 상피세포의 정상적인 기능과 면역 기능을 유지하는 데 매우 중요하며, 식물성 급원인 베타카로틴은 유리산소기를 없애주어 암의 발생을 억제해 주는 요소로 잘 알려져 왔다. 비타민 C와 비타민 E, 셀레늄 등도 항산화 역할을 하여 암 발생을 억제하므로 이들 비타민과 무기질을 공급하기 위해 과일 과 채소를 충분히 섭취하도록 한다.

⑤ 충분한 수분 섭취: 감염이나 열, 또는 수술과 항암 치료 등에 의해 수분 손실이 클 수 있으므로 충분한 수분을 보충해 줄 필요가 있다. 또한 체분해산물, 파괴된 암세포의 원활한 배설을 돕고, 약물이 비뇨기계에 오래 정체하여 염증을 일으키지 않도록 수분을 충분히 섭취하도록 한다.

표 11-5 에너지와 단백질을 높이는 음식

식품군	식품명
곡류군	잣죽, 깨죽, 콩죽, 으깬 감자, 국수, 마카로니
어육류군	갈거나 다진 고기를 넣어서 만든 국이나 죽, 가금류, 생선, 달걀(스크램블드에그, 수란), 통조림된 생선
지방군	참기름, 샐러드유, 버터, 크림, 마가린을 첨가한 음식, 마요네즈를 사용한 샐러드, 땅콩버터
우유군	밀크셰이크, 커스터드, 아이스크림, 요구르트, 치즈, 크림, 2배로 강화한 우유(우유 200 mL + 탈 지분유 25 g), 에그노그 등
과일군	과일주스에 통조림과일을 갈아 강화한 것, 과일주스로 만든 젤리, 셔벗
기타	탄산음료, 젤라틴, 꿀, 사탕, 젤리

2) 암 치료 부작용에 따른 식사관리

암 환자에게 나타나는 부작용의 증상과 정도는 암 부위, 치료방법, 기간, 횟수 및 사용량 등에 따라 다르게 나타난다. 일반적으로 메스꺼움, 구토, 식욕부진, 입맛의 변화, 입안의 염증, 점막염, 설사, 변비 등의 부작용이 나타날 수 있으며, 이러한 부작용은 음식물의 섭취를 곤란하게 하고, 흡수불량을 초래하여 암 환자의 영양 상태를 더욱 악화시킨다. 따라서 이러한 부작용을 완화시켜 식사를 잘 할 수 있도록 해주는 것이 필요하다(표 11-6).

표 11-6 암 치료 부작용에 따른 식사요법

부작용	식사요법
식욕부진 조기 만복감	• 세 끼 식사에만 의존하지 말고 시장할 때마다 음식을 먹도록 한다. • 적은 양을 자주 먹도록 한다. • 식사를 강요하지 않는다. • 식사 장소, 시간, 분위기를 바꿔 본다(친한 사람과 이야기를 하면서 먹거나 TV를 시청하면서 먹는다). • 고지방 식품을 제한한다. • 식사 시 수분 섭취를 제한한다. • 천천히 잘 씹어 먹도록 한다. • 음식의 향기, 맛, 색을 다양하게 한다. • 소량으로 많은 에너지와 단백질이 들어 있는 식품을 이용한다(밀크셰이크, 강화우유, 에그노그)

부작용	식사요법
입과 목의 통증	• 부드러운 음식을 먹도록 한다(잣죽, 깨죽, 요구르트, 밀크셰이크, 으깬 감자, 수란, 스크램블드에그, 으깬 채소, 바나나·복숭아 등의 부드러운 과일, 커스터드, 푸딩, 젤라틴). • 조리 시 부드러워질 때까지 조리하거나 혼합한 음식을 갈아서 이용한다. • 맑은 고깃국물, 버터, 소스 등과 섞어서 삼키기 쉽게 한다. • 입안이 쓰리면 빨대를 이용한다. • 너무 뜨겁거나 입안을 자극하는 음식을 피한다(생과일, 생채소, 거친 음식, 짠 음식, 매운 음식 등). • 입안을 식염수로 자주 헹군다.
메스꺼움 구토	• 적은 양을 천천히 자주 먹는다. • 음료는 식간에 조금씩 나누어 마시며 빨대를 이용한다. • 더운 음식보다 찬 음식이 도움된다. • 메스꺼울 때 억지로 먹지 않는다. 메스꺼움이 가라앉으면 유동식에서 점차 정규 식사로 이행한다. • 크래커, 토스트 등의 마른 음식이 도움이 된다. • 식사 후 너무 급격히 움직이지 말고 약 1시간 정도 휴식을 취한다. • 방사선이나 화학요법 치료 1~2시간 전에는 먹는 것을 금한다. • 머리를 약간 높인 상태에서 쉬게 하며 입안을 찬물이나 구강세정제로 헹군다.
설사	• 소량씩 자주 섭취한다. • 충분한 수분을 섭취한다. • 저섬유소 식사를 하도록 한다. • 지방이 많은 음식, 생채소나 과일, 자극성이 강한 음식은 피한다. • 너무 차거나 더운 음식은 피한다. • 커피, 홍차, 탄산수, 초콜릿은 금한다. • 우유와 유제품 이용 시 유당불내증에 유의한다. • 급성 설사 시에는 정맥주사를 실시하고 좀 나아지면 맑은 유동식을 섭취하여 장을 쉬게 한다.
입맛의 변화	• 보기 좋고 냄새가 좋은 음식을 준비한다. • 고기 맛이 싫으면 닭고기, 달걀, 생선, 두부, 유제품 등으로 대체한다. • 조리 시 레몬, 식초 등을 이용한 새콤달콤한 음식으로 입맛을 돋운다. • 찬 음식으로 입맛을 돋운다. • 금속 식기류보다는 유리나 도기류의 식기와 수저를 사용하여 쓴맛을 적게 느끼도록 한다.
구강건조증	• 레모네이드처럼 달거나 신음식을 먹으면 침의 분비를 유도할 수 있다. • 아이스캔디, 아이스크림, 밀크셰이크와 같은 찬 음식을 먹도록 한다. • 부드러운 음식을 이용하여 삼키기 쉽게 한다. • 되도록 국물이 있게끔 조리한다. • 물을 조금씩 자주 마신다.

알아두기
항산화물질

활성산소(reactive oxygen species, ROS)로부터 인체를 보호하여 노화를 방지하고 암 발생을 억제하는 물질로 알려져 있다.

- 카로틴류: 당근, 시금치, 귤, 부추, 호박 등에 많으며, 베타카로틴은 폐암, 후두암, 식도암, 위암 등의 예방 효과가 역학조사에서 입증되었다. 그러나 최근 흡연자에게 매일 30 mg 이상 과량의 베타카로틴을 투여한 결과, 오히려 폐암의 발생률이 높아 베타카로틴의 과량 섭취에 대한 우려를 나타냈다. 카로틴류 중 비타민 A의 기능은 없으나 토마토의 붉은색을 제공하는 리코펜(lycopene)은 전립선암의 예방에 탁월한 효과가 있는 것으로 밝혀져 관심을 모으고 있다.
- 폴리페놀류: 적포도주, 인삼, 참깨, 녹차, 생강 등에 들어 있는 강력한 항산화물질이다.
- 유황화합물: 양배추, 마늘, 순무, 양파 등에 들어 있다.
- 비타민 C와 비타민 E

이러한 항산화물질은 과일과 채소에 많이 들어 있어 암 예방을 위한 식사로 과일과 채소의 섭취를 적극 권장한다. 또한 과일과 채소를 섭취함으로써 섬유소의 섭취를 늘릴 수 있으며, 포만감을 주어 과식을 방지할 수 있다.

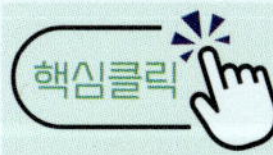

암 환자를 위한 일반적인 식사지침

1. 아침·점심·저녁을 규칙적으로 섭취하고, 반찬은 골고루 먹는다.
2. 매끼 단백질 반찬을 빠뜨리지 말고 충분히 먹는다.
   고기나 생선이 싫다면 대신 달걀, 두부, 콩, 치즈를 먹는다.
3. 채소 반찬은 매끼 두 가지 이상을 먹는다.
   씹기 힘든 경우나 삼키기 힘든 경우에는 다지거나 갈아서 먹는다.
4. 과일은 하루 1~2번, 1가지 이상 먹는다.
   단, 면역력이 저하된 경우에는 주스나 통조림으로 대신한다.
5. 우유는 하루 1컵(200 mL) 이상 마신다.
   우유가 잘 맞지 않는 경우에는 요구르트, 두유, 치즈, 아이스크림 등을 대신 먹는다.
6. 밥은 매끼 한 그릇 정도 먹는다.
   간식으로 빵이나 크래커, 떡 등을 조금씩 먹고, 죽의 경우에는 하루에 4~5번 이상 자주 먹는다.
7. 지방을 제공해 주는 식용유, 참기름, 들기름 등의 기름은 볶음이나 나물을 만들 때 양념으로 충분히 사용한다.
8. 양념과 조미료는 적당히 사용하며 너무 맵거나 짜지 않게 한다.

출처: 대한영양사협회, 임상영양관리지침서, 2008.

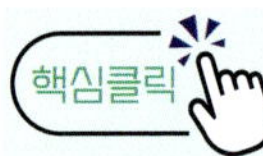

국민 암 예방 수칙 10계명

1. 담배를 피우지 말고, 남이 피우는 담배 연기도 피하기
   → 간접흡연도 폐암 발생 위험 30% 증가
2. 채소와 과일을 충분히 먹고, 다채로운 식단으로 균형 잡힌 식사하기
   → 과일, 채소를 많이 먹으면 암 발생률 5~12% 감소
3. 음식을 짜지 않게 먹고, 탄 음식을 먹지 않기
   → 짠 음식은 위암 발생 유발
4. 술은 하루 두 잔(순한 소주 반 병) 이내로만 마시기
   → 음주는 식도암, 간암, 후두암의 원인
5. 주 5회 이상, 하루 30분 이상 땀이 날 정도로 걷거나 운동하기
   → 운동을 하면 대장암 위험 40~70% 감소
6. 자신의 체격에 맞는 건강 체중 유지하기
   → 여성은 암의 51%, 남성은 14%가 비만과 연관
7. 예방접종 지침에 따라 B형 간염 예방접종 받기
   → 간세포암 환자의 74%가 B형 간염 양성 환자
8. 성 매개 감염병에 걸리지 않도록 안전한 성생활하기
   → 문란한 성생활은 자궁경부암, 인후두암 등 유발
9. 발암성 물질에 노출되지 않도록 작업장에서 안전 보건 수칙 지키기
   → 유독물질을 다루거나 밀폐공간 작업 때 보호구 착용
10. 암 조기 발견 검진지침에 따라 검진을 빠짐없이 받기
    → 위암은 검진받으면 사망률 32% 감소

출처: 보건복지부·국립암센터

DIET
THERAPY

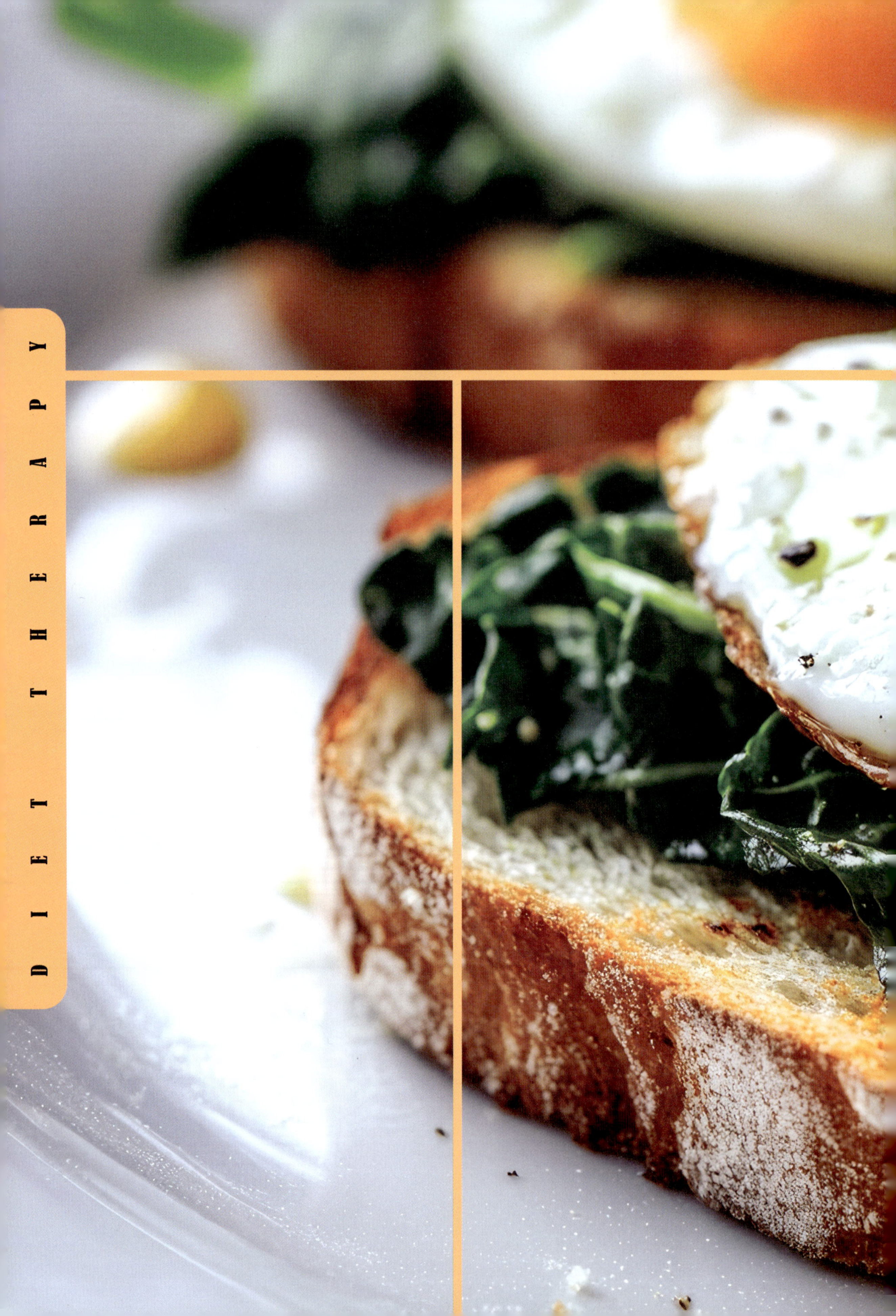
DIET THERAPY

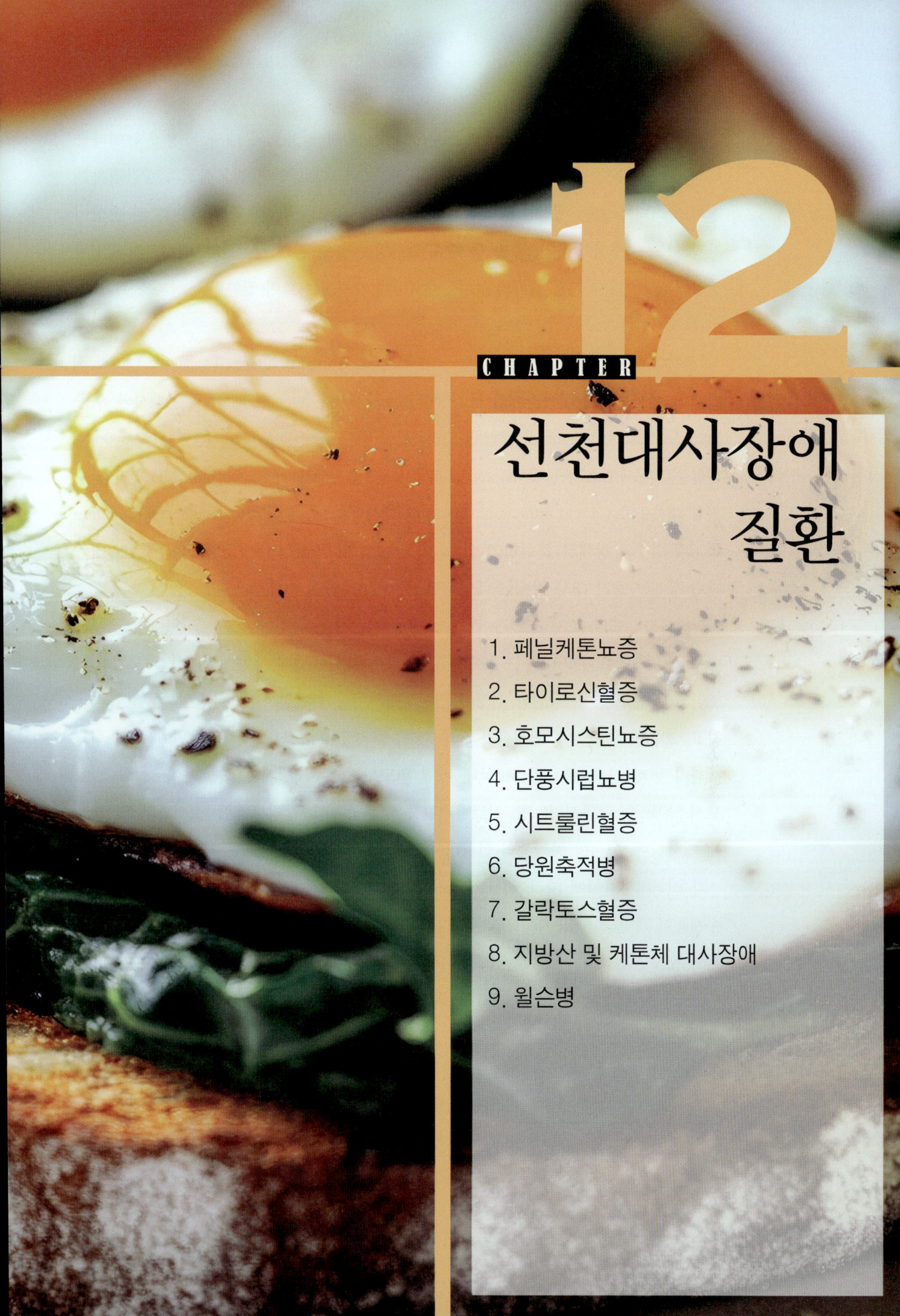

CHAPTER 12

선천대사장애 질환

선천대사장애(inherited metabolic disorders)는 체내 영양소의 대사 과정에 관여하는 특정 효소 또는 조효소의 유전적 결함이 원인이다. 이로 인해 전구물질과 중간대사물질이 축적되고 최종 생성물질이 결여되면서 손상이 초래되는데, 일반적으로 뇌 손상이 가장 크고 치명적이며 간, 콩팥 등 주요 장기의 손상도 흔히 관찰된다. 현재까지 발견된 선천대사장애와 관련된 질환의 종류는 1,450여 가지에 이르며 질환별 증상과 치료는 매우 특징적이다.

『선천대사장애의 국제 분류(An International Classification of Inherited Metabolic Disorders, ICIMD)』에서는 선천대사장애를 중간 대사(intermediary metabolism), 지질 대사와 수송(lipid metabolism and transport), 헤테로고리화합물 대사(metabolism of heterocyclic compounds), 복합분자와 세포소기관 대사(complex molecule and organelle metabolism), 보조인자와 무기질 대사(cofactor and mineral metabolism), 대사 세포 신호전달(metabolic cell signaling) 등 6개 범주의 장애로 분류하고 있다. 이 장에서 다루게 될 다량영양소와 에너지 대사 관련 장애는 중간 대사 장애에 해당한다.

선천대사장애의 조기 진단과 관리는 영구적 손상을 막거나 늦출 수 있다는 점에서 매우 중요하므로 우리나라는 1985년부터 정부 차원에서 신생아선별검사를 도입했다. 또한 2018년부터는 『광범위 신생아 선천성대사이상 선별검사』에 국민건강보험을 적용하고, 2019년부터는 『희귀질환자 통계 연보』를 발간해오고 있다. 본 단원에서는 『희귀질환자 통계 연보』[1]를 근거로 국내 발병 빈도가 높은 페닐케톤뇨증, 타이로신혈증, 호모시스틴뇨증, 단풍시럽뇨병, 시트룰린혈증, 당원축적병, 갈락토스혈증, 지방산 및 케톤체 대사장애, 윌슨병 등 9종의 선천대사장애 질환을 다룬다.

각 선천대사장애에 따라 식사요법을 계획할 수 있도록 영양성분이 조절되어 있는 특수제품이 개발되어 있는데, 우리나라의 매일유업, 남양유업과, 외국의 Abbott Nutrition, Ajinomoto Cambrooke, Nexus Patient Services, Li'l's Dietary Specialties, Mead Johnson Nutrition, Nutricia, PKU Perspectives, Solace Nutrition, Taste Connections, Vitaflo USA, ZOIA Pharma 등의 회사에서 생산되고 있으며 제품별 영양소 함량은 다소 차이가 있다.

1) 2019 희귀질환자 통계연보, 질병관리청, 2020; 2020 희귀질환자 통계연보, 질병관리청, 2022; 2021 희귀질환자 통계연보, 질병관리청, 2023

1. 페닐케톤뇨증

1) 원인

페닐알라닌으로부터 타이로신으로의 전환 대사에 유전적 장애가 있는 경우 페닐케톤뇨증(phenylketonuria, PKU)이 발생한다. 페닐알라닌수산화효소(phenylalanine hydroxylase) 결함이 원인인 경우는 고전(classical) PKU라고 하며, 이보다 매우 드물게 페닐알라닌 수산화효소의 조효소인 테트라하이드로비옵테린(tetrahydrobiopterin) 결함으로 인한 비정형(atypical) PKU가 발생할 수 있다.

2) 증상

PKU 환자는 타이로신 형성에 장애가 있으므로 이를 전구체로 하는 신경전달물질인 도파민, 에피네프린, 노르에피네프린 수준도 저하될 수 있다. 또한 타이로신으로 전환되지 못해 증가된 혈중 페닐알라닌은 혈액뇌장벽(blood-brain barrier, BBB)에서 신경전달물질 합성에 필요한 다른 아미노산 수송을 경쟁적으로 억제하는 동시에, BBB를 통해 이동하여 뇌 손상의 직접적 원인이 된다. 그 결과 영유아기 신경 발달 저해 및 기능 저하, 정신 발달 지연, 인지 및 행동 문제 등 지적장애를 유발할 수 있다.

PKU 신생아는 정상 산모가 출산한 경우 아무 증상이 없기 때문에 선별검사를 통해 조기 진단함으로써 치료 시기를 놓치지 않도록 해야 한다. 적절한 처치 없이 수유를 시작하게 되면 다양한 증상이 점차로 나타나는데 초기에는 섭취 감소, 구토, 습진 등 경미하다가, 모발 색깔 변화, 특유의 소변 냄새, 신경 손상으로 인한 지적장애 등으로 발전하게 된다.

3) 식사요법

(1) 적용 대상 및 목적

혈중 페닐알라닌 농도가 4~20 mg/dL 수준으로 증가하면 고페닐알라닌혈증(hyperphenylalaninemia)으로 진단하며, 지속적으로 20 mg/dL 이상이어서 소변에서 그 대사물인 페닐피루브산(phenylpyruvate)이 검출되면 PKU로 분류한다. 확진되지 않았더라도

PKU가 의심된다면 즉시 페닐알라닌을 제한해야 한다. PKU 환자의 식사요법 목표는 식후 2~4시간 후 혈중 페닐알라닌 수준을 목표 범위 내로 유지하는 것이다.

표 12-1 페닐케톤뇨증의 연령별 혈장 페닐알라닌 조절 목표

연령(세)		페닐알라닌 목표 농도(μmol/L)
영유아 및 아동	0~12세	120~360
청소년	13~15세	120~600
	15~18세	120~900
성인	≥19세	120~900
	가임기 여성	<360

출처: 대한영양사협회, 제4판 임상영양관리지침서, 2022

(2) 영양적 고려사항

대부분의 단백질 식품은 약 5% 정도의 페닐알라닌을 함유하고 있으므로 단백질의 생리적 필요량을 충족시키면서 페닐알라닌을 제한하는 식단을 구성하는 것은 매우 어렵다. 따라서 PKU 환자용 특수 제품을 사용하여 페닐알라닌 제한 식사를 계획해야 한다. 시중의 페닐알라닌 무함유 또는 저함유 제품은 PKU 환자에게 특히 필요한 타이로신은 제공하면서 비타민과 무기질 섭취기준을 충족시킬 수 있도록 개발되어 있다.

① 모유의 페닐알라닌 함량은 30 mL당 약 13 mg으로 일반 우유(52 mg)나 조제분유(20~30 mg)보다는 적다. 하지만 영아에게 완전모유수유를 하게 되면 지나치게 많은 양의 페닐알라닌을 섭취하게 되므로 페닐알라닌 무함유 또는 저함유 조제분유를 모유와 혼합수유함으로써 페닐알라닌 섭취 수준을 적정하게 조절해야 한다.

표 12-2 페닐케톤뇨증에 이용되는 조제유 영양성분

조제분유 종류	무게 (g/전용스푼)	페닐알라닌 (mg)	단백질 (g)	에너지 (kcal)
		100 mL당		
피케이유-1 포뮬러(매일유업)	2.6	0	2	60
피케이유-2 포뮬러(매일유업)	3	0	6	85

② 4~6개월 이후부터는 페닐알라닌 무함유 조제분유를 기본으로 하여 단백질이 적은 식품인 채소, 과일, 감자류와 곡류, 전분, 사탕, 유지류 등을 이용하여 이유식을 구성함으로써 부족한 페닐알라닌을 보충할 수 있도록 한다.

③ 학령기 어린이는 페닐알라닌 무함유 조제분유 섭취와 동시에 제품화되어 있는 저단백밥 등을 이용한 일반 식사를 점차로 시행함으로써 성장과 발달에 필요한 필수아미노산인 페닐알라닌을 완전히 제한하지 않도록 한다. 성장에 필요한 페닐알라닌의 양은 하루 5~10 mg/kg로 추정된다. 단, 고기, 생선, 달걀 등 고단백질 식품과 우유는 여전히 피하면서 에너지와 단백질, 지방, 무기질, 비타민은 정상 수준으로 섭취한다.

④ PKU 여성이 임신하게 되면 임신 기간 증가된 혈중 페닐알라닌이 태아에게 저체중아, 소두증, 심장 기형 등 장애와 지적 장애를 유발할 수 있다. 따라서 임신 전과 임신 기간 중 혈중 페닐알라닌 수준이 증가하지 않도록 철저한 식사관리가 시행되어야 한다.

⑤ 인공감미료인 아스파탐은 페닐알라닌을 함유하므로 가공식품의 경우 『식품 등의 표시·광고에 관한 법률 시행규칙』에 따른 소비자 안전을 위한 표시사항을 확인하여 섭취에 유의하도록 한다.

(3) 영양기준량

표 12-3 페닐케톤뇨증의 연령별 영양기준량

연령		영양소				
		페닐알라닌 (mg/kg)	티로신 (mg/kg)	단백질 (g/kg)	에너지 (kcal/kg)	수분 (mL/kg)
영아	0~3개월 미만	25~70	300~350	3.5~3.0	120(145~95)	160~135
	3~6개월 미만	20~45	300~350	3.5~3.0	120(145~95)	160~135
	6~9개월 미만	15~35	250~300	3.0~2.5	110(135~80)	145~125
	9~12개월 미만	10~35	250~300	3.0~2.5	105(135~80)	135~120
		(mg/일)	(g/일)	(g/일)	(kcal/일)	(mL/일)
소아	1~4세 미만	200~400	1.72~3.00	≥30	1,300(900~1,800)	900~1,800
	4~7세 미만	210~450	2.25~3.50	≥35	1,700(1,300~2,300)	1,300~2,300
	7~11세 미만	220~500	2.55~4.00	≥40	2,400(1,650~3,300)	1,650~3,300
여아	11~15세 미만	250~750	3.45~5.00	≥50	2,200(1,500~3,000)	1,500~3,000
	15~19세 미만	230~700	3.45~5.00	≥55	2,100(1,200~3,000)	1,200~3,000
	19세 이상	220~700	3.75~5.00	≥60	2,100(1,400~2,500)	2,100~2,500
남아	11~15세 미만	225~900	3.38~5.50	≥55	2,700(2,000~3,700)	2,000~3,700
	15~19세 미만	295~1,100	4.42~6.50	≥65	2,800(2,100~3,900)	2,100~3,900
	19세 이상	290~1,200	4.35~6.50	≥70	2,900(2,000~3,300)	2,000~3,300

출처: Acosta PB, Yannicelli S, Abbott Laboratories Ross Products Division. Nutrition Support Protocols: The Ross Metabolic Formula System. 4th ed. Ross Products Division, Abbot Laboratories, 2001.

2. 타이로신혈증

1) 원인

방향족 아미노산인 타이로신 분해 과정에 유전적 결함이 있는 경우 타이로신혈증(tyrosinemia)이 나타난다. 결여된 효소 종류에 따라, 퓨마릴아세토아세트산 가수분해효소(fumarylacetoacetate hydrolase) 결핍에 의한 제1형, 타이로신 아미노기전달효소(tyrosine transaminase) 결핍에 의한 제2형, ρ-하이드록시페닐피루브산 이산소화효소(ρ-hydroxyphenylpyruvate dioxygenase) 결핍에 의한 제3형 등 유형으로 나뉜다. 제2형의 발생 빈도는 제1형에 비해 낮으며, 제3형은 매우 희귀한 것으로 보고되고 있다.

2) 증상

퓨마릴아세토아세트산 가수분해효소의 결여로 인한 제1형 타이로신혈증은 간과 콩팥에 타이로신과 그 대사물질이 축적되면서 기능적 문제를 일으킨다. 제1형은 다시 급성형과 만성형으로 나뉜다. 급성형은 생후 수주 또는 수개월 이내에 발병하며 식욕감퇴, 구토, 설사 및 간부전으로 인한 황달과 복수가 특징적으로 발생하는데 생후 6~8개월경 사망 확률이 높다. 만성형은 간부전과 함께 콩팥 기능장애로 인한 판코니빈혈(Fanconi anemia)[2]과 구루병 등 증상이 나타나며 10세경 사망 확률이 높다.

제2형에서는 타이로신 아미노기전달효소 결여로 인해 축적된 타이로신이 결정화되어 손바닥, 발바닥 등 상피조직에 과다각화증을 일으키고 각막에 궤양, 과도한 눈물, 눈부심 등을 유발한다. 유병자의 약 절반에서는 지적장애가 나타난다. *ρ*-하이드록시페닐피루브산 이산소화효소 결여로 인한 제3형은 발작, 균형 및 조정 능력의 주기적 상실(간헐적 운동 실조)과 함께 지적장애가 특징적으로 나타난다.

3) 식사요법

(1) 적용 대상 및 목적

다른 선천대사이상와 마찬가지로 타이로신혈증도 빠른 진단과 치료 및 영양관리가 중요하다. 타이로신혈증으로 진단되면 지속적인 혈장 아미노산 수준 모니터링을 통해 타이로신과 페닐알라닌의 적정 농도를 유지해야 한다. 이를 위해 약물치료와 함께 타이로신과 페닐알라닌 섭취를 제한하는 식사요법을 실시한다.

(2) 영양적 고려사항

페닐알라닌의 약 75%는 수산화되어 타이로신을 형성하기 때문에 타이로신혈증 환자에서는 타이로신과 함께 페닐알라닌도 제한하여야 한다. 정상인의 혈장 타이로신 농도는 35~90 μmol/L이지만 타이로신혈증 환자의 혈장 타이로신과 페닐알라닌 농도는 각각 200~600 μmol/L, 20~80 μmol/L 수준을 유지하도록 한다. 이를 위해 채식 위주

2) 판코니증후군(Fanconi's syndrome)이라고도 하며 범혈구감소증(pancytopenia), 골수 형성부전, 멜라닌침착에 의한 피부의 갈색색소반, 근골격계와 비뇨생식계의 각종 선천성 이상을 특징으로 하는 유전성 질환

의 저단백질 식사요법을 실시한다. 만일 혈중 페닐알라닌 수치가 20 μmol/L 미만으로 떨어지면 우유 등 단백질 식품을 추가하여 적절한 수준을 유지할 수 있도록 한다. 제1형 타이로신혈증 치료 약물인 니티시논(nitisinone) 투여는 타이로신 상승을 초래하므로 혈장 타이로신 농도의 계속적인 모니터링이 필요하다.

(3) 영양기준량

타이로신혈증으로 진단받은 영아는 타이로신의 신속한 감소를 위해 페닐알라닌 및 타이로신이 없는 무단백 분유를 최대 48시간 동안 제공한다. 이후 분해대사 예방을 위해 하루 120 kcal/kg 이상의 에너지와 3.5 g/kg 단백질을 제공하고, 조제유 또는 모유를 통한 페닐알라닌과 타이로신의 섭취는 각각 하루 185~550 mg, 95~275 mg 수준으로 조절한다.

표 12-4 제1형과 제2형 타이로신혈증의 연령별 영양기준량

연령		영양소			
		PHE+TYR (mg/kg)	단백질 (g/kg)	에너지 (kcal/kg)	수분 (mL/kg)
영아	0~3개월 미만	65~155	3.5~3.0	120(145~95)	160~135
	3~6개월 미만	55~135	3.5~3.0	120(145~95)	160~130
	6~9개월 미만	50~120	3.0~2.5	110(135~80)	145~125
	9~12개월 미만	40~105	3.0~2.5	105(135~80)	135~120
		(mg/일)	(g/일)	(kcal/일)	(mL/일)
소아	1~4세 미만	380~800	≥30	1,300(900~1,800)	900~1,800
	4~7세 미만	390~900	≥35	1,700(1,300~2,300)	1,300~2,300
	7~11세 미만	400~1,000	≥40	2,400(1,650~3,300)	1,650~3,300
여아	11~15세 미만	800~1,200	≥50	2,200(1,500~3,000)	1,500~3,000
	15~19세 미만	800~1,200	≥55	2,100(1,200~3,000)	1,200~3,000
	19세 이상	800~1,000	≥60	2,100(1,400~2,500)	2,100~2,500
남아	11~15세 미만	990~1,200	≥55	2,700(2,000~3,700)	2,000~3,700
	15~19세 미만	1,000~1,500	≥65	2,800(2,100~3,900)	2,100~3,900
	19세 이상	1,000~1,500	≥70	2,900(2,000~3,300)	2,000~3,300

출처: Acosta PB, Yannicelli S, Abbott Laboratories Ross Products Division. Nutrition Support Protocols: The Ross Metabolic Formula System. 4th ed. Ross Products Division, Abbot Laboratories, 2001.

3. 호모시스틴뇨증

1) 원인

호모시스테인을 시스타싸이오닌(cystathionine)으로 전환하는 체내 대사 과정에 유전적 결함이 있는 경우 호모시스틴뇨증(homocystinuria)이 나타난다. 호모시스테인은 필수아미노산인 메티오닌으로부터 형성되는데, 시스타싸이오닌 β-합성효소(cystathionine β-synthase, CBS) 결핍 시 호모시스테인은 시스타싸이오닌으로 전환되지 못한다. 그 결과, 혈액 중 호모시스테인과 메티오닌 농도가 상승하고, 소변을 통해 호모시스테인의 유도체인 호모시스틴(homocystine)과 호모시스테인-시스테인 복합체가 배출되는 호모시스틴뇨증이 발생하게 된다. CBS는 비타민 B_6를 조효소로 필요로 한다.

비타민 B_{12}와 엽산, 비타민 B_6, 베타인 결핍도 호모시스틴뇨증의 원인이므로 CBS의 유전적 결함에 의한 호모시스틴뇨증과는 구분되어야 한다. 또한 피브릴린(fibrillin)-1 단백질의 유전자 변이로 인한 마르팡증후군(Marfan syndrome)[3] 증상이 호모시스틴뇨증과 유사하므로 진단에 주의가 필요하다.

2) 증상

높은 수준의 혈중 호모시스테인과 그 유도체들에 의한 단계적 시력 저하, 근시, 수정체 탈구, 녹내장, 망막박리, 시신경 위축 등 안과 질환과 함께 혈전색전증, 지적장애, 자폐증, 행동 장애 및 거미가락증(arachnodactyly), 관절이완, 척추측만증, 골감소증 등 증상이 발생하게 된다.

3) 식사요법

(1) 적용 대상 및 목적

CBS 결핍에 의한 호모시스틴뇨증으로 진단되면 혈중 호모시스테인 농도를 정상 수준까지 감소시켜야 한다. 또한 정상인에서 시스틴(cystine)은 시스타싸이오닌으로부터 생

3) 선천성 발육 이상의 일종으로 심혈관계, 눈, 골격계의 이상을 유발하는 유전 질환. 피브릴린(fibrillin)-1 단백질 유전자 돌연변이로 인하여 결체 조직이 정상적으로 형성되지 않음

성되지만 CBS 결핍에 의한 호모시스틴뇨증 환자에서는 시스틴의 생합성 과정에 결함이 있으므로 시스틴을 충분히 보충해야 한다.

(2) 영양적 고려사항

CBS 결핍에 의한 호모시스틴뇨증 환자에서 고용량의 비타민 B_6과 함께 베타인, 비타민 B_{12}, 엽산을 투여하는 경우 전체 호모시스틴뇨증 환자의 약 50% 정도에서 혈중 호모시스테인 농도가 감소한다. 하지만 이와 같은 식사요법에 반응하지 않는 경우 베타인, 비타민 B_{12}, 엽산 투여와 함께 혈중 메티오닌 모니터링을 통한 철저한 메티오닌 제한 식사요법을 실시한다. 영유아에게는 메티오닌이 제거된 특수 조제유와 일반 조제유를 처방에 따라 정확히 혼합하여 투여한다.

(3) 영양기준량

비타민 B_6는 하루 100~200 mg 수준의 고용량으로 투여하고, 엽산은 하루 5 mg을 투여한다. 베타인은 유아의 경우 50 mg/kg를 하루 2회 투여하는 것으로 시작하여 매주 50 mg/kg씩 증량시킨다. 성인의 경우에는 3g을 하루 2회 투여하도록 한다. 하지만 하루 150~200 mg/kg 이상으로 투여하지는 않는다.

표 12-5 호모시스틴뇨증의 연령별 영양기준량

연령		영양소				
		메티오닌 (mg/kg)	시스틴 (mg/kg)	단백질 (g/kg)	에너지 (kcal/kg)	수분 (mL/kg)
영아	0~3개월 미만	15~30	300	3.0~3.5	120(95~145)	125~150
	3~6개월 미만	10~25	250	3.0~3.5	115(95~145)	130~160
	6~9개월 미만	10~25	200	2.5~3.0	110(80~135)	125~145
	9~12개월 미만	10~20	300	2.5~3.0	105(80~135)	120~135
		(mg/일)	(mg/일)	(g/일)	(kcal/일)	(mL/일)
소아	1~4세 미만	10~20	100~200	≥30	1,300(900~1,800)	900~1,800
	4~7세 미만	8~16	100~200	≥35	1,700(1,300~2,300)	1,300~2,300
	7~11세 미만	6~12	100~200	≥40	2,400(1,650~3,300)	1,730~3,300

연령		영양소				
		메티오닌 (mg/kg)	시스틴 (mg/kg)	단백질 (g/kg)	에너지 (kcal/kg)	수분 (mL/kg)
여아	11~15세 미만	6~14	50~150	≥50	2,200(1,500~3,000)	1,500~3,000
	15~19세 미만	6~12	25~125	≥55	2,100(1,200~3,000)	1,200~3,000
	19세 이상	4~10	25~100	≥60	2,100(1,400~2,500)	1,400~2,500
남아	11~15세 미만	6~14	50~150	≥55	2,700(2,000~3,700)	2,000~3,700
	15~19세 미만	6~12	25~125	≥65	2,800(2,100~3,900)	2,100~3,900
	19세 이상	4~10	25~100	≥70	2,900(2,000~3,300)	2,000~3,300

출처: Acosta PB, Yannicelli S, Abbott Laboratories Ross Products Division. Nutrition Support Protocols: The Ross Metabolic Formula System. 4th ed. Ross Products Division, Abbot Laboratories, 2001.

4. 단풍시럽뇨병

1) 원인

식품을 통해 섭취한 발린, 류신, 아이소류신 등 가지사슬아미노산(branched-chain amino acid, BCAA)의 체내 대사 과정에서 가지사슬 α-케토산은 카복실기 제거 반응을 통해 다음 단계로 대사된다. 이때 필요한 가지사슬 α-케토산 탈수소효소(branched-chain α-keto acid dehydrogenase complex, BCKDH) 복합체가 유전적 결함으로 인해 활성이 저하되거나 기능이 결여되면 혈중 BCAA와 가지사슬 α-케토산 농도가 상승하고 대사산물이 소변으로 배출된다. 이를 단풍시럽뇨병(maple syrup urine disease, MSUD)이라 한다.

높은 수준의 혈중 가지사슬 α-케토산은 대사산증(metabolic acidosis)을 유발해 신경 손상을 가져올 수 있고, 높은 수준의 혈중 BCAA와 함께 뇌 내 글루탐산 항상성을 깨뜨려 신경학적 문제를 유발한다. 특히 류신은 뇌 피질하회색질(subcortical gray matter) 내 수분 항상성에 영향을 미쳐 뇌부종을 초래할 수 있다.

2) 증상

BCKDH 복합체의 활성 저하 정도에 따른 전형적(classic), 중간적(intermediate), 간헐적

(intermittent), 티아민반응성(thiamin-response) 등 4가지 형태의 MSUD는 출생 이후 증상 발현까지 매우 다양한 소요 기간을 보인다. 이중 증상이 가장 심각한 전형적 MSUD는 BCKDH 복합체 기능이 정상인의 2% 미만에 불과한데, 생후 48시간 내 수유에 어려움이 발생하고 구토, 체중 저하, 불규칙한 호흡, 기면(lethargy), 발작성 경련 등 증상이 이어진다. 만일 빠른 진단과 치료가 이루어지지 않으면 생후 4개월 이내 혼수, 사망을 초래하게 된다. 중간적 MSUD는 BCKDH 복합체 활성이 전형적 MSUD에 비해 높고 증상 발현도 생후 5개월에서 7세 사이에 일어난다. 증상이 가장 가벼운 간헐적 MSUD는 정상적인 성장과 지적 발달을 보이며 특별한 경우에만 임상 증상이 있다. 티아민반응성 MSUD는 중간적 MSUD와 유사하게 신생아 시기에는 임상 증상이 거의 없으며, 티아민을 고용량으로 투여하면 BCKDH 복합체 활성을 상승시킬 수 있다.

증가된 혈중 BCAA와 가지사슬 α-케토산은 특유의 달콤한 향취가 특징인 방향족화합물 소톨론(sotolon, 3-hydroxy-4,5-dimethyl-2(5H)-furanone)으로 전환되어 소변, 땀, 귀지에서 검출된다. MSUD라는 병명은 이러한 이유에서 유래되었다.

3) 식사요법

(1) 적용 대상 및 목적

신생아 선별검사 결과 혈액과 소변에서 일정 수준 이상의 BCAA 및 알로아이소류신(alloisoleucine)이 검출되면 지체 없이 MSUD로 진단하고 치료를 시작하여야 한다.

중증의 전형적 MSUD에서는 혈중 BCAA 수준을 적절히 유지하고 가지사슬 α-케토산 농도를 저하시키는 것을 목표로 엄격한 식사요법이 이루어져야 한다. 때에 따라서는 교환수혈이나 복막투석이 필요할 수도 있다.

(2) 영양적 고려사항

영유아기에는 BCAA 제거 특수 조제유와 일반 조제유를 정확한 양으로 혼합하여 수유하고, 그 이후에는 특수 조제유와 식사요법을 함께 실시한다. 식사요법에서는 BCAA 함량이 높은 유제품, 육류, 생선, 콩, 달걀, 견과류, 통곡물 등 고단백질 식품을 제한하며, 특히 뇌부종 위험과 관련이 높은 류신은 철저히 제한하고 아이소류신과 발린은 처방에 따라 섭취한다. BCAA를 제외한 필수아미노산과 필수지방산, 미량영양소가 결핍되지 않도록 적절한 섭취가 필요하다.

에너지 섭취의 부족은 근육 단백질의 이화를 촉진함으로써 대사 위기를 유발할 수 있기 때문에 에너지를 충분히 섭취할 수 있도록 한다. 만일 대사 위기가 발생한 경우에는 포도당 정맥 투여를 실시하여 인슐린 분비를 촉진함으로써 분해대사 억제 및 합성대사 촉진을 유도한다.

(3) 영양기준량

표 12-6 단풍시럽뇨병의 연령별 영양기준량

연령		영양소					
		이소류신 (mg/kg)	류신 (mg/kg)	발린 (mg/kg)	단백질 (g/kg)	에너지 (kcal/kg)	수분 (mL/kg)
영아	0~3개월 미만	36~60	60~100	42~70	3.5~3.0	120(145~95)	150~125
	3~6개월 미만	30~50	50~85	35~60	3.5~3.0	115(145~95)	160~130
	6~9개월 미만	25~40	40~70	28~50	3.0~2.5	110(135~80)	145~125
	9~12개월 미만	18~33	30~55	21~38	3.0~2.5	105(135~80)	135~120
		(mg/일)	(mg/일)	(mg/일)	(g/일)	(kcal/일)	(mL/일)
소아	1~4세 미만	165~325	275~535	190~400	≥30	1,300(900~1,800)	9900~1,800
	4~7세 미만	215~420	360~695	250~490	≥35	1,700(1,300~2,300)	1,300~2,300
	7~11세 미만	245~470	410~785	285~550	≥40	2,400(1,650~3,300)	1,650~3,300
여아	11~15세 미만	330~445	550~740	385~520	≥50	2,200(1,500~3,000)	1,500~3,000
	15~19세 미만	330~445	550~740	385~520	≥55	2,100(1,200~3,000)	1,200~3,000
	19세 이상	300~450	400~620	420~650	≥60	2,100(1,400~2,500)	1,400~2,500
남아	11~15세 미만	325~435	540~720	375~505	≥55	2,700(2,000~3,700)	2,000~3,700
	15~19세 미만	425~570	705~945	495~665	≥65	2,800(2,100~3,900)	2,100~3,900
	19세 이상	575~700	800~1,100	560~800	≥70	2,900(2,000~3,300)	2,000~3,300

출처: Acosta PB, Yannicelli S, Abbott Laboratories Ross Products Division. Nutrition Support Protocols: The Ross Metabolic Formula System. 4th ed. Ross Products Division, Abbot Laboratories, 2001.

5. 시트룰린혈증

1) 원인

요소회로 장애 및 유전성 고암모니아혈증(urea cycle disorders and inherited hyper-ammonemias)은 요소회로의 각 단계 또는 요소회로에 기질을 제공하는 대사 과정에 유전적 결함이 있는 경우 발생한다.

아르지니노석신산 합성효소(argininosuccinate synthetase, ASS)는 요소회로에서 시트룰린과 아스파트산을 축합하여 아르지니노석신산 합성을 촉매하는 효소로서, 결핍 시 시트룰린혈증(citrullinemia)과 함께 단백질 분해대사로 형성된 암모니아가 요소회로에서 처리되지 못하고 혈중에 축적되어 고암모니아혈증이 발생하게 된다.

2) 증상

대부분의 ASS 결핍은 신생아발병형(neonatal-onset)으로, 수유를 시작하면서 형성된 암모니아가 축적되어 출생 후 수일 이내 흥분성(irritability), 기면, 구토, 발작, 저체온증, 혼미(stupor) 등 증상을 일으킨다. 또한 뇌부종(cerebral edema)이 발생하기도 하는데 고암모니아혈증으로 인한 별아교세포(astrocyte) 내 글루타민 축적에 기인하는 것으로 추정된다. 적절한 치료 없이 ASS 결핍을 방치하는 경우 뇌병증, 호흡정지, 혼수 및 사망까지 초래할 수 있다. 한편, 후기발병형(late-onset) ASS 결핍은 신생아발병형보다 발생 빈도가 낮고 증세 또한 경미한 경우가 대부분이다.

3) 식사요법

(1) 적용 대상 및 목적

ASS의 유전적 결함으로 인한 고암모니아혈증과 시트룰린혈증이 관찰된 경우에는 신속히 단백질 섭취를 중단함으로써 고암모니아혈증으로 인해 발생할 수 있는 신경학적 문제를 완화하거나 예방해야 한다.

(2) 영양적 고려사항

안식향산나트륨 투여를 통한 아미노산 배설 촉진과 함께 엄격한 단백질 제한 식사요법을 실시하며, 특히 급성 증상이 있는 ASS 결핍에서는 혈액 또는 복막투석도 함께 실시한다. 만일 조건적 필수아미노산인 아르지닌 결핍이 발생한 경우에는 별도의 아르지닌 보충이 필요하고, 안식향산 투여로 인한 이차(secondary) 카르니틴 결핍증 발생 시에는 카르니틴을 보충한다.

신생아~3세 시기에는 요소회로 장애 환자용 아미노산 제한 특수 분유와 일반 분유를 처방에 따라 정확히 혼합하여 투여하며, 그 이후에는 특수 분유와 함께 충분한 에너지 섭취가 이루어질 수 있는 단백질 제한 식사요법을 실시한다.

(3) 영양기준량

표 12-7 시트룰린혈증의 연령별 영양기준량

연령		영양소		
		단백질 (g/kg)	에너지 (kcal/kg)	수분 (mL/kg)
영아	0~3개월 미만	2.20~1.25	150~125	160~130
	3~6개월 미만	2.00~1.80	140~120	160~130
	6~9개월 미만	1.80~1.60	130~115	150~125
	9~12개월 미만	1.60~1.40	120~110	130~120
		(g/일)	(kcal/일)	(mL/일)
소아	1~4세 미만	8~12	945~1,890	945~1,890
	4~7세 미만	12~15	1,365~2,415	1,365~2,415
	7~11세 미만	14~17	1,730~3,465	1,730~3,465
여아	11~15세 미만	20~23	1,575~3,150	1,575~3,150
	15~19세 미만	20~23	1,260~3,150	1,260~3,150
	19세 이상	22~25	1,785~2,625	1,785~2,625
남아	11~15세 미만	20~23	2,100~3,885	2,100~3,885
	15~19세 미만	21~24	2,200~4,095	2,200~4,095
	19세 이상	23~32	2,625~3,465	2,625~3,465

출처: Acosta PB, Yannicelli S, Abbott Laboratories Ross Products Division. Nutrition Support Protocols: The Ross Metabolic Formula System. 4th ed. Ross Products Division, Abbot Laboratories, 2001.

6. 당원축적병

1) 원인

간과 근육에 저장된 당원(glycogen, 글리코겐)은 필요시 신속히 분해되어 혈당 또는 근육의 에너지원으로 사용된다. 당원의 저장과 분해에 관여하는 효소 또는 세포막 포도당 수송체에 유전적 결함이 있는 경우 당원대사장애(disorders of glycogen metabolism)가 발생한다. 당원대사장애는 당원축적병(glycogen storage disease, GSD)으로 오랫동안 불리어 왔는데 0~XV형의 하위 분류가 있다. 우리나라는 아직까지 GSD 유형별 발생 통계가 없다.

북미에서 가장 흔한 유형은 폼페병(Pompe disease)으로 알려진 GSD IIa으로 용해소체α-글리코시다아제(lysosomal α-glucosidase=acid α-glucosidase=acid maltase) 결함으로 인해 발생한다. 용해소체α-글리코시다아제 결핍 시 특히 근육세포 용해소체 내 당원이 축적되면서 근육 손상을 초래한다.

폰기르케병(von Gierke disease)으로도 알려져 있는 GSD Ia는 포도당 6-인산분해효소(glucose 6-phosphatase) 결함으로 인해 발생한다. 그 결과, 간 내 당원 분해대사 마지막 단계의 포도당 생성 과정에 장애로 인해 간 내 당원 축적 및 저혈당이 나타나게 된다.

2) 증상

GSD IIa의 증상은 심근병증, 심장비대, 근긴장저하, 호흡곤란, 근육 쇠약, 수유 곤란, 성장 부진 등 다양하다. GSD IIa는 발병 연령에 따라 영아발병형과 후기발병형으로 구분할 수 있는데 영아발병형은 증상이 심각하고 급격히 악화되어 보통 1년 이내에 심폐부전 또는 폐렴으로 사망한다. 후기발병형의 하위 분류인 소아형은 2세 이후 증상이 나타나 서서히 진행되다가 성인기 이전 호흡 부전으로 사망한다. 성인형은 10대 이후부터 60세 사이 매우 느리게 진행되는 근육병증으로 나타나며 심장 침범은 드물다.

GSD Ia는 출생 후 2~4개월경에 이르면 간에 과도한 당원이 축적되고 지방간이 유발되어 간비대 증상이 나타난다. 일부 신생아에서는 심각한 저혈당 증상이 나타나 뇌 손상과 사망 위험이 높아질 수 있다. 적절한 치료가 이루어지지 않으면 고요산혈증 및 젖산혈증이 관찰되기도 한다. 유아기에는 외형적으로 젖살이 많은 인형 같은 얼굴(doll-like face), 거미가락증, 작은 키, 융기된 복부(protuberant abdomen), 황색종(xanthoma), 골다공증 등 증상이 나타난다.

3) 식사요법

(1) 적용 대상 및 목적

GSD IIa의 식사요법은 충분한 단백질과 에너지를 제공함으로써 근육 유지를 목표로 한다. GSD Ia에서는 포도당 급원 식품의 규칙적이고 적절한 공급을 통해 정상 혈당을 유지함으로써 이차적 대사장애 예방을 목표로 식사요법을 실시한다.

(2) 영양적 고려사항

GSD IIa 환자에게는 근육 기능 유지를 위해서 총 에너지의 20~25%를 단백질로 구성하는 고단백 식사를 제공하는데, 특히 근육의 주요 아미노산인 BCAA을 다량 함유하도록 한다.

GSD Ia 환자는 깨어 있는 동안 3~6시간마다 호화되지 않은 생 전분이나 통곡물 등 소화 시간이 긴 탄수화물 식품을 적절한 양으로 섭취하도록 하고, 수면 중에는 경관급식을 통해 혈당 급원을 공급함으로써 저혈당이 발생하지 않도록 한다. 과량의 탄수화물 섭취는 간에서 당원 합성을 촉진하므로 주의한다. 과당과 갈락토스는 포도당 6-인산으로 전환되어 대사되므로 설탕, 젖당 등을 함유한 식품은 철저하게 제한해야 한다.

(3) 영양기준량

표 12-8 GSD Ia형 당원축적병의 연령별 영양기준량

연령		영양소				
		에너지 (kcal/kg)	지방 (% of energy)	단백질 (% of energy)	탄수화물 (% of energy)	수분 (mL/kg)
영아	0~3개월 미만	120(145~95)	25~35	10~15	60~70	150~124
	3~6개월 미만	115(145~95)	25~35	10~15	60~70	160~130
	6~9개월 미만	110(135~80)	25~35	10~15	60~70	145~125
	9~12개월 미만	105(135~80)	25~35	10~15	60~70	135~20
		(kcal/일)	(% of energy)	(% of energy)	(% of energy)	(mL/일)
소아	1~4세 미만	1,300(900~1,800)	25~35	10~15	60~70	900~1,800
	4~7세 미만	1,700(1,300~2,300)	25~35	10~15	60~70	1,300~2,300
	7~11세 미만	2,400(1,650~3,300)	25~35	10~15	60~70	1,650~3,300
여아	11~15세 미만	2,200(1,500~3,000)	25~35	10~15	60~70	1,500~3,000
	15~19세 미만	2,100(1,200~3,000)	25~35	10~15	60~70	1,200~3,000
	19세 이상	2,100(1,400~2,500)	25~35	10~15	60~70	1,400~2,500
남아	11~15세 미만	2,700(2,000~3,700)	25~35	10~15	60~70	2,000~3,700
	15~19세 미만	2,800(2,100~3,900)	25~35	10~15	60~70	2,100~3,900
	19세 이상	2,900(2,000~3,300)	25~35	10~15	60~70	2,000~3,300

출처: Acosta PB, Yannicelli S, Abbott Laboratories Ross Products Division. Nutrition Support Protocols: The Ross Metabolic Formula System. 4th ed. Ross Products Division, Abbot Laboratories, 2001.

7. 갈락토스혈증

1) 원인

모유와 우유에 함유된 이당류인 젖당은 소장에서 단당류인 갈락토스와 포도당으로 가수분해된 후 흡수된다. 이후 갈락토스는 포도당으로 전환되어 대사되는데 여기에 관여하는 효소가 결핍되면 갈락토스와 그 대사산물이 축적되면서 갈락토스혈증(galactosemia)이 나타난다.

갈락토스혈증은 결핍 효소의 종류에 따라 갈락토스 1-인산염 우리딜기전달효소

결핍(galactose-1-phosphate uridyltransferase deficiency), 갈락토스인산화효소 결핍(galactokinase deficiency), UDP-갈락토스 4-위치이성질화효소 결핍(UDP-galactose 4-epimerase deficiency = UDP-glucose 4-epimerase deficiency) 등 세 가지 형태로 분류되며 유전자 검사 또는 Beutler 검사를 통해 확인할 수 있다.

2) 증상

모유와 조제유에는 젖당이 함유되어 있으므로 갈락토스 대사 효소 결함이 있는 신생아는 수유 후 며칠 이내 갈락토스혈증이 나타나고, 갈락토스의 당알코올(sugar alcohol) 전환물인 갈락티톨(galactitol)이 소변 중 검출된다. 이와 함께 수유에 어려움, 기면, 구토, 설사, 성장장애, 간세포 손상, 황달 등 증상이 발생하는데, 만일 갈락토스를 제한하지 않고 계속 수유하게 되면 간경변, 백내장 및 부분적 실명, 뇌 손상, 패혈증 등 치명적인 문제가 발생하게 된다.

3) 식사요법

(1) 적용 대상 및 목적

갈락토스혈증을 진단받은 신생아는 모유와 조제유의 수유를 즉시 완전히 중단하고 대두를 기반으로 한 특수 조제유를 공급해야 한다. 이후 평생 갈락토스 섭취를 제한한다.

(2) 영양적 고려사항

갈락토스혈증 환자는 갈락토스를 제한해야 하므로 우유나 유제품이 사용된 식품과 음식을 섭취해서는 안 된다. 성장기 어린이나 청소년은 우유나 유제품 제한으로 인해 칼슘과 비타민 섭취가 부족하지 않도록 대체식품을 적절히 섭취하여야 한다. 영유아와 청소년은 정상 성장발달을 목표로 하며, 성인은 체중 유지를 목표로 한다.

(3) 영양기준량

표 12-9 갈락토스혈증의 연령별 영양기준량

연령		영양소		
		단백질 (g/kg)	에너지 (kcal/kg)	수분 (mL/kg)
영아	0~3개월 미만	3.5~3.0	120(145~95)	150~125
	3~6개월 미만	3.5~3.0	115(145~95)	160~130
	6~9개월 미만	3.0~2.5	110(135~80)	145~125
	9~12개월 미만	3.0~2.5	105(135~80)	135~120
		(g/일)	(kcal/일)	(mL/일)
소아	1~4세 미만	≥30.0	1,300(900~1,800)	900~1,800
	4~7세 미만	≥35.0	1,700(1,300~2,300)	1,300~2,300
	7~11세 미만	≥40.0	2,400(1,650~3.300)	1,650~3,300
여아	11~15세 미만	≥50.0	2,200(1,500~3,000)	1,500~3,000
	15~19세 미만	≥50.0	2,100(1,200~3,000)	1,200~3,000
	19세 이상	≥50.0	2,100(1,400~2,500)	1,400~2,500
남아	11~15세 미만	≥55.0	2,700(2,000~3,700)	2,000~3,700
	15~19세 미만	≥65.0	2,800(2,100~3,900)	2,100~3,900
	19세 이상	≥65.0	2,900(2,000~3,300)	2,000~3,300

출처: Acosta PB, Yannicelli S, Abbott Laboratories Ross Products Division. Nutrition Support Protocols: The Ross Metabolic Formula System. 4th ed. Ross Products Division, Abbot Laboratories, 2001.

8. 지방산 및 케톤체 대사장애

1) 원인

단식, 조절되지 않는 당뇨병, 극심한 운동, 극도의 탄수화물 제한 식사 등의 경우에는 체내 당원이 고갈되면서 포도당신생성(gluconeogenesis)이 일어난다. 동시에, 저장된 중성지방(triglyceride)은 분해되어 지방산을 형성하는데, 간세포의 사립체(mitochondria)에서 β-산화를 거친 지방산은 많은 양의 아세틸 CoA를 만들고 케톤체로 축합된 후 혈액을 통해 근육과 뇌로 이동해 에너지원이 된다.

지방산의 β-산화로부터 케톤체를 형성하는 과정에 관여하는 효소 중 결함이 발생하면 지방산 및 케톤체 대사장애(disorders of fatty acid and ketone body metabolism)가 나타나게 된다. 지방산 및 케톤체 대사장애는 사립체 지방산산화장애(disorders of mitochondrial fatty acid oxidation), 카르니틴 대사장애(disorders of carnitine metabolism), 케톤체 대사장애(disorders of ketone body metabolism) 등 하위 범주로 분류될 수 있다.

2) 증상

신생아에서는 부정맥이나 영아돌연사증후군이 나타나고, 유아기에는 단식 등의 상황에서 저케톤성저혈당(hypoketotic hypoglycemia), 혼수 등이 나타난다. 정확한 진단이 어렵기 때문에 방치되는 경우가 많은데, 부정맥, 심근염, 근감소증, 횡문근융해 등의 증상으로 점차 발전하게 된다.

3) 식사요법

(1) 적용 대상 및 목적

지방산 및 케톤체 대사장애의 일반적인 식사요법은 충분한 에너지를 공급하고 혈당수치를 정상으로 유지함으로써 지방의 분해와 지방산의 β-산화를 억제하는 것이다.

(2) 영양적 고려사항

저혈당으로 인하여 체지방이 에너지원으로 사용되지 않도록 일정 간격으로 저지방, 고탄수화물 식사를 제공해야 한다. 호화되지 않은 생 전분을 제공하여 혈당원을 지속적으로 공급할 수 있도록 하고, 카르니틴 결핍의 경우에는 식사를 통해 카르니틴을 섭취하도록 한다. 결함이 발생한 지방산 종류에 따라 식사 지방의 구성이 달라져야 하는데, 긴사슬지방산 대사에 결함이 있는 경우에는 총 에너지의 30% 미만을 지방으로 제공하고, 이 중 1/2은 중간사슬지방산으로 구성한다. 이때 필수지방산의 섭취도 고려해야 한다. 중간사슬지방산과 짧은사슬지방산 대사에 결함이 있는 경우에는 긴사슬지방산 함량이 높은 식물성 기름을 사용하도록 한다.

(3) 영양기준량

표 12-10 지방산 및 케톤체 대사장애의 연령별 영양기준량

연령		영양소		
		단백질 (% of energy)	에너지 (kcal/kg)	수분 (mL/kg)
영아	0~3개월 미만	10~12	120(145~95)	150~125
	3~6개월 미만	10~12	115(145~95)	160~130
	6~9개월 미만	10~12	110(135~80)	145~125
	9~12개월 미만	10~12	105(135~80)	135~120
		(g/일)	(kcal/일)	(mL/일)
소아	1~4세 미만	≥23	1,300(900~1,800)	900~1,800
	4~7세 미만	≥30	1,700(1,300~2,300)	1,300~2,300
	7~11세 미만	≥34	2,400(1,650~3,300)	1,650~3,300
여아	11~15세 미만	≥46	2,200(1,500~3,000)	1,500~3,000
	15~19세 미만	≥46	2,100(1,200~3,000)	1,200~3,000
	19세 이상	≥50	2,100(1,400~2,500)	1,400~2,500
남아	11~15세 미만	≥45	2,700(2,000~3,700)	2,000~3,700
	15~19세 미만	≥59	2,800(2,100~3,900)	2,100~3,900
	19세 이상	≥63	2,900(2,000~3,300)	2,000~3,300

출처: Acosta PB, Yannicelli S, Abbott Laboratories Ross Products Division. Nutrition Support Protocols: The Ross Metabolic Formula System. 4th ed. Ross Products Division, Abbot Laboratories, 2001.

9. 윌슨병

1) 원인

윌슨병(Wilson disease)은 ATP7B 단백질의 유전자 결함으로 인해 발생하는 구리 대사장애(disorders of copper metabolism) 질환이다. ATP7B는 구리수송P형ATP분해효소(copper-transporting P-type ATPase)의 일종으로 주로 간과 뇌에 존재하면서 골지체 내 구리 의존 효소에 구리를 전달함으로써 구리 수송에 관여한다. ATP7B는 담즙을 통한 간세포 내 구리 방출과 세룰로플라스민(ceruloplasmin) 형성을 통한 구리의 혈류 이동에 관여하므로 ATP7B 결함이 발생한 윌슨병에서는 구리가 체외로 배출되지 못하여 체

내 과도하게 축적되고 특히 간과 뇌 조직에 높은 농도를 보이게 된다.

참고로 윌슨병과 구분되는 멘케스병(Menkes disease)은 ATP7A 단백질의 유전자 결함으로 인해 발생하는데 구리 흡수 문제로 체내 구리가 결핍되는 특성이 있다.

2) 증상

윌슨병은 간 기능 이상소견에 의해 8~20세경 발견되는 경우가 대부분이다. 간에 다량의 구리가 침착되면 차츰 간염, 간경변증을 유발하고, 한계에 도달하면 간세포 괴사를 유발한다. 콩팥 등 여러 다른 조직에도 구리 침착이 일어나는데, 특히 뇌에 침착된 구리는 여러 특징적인 신경학적 증세의 원인이 된다. 신경학적 증상은 대개 청소년기 이후에 나타나는데 처음에는 활동떨림(action tremor) 양상으로 나타나다가 보행장애, 정신 이상, 정서장애 등으로 점차 진행하게 된다. 일부에서는 각막 주변 구리 침착으로 인한 병변인 카이저-플라이셔 고리(Kayser-Fleischer ring)와 용혈빈혈도 나타난다.

3) 식사요법

(1) 적용 대상 및 목적

구리는 거의 모든 음식에 함유되어 있어서 일반적인 식사 시 체내 필요량보다 많은 구리를 섭취한다. 건강한 사람은 초과 섭취된 구리를 체외로 배출시켜 항상성을 유지할 수 있지만 윌슨병 환자는 구리 배출이 원활하지 않기 때문에 구리 제한 식사를 실시해야 한다. 동물의 간 등 내장육, 굴, 게, 낙지, 새우, 오징어 등 해산물, 고사리, 보리, 대두, 두유, 두부, 현미, 감자, 견과류, 말린 과일, 바나나, 토마토, 포도, 밤, 초콜릿, 버섯 등과 같이 구리를 많이 함유한 식품의 섭취를 제한한다.

(2) 영양적 고려사항

구리 축적을 최소화하기 위해 하루 1 mg 정도를 섭취하는 구리 제한 식사를 실시한다. 약물요법으로 사용하는 구리흡수억제제와 구리배설촉진제 중 배설촉진제인 D-페니실라민은 비타민 B_6의 결핍을 유발하므로 하루 25 mg의 비타민 B_6를 보충제의 형태로 투여하도록 한다. 알코올 제한도 실시한다.

(3) 식단 계획 및 식단 작성

조식	간식	중식	간식	석식	간식
쌀밥 무맑은국 소불고기 오이무침 열무김치	사과 1개	쌀밥 미역국 대구살전 시금치나물 무김치	우유 1컵	쌀밥 버섯찌개 닭조림 호박볶음 배추김치	요거트 1컵

출처: 월슨병식, 서울아산병원, https://www.amc.seoul.kr/asan/healthinfo/mealtherapy/mealTherapyDetail.do?mtId=85

DIET
THERAPY

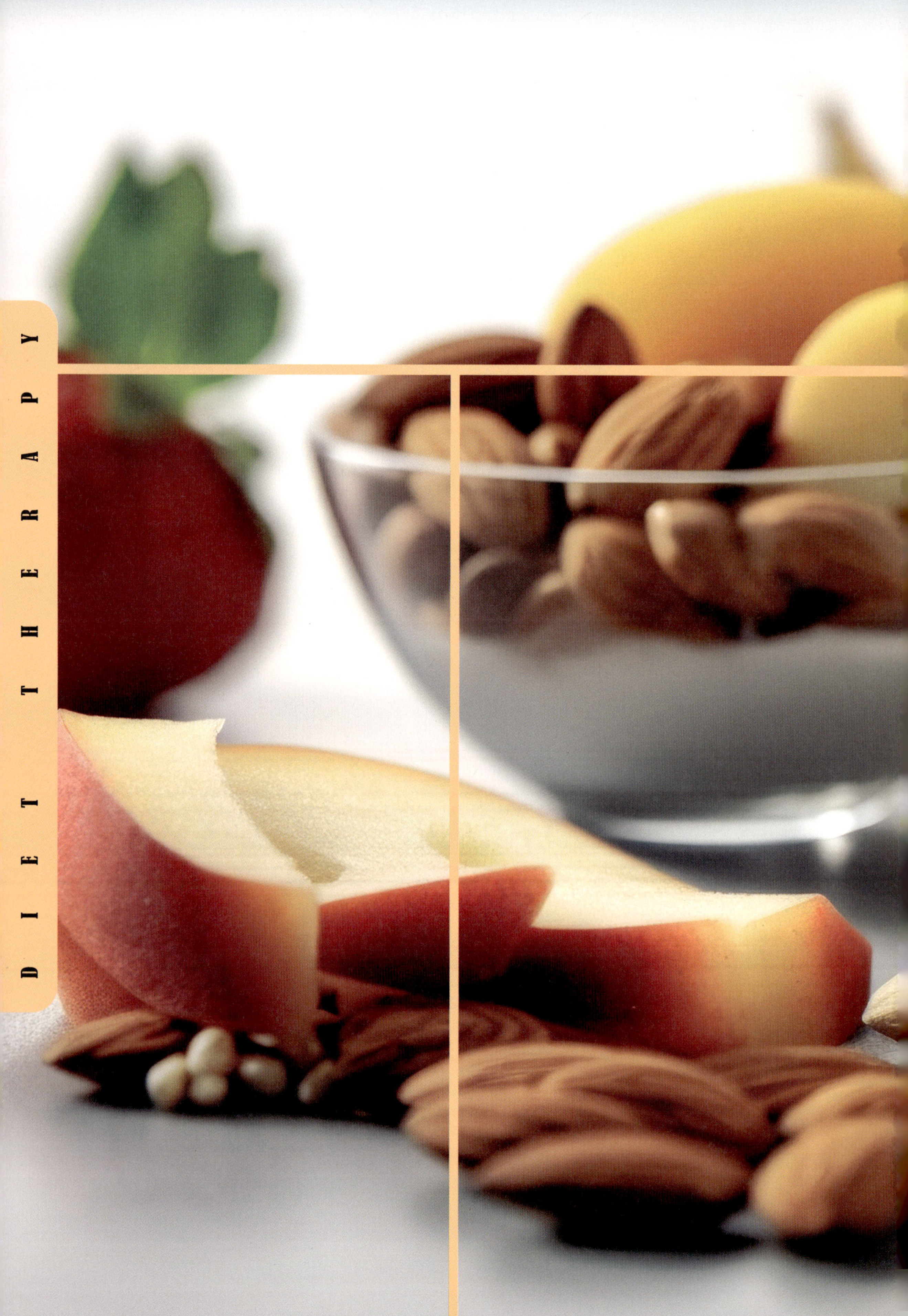
DIET THERAPY

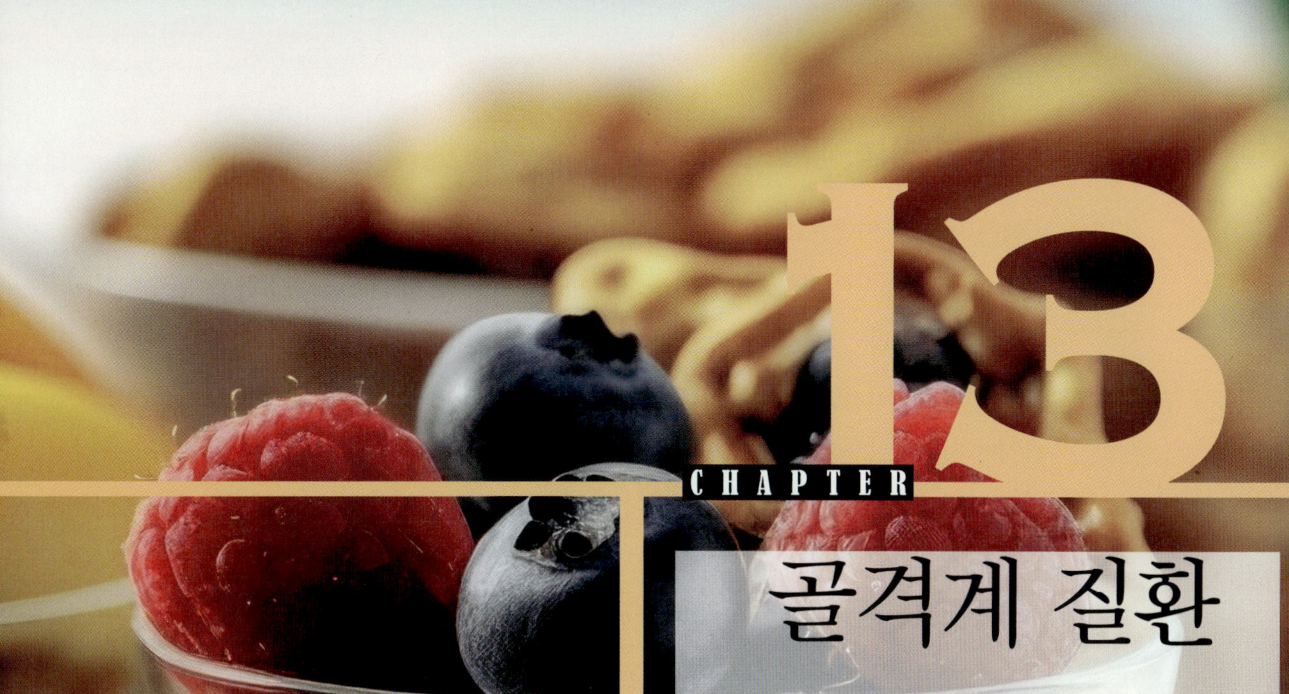

CHAPTER 13

골격계 질환

1. 뼈의 기능, 구조 및 대사
2. 칼슘 항상성
3. 골밀도
4. 질환별 식사요법

1. 뼈의 기능, 구조 및 대사

뼈는 신체를 지탱하고, 심장, 간 등 장기를 보호하며, 뼈에 부착된 근육과 관절을 이용하여 운동에 관여한다. 또한 칼슘, 인, 마그네슘 등의 무기질을 저장하고, 골수에서 조혈작용을 한다.

뼈는 콜라겐이 포함된 기질이 모양을 이루고, 그 사이에 칼슘과 인이 결합된 하이드록시아파타이트(hydroxyapatite)라는 입자가 축적된 단단한 조직이다. 뼈는 활성 유기조직으로 약 1/3은 유기질인 기질로 되어 있고, 기질의 90%는 콜라겐이다. 약 2/3는 하이드록시아파타이트이다.

뼈의 바깥층은 치밀골(compact bone, cortical bone)[1], 안쪽은 해면골(trabecular bone, cancellous bone)[2]로 되어 있다(그림 13-1). 치밀골은 뼈의 약 80%를 차지하고, 골간부(diaphysis)를 구성하며 조밀하고 단단하다. 해면골은 20%를 차지하고, 골단부(epiphysis)를 구성하며 혈액 이 통과하는 곳으로 치밀골보다는 밀도가 떨어지며 스폰지처럼 부드러운 조직이다. 팔, 다리 등의 긴 뼈(long bone)는 치밀골을 많이 포함하고 있고, 손목과 발목뼈, 척추 등 입방형의 짧은 뼈(short bone)는 해면골을 많이 포함하고 있다. 해면골은 필요시 칼슘을 혈액으로 내보냄으로써 혈액 무기질 농도에 관여하므로 칼슘 결핍 시에 골다공증을 일으킨다.

뼈를 구성하는 세포는 크게 조골세포(osteoblast)와 파골세포(osteoclast)가 있다. 조골세포는 뼈에 무기질과 콜라겐을 채우는 세포이고, 파골세포는 뼛속의 무기질을 용해시키는 세포이다. 뼛속에 무기질이나 콜라겐이 채워지는 과정을 골형성(bone formation) 또는 뼈의 무기질화(bone mineralization)라고 하며, 뼛속의 무기질이 용해되어 나오는 것을 골재흡수(bone resorption) 또는 뼈의 탈무기질화(bone demineralization)라고 한다.

뼈의 조직이 채워졌다 비워졌다 하는 과정을 재생성 과정(bone remodeling process)이라고 하며, 조골세포의 활성이 더 크면 골 형성이 일어나고, 파골세포의 활성이 더 크면 골재 흡수가 일어난다. 성장이 끝난 뼈는 뼈리모델링(bone remodeling)이라고 하는 뼈 고유의 독특한 메커니즘을 통해 골량, 골강도 및 골구조를 유지하게 된다. 이러한 뼈의 대사 과정은 일생 동안 끊임없이 일어난다.

---

1) 뼈의 바깥층을 구성하는 치밀하고 단단한 뼈

2) 뼈의 안쪽을 구성하는 부드러운 조직의 뼈

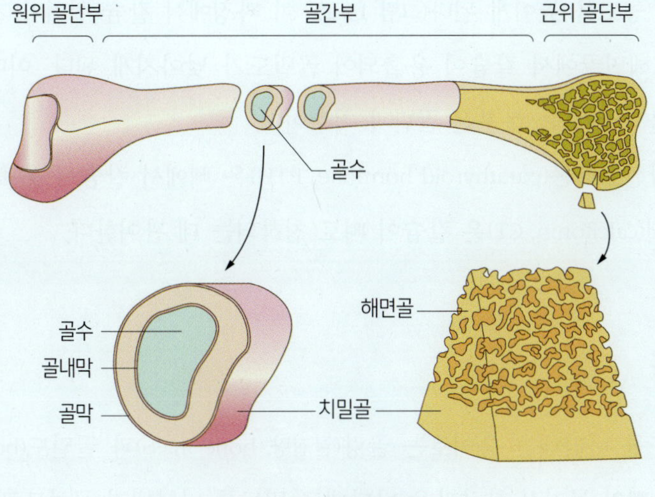

그림 13-1 뼈의 구조

2. 칼슘 항상성

칼슘 평형은 혈액 칼슘의 항상성을 유지하는 데 우선적으로 관여한다. 혈액 칼슘 농도는 9~11 mg/dL로 일정하게 유지되고 있다. 혈중 칼슘 농도가 낮아지면 소장에서 칼슘의 흡수가 촉진되고, 신장에서는 칼슘의 재흡수가 증가되며, 뼈에서 칼슘이 용출되어

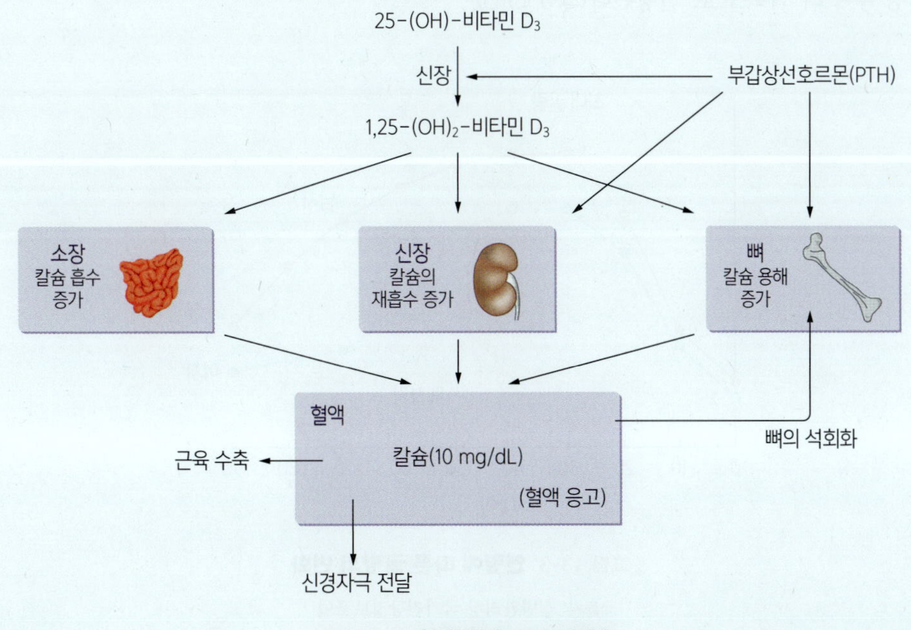

그림 13-2 혈액 칼슘 농도 조절

서 혈중 칼슘 농도를 높이게 된다(그림 13-2). 이 과정에서 칼슘 섭취가 지속적으로 부족하게 되면, 해면골에서 칼슘이 용출되어 골밀도가 낮아지게 된다. 이때 우선적으로 혈액에 칼슘을 공급하는 부분은 골반과 척추이다.

이때 부갑상선호르몬(parathyroid hormone, PTH)은 뼈에서 칼슘이 용출되는 데 관여하고, 칼시토닌(calcitonin, CT)은 칼슘이 뼈로 침착되는 데 관여한다.

3. 골밀도

뼈의 충실도를 나타내는 용어로는 골량(골질량, bone mass)과 골밀도(bone density)가 있다. 골량은 뼈의 무기질 함량만을 나타내고 밀도를 나타내지 못하므로 뼈가 자라는 성장기에 주로 사용하고, 골밀도는 뼈의 내부 충실도를 나타내므로 뼈의 성장이 끝난 성인에게 주로 사용된다.

성인이 되면 뼈는 성장을 멈추지만, 뼈조직의 생성과 분해가 동시에 진행되면서 뼈의 질량이 변하게 된다. 성인의 골량은 30대 초반에서 중반에 가장 높아지며, 이후부터는 감소하기 시작한다.

여자는 남자 최대 골질량의 80~85%에 이르며, 30대 중반부터 골격 손실이 시작되나 폐경 후부터 급속도로 진행된다(그림 13-3).

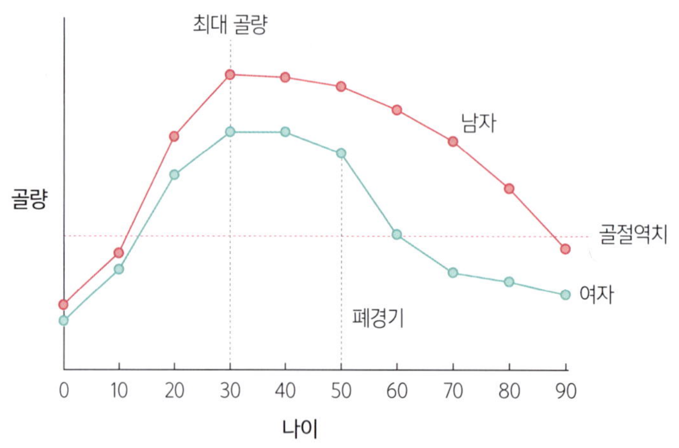

그림 13-3 연령에 따른 골량의 변화

출처: 질병관리청 국가건강정보포털

최대 골밀도치 및 골밀도가 감소하는 속도는 개인에 따라 다르며, 칼슘 섭취량, 비타민 D 영양 상태, 성별, 운동 등에 의해 영향을 받는다.

4. 질환별 식사요법

1) 골다공증

골다공증(osteoporosis)은 골량의 감소와 미세구조의 이상을 특징으로 하는 전신적인 골격계 질환으로, 결과적으로 뼈가 약해져서 부러지기 쉬운 상태가 되는 질환이다(그림 13-4). 골다공증은 골밀도를 측정하여 진단한다.

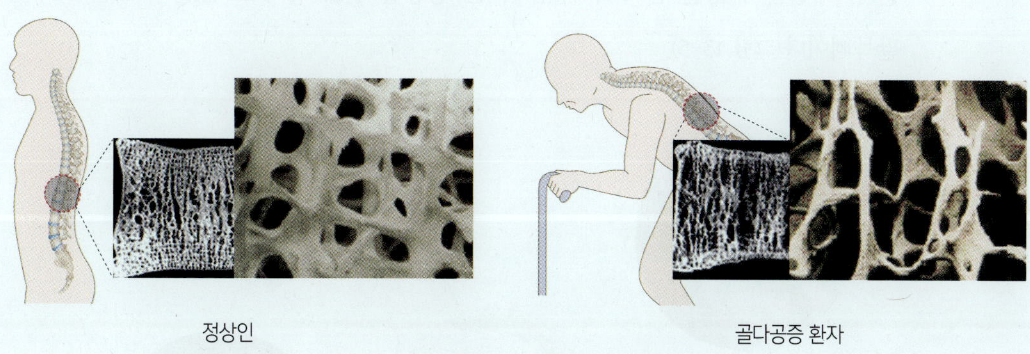

그림 13-4 정상인과 골다공증 환자의 뼈

출처: 질병관리청 국가건강정보포털

(1) 분류

골다공증은 일차성 골다공증(primary osteoporosis)과 이차성 골다공증(secondary osteoporosis)으로 분류된다. 일차성 골다공증은 발생 개시 연령에 따라 폐경 후 골다공증(제1형)과 노인성 골다공증(제2형)으로 나눈다. 이차성 골다공증은 뼈조직의 손실을 일으키는 약물 복용이나 질환에 의해서 뼈조직이 감소하여 발생한다(표 13-1).

표 13-1 골다공증의 특성 비교

	제1형 골다공증(폐경 후 골다공증)	제2형 골다공증(노인성 골다공증)
성	여성에서 발생	여성과 남성 모두
나이	50세 이후	65세 이후 노년기
골조직	해면골	해면골, 치밀골
골절 부위	손목뼈, 척추뼈	엉덩이뼈, 척추 및 그 외 골격
발병 원인	에스트로겐 손실	연령 증가(노화)

① 제1형 골다공증(폐경 후 골다공증): 50세 전후의 폐경된 여성에서 발생하며, 난소에서 에스트로겐 분비가 부족하여 골질량이 가속적으로 손실되어 골다공증이 발생한다. 해면골이 많은 골격 부위가 더 큰 영향을 받으며, 주요 골절 부위는 요추와 팔목뼈이다(그림 13-5).

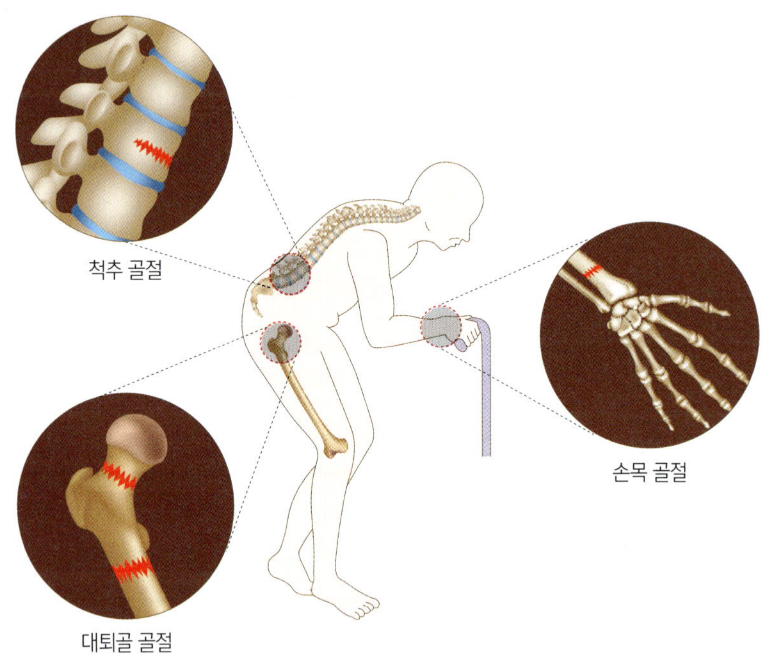

그림 13-5 **골절이 일어나기 쉬운 부위**

출처: 질병관리청 국가건강정보포털

② 제2형 골다공증(노인성 골다공증): 65세 이후 노년기 남성과 여성 모두에 나타나는 대표적인 노인성 질환으로 뼈 용해량이 뼈 생성량을 초과하여 뼈 손실이 일어나는 질병이다. 노화에 의한 뼈 손실은 피질골과 해면골의 손실이 일어나며, 주로 대퇴부 상부의 엉덩이뼈 골절이 많이 발생하고, 척추 골절도 증가한다(그림 13-5).

(2) 원인

유전, 연령, 에스트로겐 결핍, 식사 요인(칼슘 섭취 부족, 비타민 D 부족, 인의 과잉 섭취, 단백질 과잉 섭취, 나트륨 과잉 섭취, 과량의 섬유소 섭취, 과량의 카페인 섭취), 활동량 부족, 저체중, 약물 복용, 기타 요인들이 있다(표 13-2).

표 13-2 골다공증의 원인

구분	세부	내용
유전		유전적으로 낮은 골질량을 가진 여성과 가족 중에 골다공증 환자가 있는 경우
연령		골밀도는 20~30대에 최대를 나타내며, 45세 이후에 나이가 들어감에 따라 감소
에스트로겐 결핍		에스트로겐은 뼈로부터 칼슘 용해를 감소시키므로 에스트로겐 분비가 감소하면 뼈 손실 증가
식사 요인	칼슘 섭취 부족	칼슘 섭취가 부족하면 최대 골질량이 낮아져서 골다공증 발생률 증가
	비타민 D 섭취 부족	비타민 D 섭취 부족 시 소장에서 칼슘 흡수가 저하되어 혈액 내 칼슘 농도가 낮아지므로 뼈에서 칼슘 용출 촉진
	인 과잉 섭취	과량의 인 섭취 시 칼슘 흡수를 저해하고 부갑상선호르몬의 분비를 자극하여 뼈 손실이 일어남
	단백질 과잉 섭취	단백질 과잉 섭취 시 요 중 칼슘 배설량 증가
	나트륨 과잉 섭취	나트륨 과잉 섭취 시 요 중 칼슘 배설량 증가
	과량의 섬유소 섭취	과량의 섬유소 섭취는 칼슘의 흡수 억제
	과량의 카페인 섭취	과량의 카페인 섭취는 칼슘 흡수 저해 및 배설 촉진
저체중		체중은 골격에 힘을 가해 골질량을 증가시키므로 저체중은 골다공증이 되기 쉬움
약물 복용		스테로이드 제재는 비타민 D의 대사에 영향을 주어 뼈 손실 촉진
기타	알코올	뼈 생성 억제, 칼슘 흡수 저해 및 배설 촉진
	흡연	난소 기능을 퇴화시켜 에스트로겐 분비를 저하시킴

(3) 식사요법

식사요법의 목적은 칼슘이 충분히 포함된 균형 잡힌 식사를 통해서 더 이상의 골격 손실을 방지 또는 완화하여 골절의 가능성을 감소시키는 데 있다.

① 충분한 칼슘 섭취: 성장기부터 칼슘을 충분히 섭취하여 최대 골질량을 높여 주는 것이 중요하다. 우리나라 성인 남자의 1일 칼슘 권장섭취량은 19~49세 800 mg, 50~64세 750 mg, 65세 이상 700 mg이며, 19~49세 여성은 700 mg, 50대 이후에는 800 mg이다. 그러나 골다공증 발생 위험이 있는 여성에게는 1,000~1,500 mg의 칼슘 섭취를 권장한다. 칼슘이 풍부한 식품은 우유 및 유제품, 뼈째 먹는 생선, 콩류, 녹색 채소 등이다. 특히 우유 및 유제품은 흡수도 잘 되므로 좋은 급원 식품이다(표 13-3).

표 13-3 식품의 칼슘 함량(1교환단위당)

식품군	식품명	중량(g)	함량(mg)	식품군	식품명	중량(g)	함량(mg)
우유군	우유	200	200	채소군	달래(생)	70	87
	요구르트(호상)	110	183		고춧잎	70	163
	아이스크림	100	122		시금치	70	28
	치즈	30	191		무청	70	174
어육류군	멸치	15	137		깻잎	40	84
	뱅어포	15	148		갓	70	135
	동태	50	24		비름	70	118
	고등어통조림	50	84		미역(생)	70	107
	꽁치통조림	50	99		근대	70	42
	청어	50	44		무	70	18
	(갯)장어	50	42		쑥갓	70	27
	굴	70	76		냉이	70	102
	새우(중하)	50	48		고구마줄기	70	38
	꽃게	70	83		아욱	70	66
콩류 및 가공품	두부	80	100		우엉	40	22
	순부두	200	96		부추	70	33
	두유	200	34		브로콜리	70	45
견과류	호두(볶은 것)	8	6	해조류	미역(생)	70	104
	아몬드(조미)	8	15		파래	70	15
알류	달걀	55	12		톳	70	110

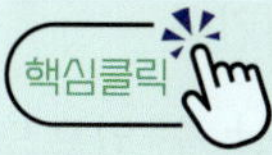

칼슘 조절 식사의 종류

- 고칼슘 식사 : 1일 칼슘을 1,000 mg 이상 섭취하는 식사로 골다공증 환자에 적용
- 저칼슘 식사 : 1일 칼슘을 400 mg 이내로 제한하는 식사로 칼슘 결석 환자에 적용

② 비타민 D 섭취: 비타민 D는 기름진 생선, 비타민 D 강화 우유, 동물의 간, 달걀노른자, 건버섯 등의 식품 이외에는 별로 들어 있지 않으므로 급원 식품들을 충분히 섭취한다(표 13-4). 비타민 D는 자외선을 받으면 피하조직의 프로비타민 D(7-dehydrocholesterol)로부터 합성되므로 일상생활에서 자외선을 충분히 받는 신체활동을 하는 것이 중요하다.

표 13-4 식품의 비타민 D 함량(1교환단위당)

식품군	식품명	중량(g)	함량(μg)	식품군	식품명	중량(g)	함량(μg)
어육류군	고등어	50	3	어육류군	청어	50	11
	꽁치	50	2		돼지간	40	1.1
	삼치	50	3.5		달걀	55	0.8
	(갯)장어	50	2.5	우유군	강화우유	200	2

③ 인의 섭취 제한: 인을 과량 섭취하면 칼슘의 흡수를 저해하므로 칼슘과 인을 동량(1:1)으로 섭취하도록 권장한다. 인은 곡류, 콩류, 육류, 생선 등 모든 식품에 널리 들 어 있어서 충분히 섭취하고 있다. 특히 인은 가공식품이나 탄산음료에 많이 들어 있으므로 이들의 섭취를 제한한다.

④ 적절한 단백질 섭취: 단백질을 과잉 섭취하면, 요 중 칼슘 배설량이 증가한다. 특히 동물성 단백질이 칼슘 배설 효과가 크다. 이는 동물성 단백질에 많이 함유된 함황아 미노산 대사물질인 황산이 칼슘과 염을 형성하여 소변으로 배설되기 때문이다.

⑤ 싱겁게 먹기: 나트륨을 과잉 섭취하면, 요 중 칼슘 배설량이 증가하여 뼈 손실이 일 어나기 때문이다.

⑥ 비타민 K 섭취: 노년기나 약물 치료를 받는 경우 비타민 K 부족으로 골절의 위험이 높아지므로, 비타민 K의 급원 식품인 진한 초록 잎채소를 충분히 섭취해야 한다.

⑦ 적절한 식이섬유 섭취: 과량의 식이섬유 섭취는 칼슘의 흡수를 저해시킨다.

⑧ 미량무기질 섭취: 불소, 철, 아연, 구리 등이 부족하면 뼈 손실이 일어날 수 있으므로 이들 무기질을 충분히 섭취해야 한다.

⑨ 카페인 섭취 제한: 과량의 카페인은 칼슘 흡수를 저해하고 배설을 촉진하므로 커피 는 하루 2잔 이내로 섭취한다.

⑩ 알코올 섭취 제한: 알코올은 뼈의 생성을 억제하고 칼슘 흡수를 저해하며 배설을 촉 진하므로 섭취를 제한한다.

알아두기

식물성 에스트로겐(phytoestrogen)

대두 제품에 들어 있는 아이소플라본, 특히 제니스테인(genistein)과 다이드제인(daidzein)은 에스트로겐과 화학 구조가 비슷하여 식물성 에스트로겐으로 작용하여 폐경 후 여성에게서 약한 뼈 보호 효과가 있다고 알려져 있다.

골다공증 예방에 대한 운동의 효과

체중 부하 운동(weight bearing exercise)은 뼈와 관절, 근육에 중력을 가하여 골질량의 감소를 막아주므로 골다공증 예방에 도움을 준다. 걷기, 조깅, 스키, 하이킹, 댄스, 자전거 타기, 에어로빅 중 자신에게 적합한 운동을 택하여 일주일에 적어도 3번 이상, 한 번에 30분 이상 꾸준히 실시하는 것이 좋다. 또한 햇빛을 충분히 쬐는 것이 중요하므로 야외 활동을 하는 것이 좋다.

2) 골연화증

골연화증(osteomalacia)은 성인기에 비타민 D가 부족해서 나타나는 질병으로, 뼈의 무기 질화 과정의 이상으로 뼈의 총량은 정상이나 기질에 대한 석회화가 감소하여 뼈의 조성이 비정상적인 상태이다. 따라서 뼈가 얇아지고 물러져서 쉽게 구부러지는 질병으로 어린이의 구루병과 같은 증세이다.

(1) 원인

비타민 D의 섭취 부족 및 대사에서의 유전적 결함, 자외선 노출 부족, 신장 질환으로 인의 흡수 손상과 비타민 D의 활성화 불능, 칼슘 섭취 부족 및 배설 증가 등에 의해서 나타난다.

(2) 증상

뼈의 통증, 근육 약화 및 유연화, 식욕부진, 체중 감소, 뼈가 체중을 지탱하지 못하여 기형으로 구부러짐, 골반뼈나 갈비뼈의 골절이 쉽게 발생한다.

(3) 식사요법

① 충분한 비타민 D 섭취: 비타민 D가 풍부한 식품을 섭취하도록 한다. 비타민 D는 급원 식품이 제한되어 있으므로 섭취에 주의해야 한다.

② 충분한 칼슘과 인의 섭취: 충분한 칼슘과 인의 섭취는 뼈의 무기질화에 도움을 준다.

③ 충분한 태양광선 쪼이기: 충분한 자외선을 쬐어 주면, 체내에서 비타민 D의 합성이 증가되어 골연화증 예방에 도움을 준다. 햇빛은 하루에 10~15분씩 일주일에 2~3번 정도 쬐어 주는 것이 좋다.

3) 류머티스성 관절염

(1) 원인

류머티스성 관절염(rheumatoid arthritis)은 유전적 원인에 환경적 요인이 복합적으로 작용 하여 발생하는 자가면역 질환으로 관절을 싸고 있는 활막에 염증이 생겨 연골이 파괴되고 관절의 변형을 가져오는 만성 염증성 질환이다. 여성이 남성보다 발병률이 높으며, 대부분 20~45세에 많이 발생한다.

(2) 증상

관절이 뻣뻣해짐, 식욕부진, 전신 피로, 체중 감소, 고열, 오한, 흡수 장애, 부종, 압통, 손발 저림, 영양불량 등의 증상이 나타난다. 초기에는 물리적 증상이 거의 없지만 병이 진행 되면서 손이 비틀리거나 관절이 붓는 증상이 나타나며, 심한 경우에는 악액질(cachexia)이 나타나기도 한다.

(3) 식사요법

면역력을 증가시키는 식사요법이 필요하다.

① 에너지 조절: 관절에 부담을 주지 않기 위해서 적정 체중을 유지하는 것이 좋으며,

열량 섭취를 이에 맞게 조절한다.

② 단백질: 체단백 분해가 증가되므로 1.5~2.0 g/kg/일 정도의 단백질 섭취를 권장한다.

③ 칼슘과 비타민 D의 충분한 섭취: 합병증인 골연화증과 골다공증을 막기 위해서 충 분한 양의 칼슘과 비타민 D를 섭취하도록 권장한다(표 13-5).

④ 충분한 비타민 C 섭취: 비타민 C는 관절의 기질인 교원섬유의 합성에 관여하므로 충 분한 양을 섭취한다.

⑤ 아연: 면역반응에 관여하므로 충분히 섭취한다.

표 13-5 고칼슘 식단의 예

구분	음식명	재료명	분량(g)
아침	잡곡밥	백미 검은콩	90 5
	맑은무국	무 양파	50 10
	채소조개전	바지락살 당근 부추 달걀 밀가루 식용유	50 20 20 10 10 5
	깻잎나물	깻잎순	70
	김구이	김	1장
	딸기	딸기	150
오전 간식	우유	우유	200 mL(1봉)
점심	비빔밥	백미 보리 쇠고기 달걀 콩나물 호박 당근 도라지 다시마튀각 참기름	80 10 40 50(1개) 30 30 10 20 5 5

구분	음식명	재료명	분량(g)
점심	유부된장국	유부 파 왜된장	5 10 15
	나박김치	나박김치	100
오후 간식	우유 인절미(콩가루)	우유 인절미	200 mL(1봉) 50
저녁	잡곡밥	백미 보리	100 20
	시금칫국	시금치 된장 고추장	70 15 2
	멸치풋고추볶음	멸치 풋고추 식용유	15 20 3
	두부맛지짐	두부 돼지고기 양파 당근 달걀 밀가루 식용유	30 20 10 10 20 10 5
	오이생채	오이	70
	김치	배추김치	70
영양소 섭취량	에너지 2,350 kcal 탄수화물 340 g 단백질 75 g 지방 60 g 칼슘 1,250 mg		

4) 통풍

통풍(gout)은 의학 역사에서 기록된 가장 오래된 질병 중 하나이다. 통풍은 핵산을 구성하는 퓨린(purine)의 대사 이상에서 생긴 질병으로, 요산이 혈액 중에 비정상적으로 축적하는 고요산혈증(hyperuricemia)이 나타난다. 통풍의 발병률은 점차 증가하고 있으며, 특히 35세 이상의 남성에 많이 일어나지만 연령대가 높아지면 남녀 발생률이 비슷해진다. 통풍은 또한 씨름, 프로레슬링 등의 과격한 운동선수나 비만한 사람에게서 발생빈도가 높다. 그리고 현대 사회에서 식생활의 풍요와 균형을 이루지 못한 식사와 과잉 영양 등에 의한 영향도 크다. 역학조사에 따르면 통풍과 이상지질혈증, 당뇨병, 인슐린 저항성이 관련성이 있는 것으로 보인다.

(1) 원인

체내 퓨린은 식품에서 섭취하는 것이 반이고 체내에서 생합성되는 것이 반 정도이며, 요산으로 대사되어 2/3 정도는 신장을 통해 소변으로 배설되고 나머지 1/3은 담즙산의 형태로 장으로 배설된다(그림 13-6). 이러한 대사 과정에서 장애가 발생하여 요산 생성량이 배설량보다 많아지면 혈액과 조직 중에 요산 함량이 증가된다.

그 원인으로는 퓨린 생성의 증가, 여러 요인에 의한 세포의 이화작용 증가(백혈병, 악성림프종, 골수암, 용혈성 빈혈 등)에 기인한 퓨린 분해물의 증가, 식사 중 퓨린체 섭취 증가, 유전적인 효소 결함으로 인한 요산 합성 증가 또는 요산의 배설 기능의 감소 등을 들 수 있다.

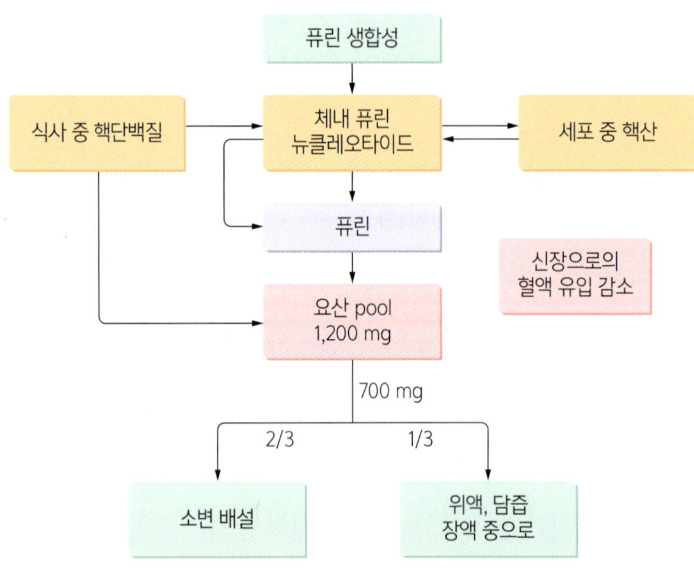

그림 13-6 **정상인의 요산 대사**

(2) 증상

요산이 혈액 중에 많아지면 요산나트륨(sodium urate)이 형성되어 소관절과 주변 조직에 통풍 결절(tophi)로 침착되며, 염증 등 여러 가지 임상 증세를 나타낸다. 만성 통풍 환자에서 결절이 가장 많이 나타나는 부위는 귓바퀴와 엄지발가락이나 팔꿈치이며 갑작스럽 게 국소적 관절 통증을 일으킨다. 또한 요산이 신장이나 요관, 요도 등에 침착되어 신결석(nephrolithiasis)이 발생하기도 한다. 축적된 요산염 침전물이 관절조직을 파괴하여 만성적인 관절염으로 진전되기도 한다. 초기 몇 년간은 증상이 나타나지 않을 수 있으나 발작이 나면 급성으로 일어난다.

(3) 식사요법

통풍의 치료에는 약물요법과 식사요법을 병행한다. 약물은 요산 합성을 억제하는 알로푸리놀(allopurinol)을 사용하며, 약물 사용량을 줄이기 위해서 식사 내 퓨린을 제거한 식사요법을 실시한다. 따라서 식사요법은 퓨린 함량이 높은 식품을 제한하여 혈액의 요산 수치를 감소시킴으로써 치료 효과를 증대시키는 것을 목적으로 한다.

식사요법의 원칙은 다음과 같다.

- 에너지 제한: 적절한 체중을 유지하기 위해 에너지는 제한한다. 비만 시에는 체중을 감량시킨다.
- 퓨린의 함량이 높은 식품 섭취 제한: 1일 퓨린 섭취량은 150 mg 이하로 제한한다. 퓨린 함량이 높은 식품은 표 13-6과 같다.
- 과량의 단백질 섭취 제한: 요산의 생성을 줄이기 위하여 과량의 단백질 섭취는 제한한다. 일반적으로 표준체중 kg당 1 g 이하로 1일 60~70 g 정도 섭취한다. 두부는 혈장 단백질 농도를 변경하고 요산의 배설을 증가시킬 수 있으므로 통풍 환자에게 선호되는 단백질 식품이다.
- 과량의 지방 섭취 제한: 지방은 요산 배설을 감소시키고 과잉으로 인해 비만증이 유발되므로 총에너지의 20% 이하로 제한한다.
- 탄수화물: 탄수화물은 요산염의 배설을 증가시키므로 도움이 된다. 그러나 단순당류인 사탕, 과당은 요산의 생합성을 촉진시킬 수 있으므로 제한하고 전분류 형태의 탄수화물을 권장한다.
- 충분한 수분 섭취: 요산의 배설을 촉진시키고 신결석의 위험도 감소시키므로 하루 3 L 정도의 충분한 수분 섭취를 권장한다.
- 알코올 섭취 제한

표 13-6 식품의 퓨린 함량 및 섭취 기준

(100 g 기준)

구분 / 섭취 기준	퓨린 함량이 적은 식품 (0~15 mg)	퓨린 함량이 중 정도 식품 (50~150 mg)	퓨린 함량이 많은 식품 (150~800 mg)
식품 종류	자유롭게 섭취	경우에 따라 소량 섭취	통풍 환자에게 섭취를 금함
곡류	곡류(오트밀, 전곡 제외)		
어육류	달걀, 치즈	고기류, 가금류, 생선류, 조개류, 콩류(강낭콩, 완두콩, 잠콩류 등)	내장 부위(간, 지라, 뇌, 혀, 심장 등), 진한 육즙, 거위, 가리비 조개, 생선류(정어리, 청어, 고등어, 멸치)
채소류	중정도 식품에 포함되지 않은 모든 식품	시금치, 버섯, 아스파라거스, 콜리플라워	
우유류	우유		
과일류	모든 과일		

DIET
THERAPY

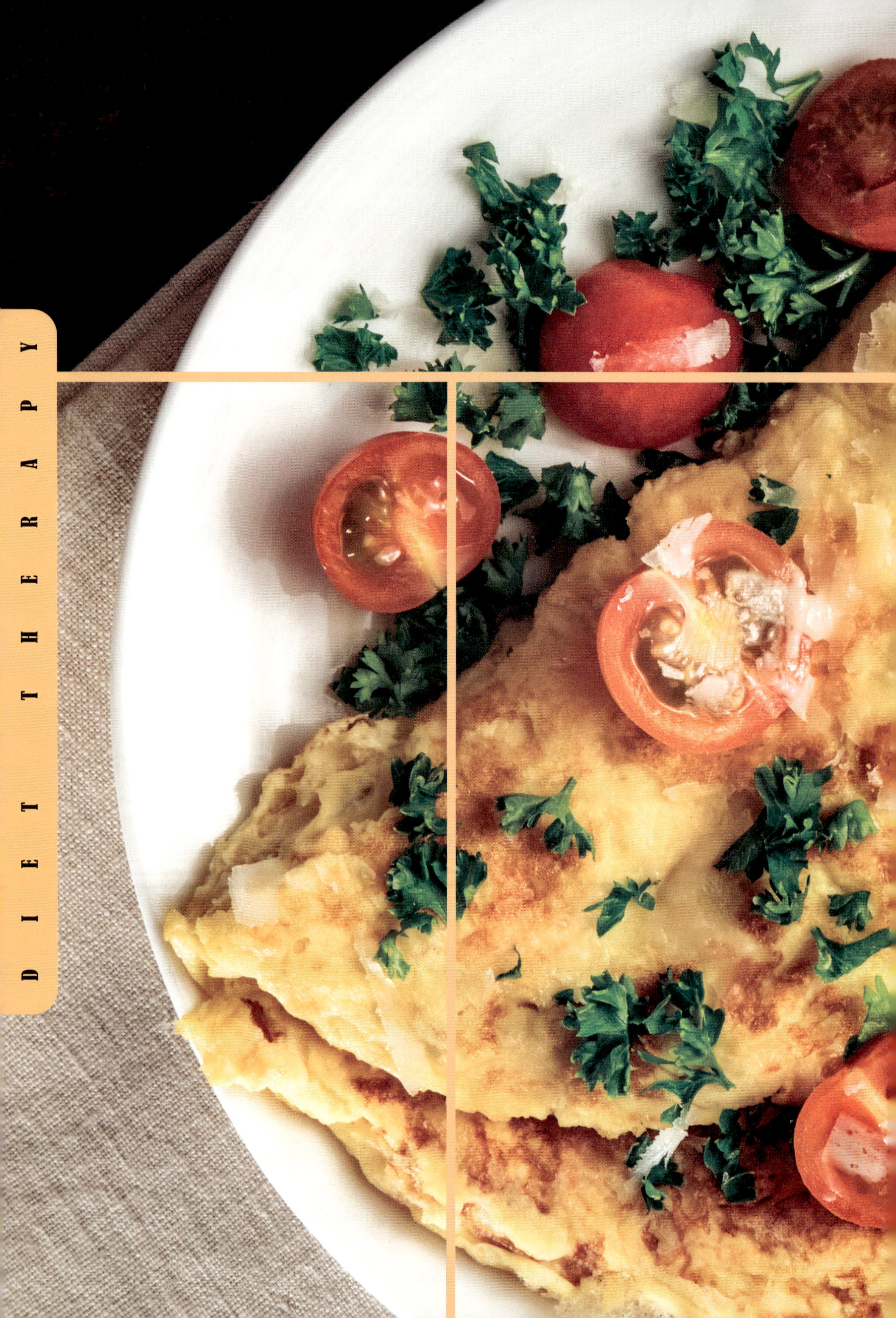
DIET THERAPY

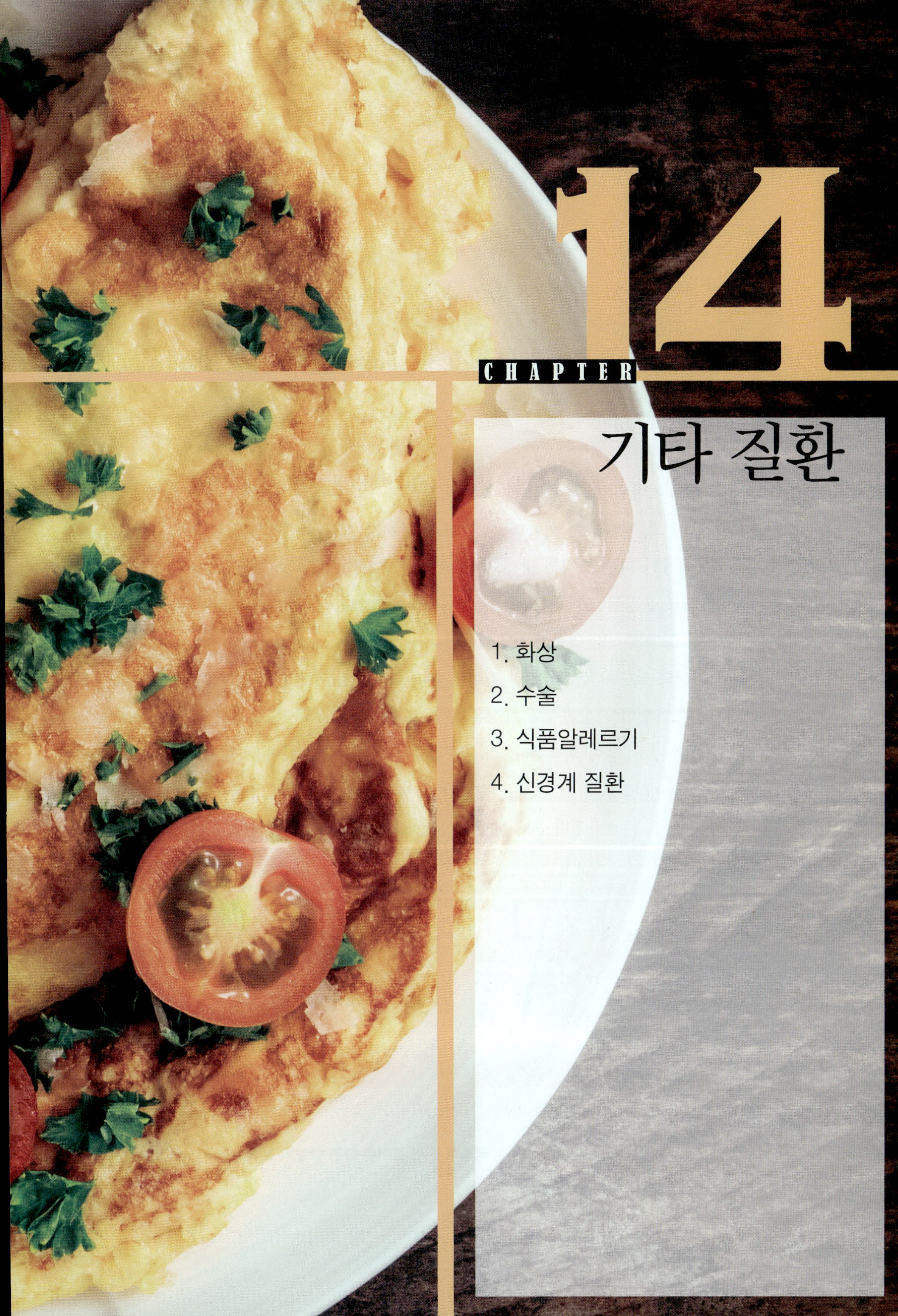

CHAPTER 14

기타 질환

1. 화상

1) 원인

화상은 고온의 액체, 고체, 기체 또는 불과 같은 열, 전기, 방사능, 화학물질, 마찰, 햇빛 등에 의해 피부와 연부조직(soft tissue)이 손상입은 상태를 말한다. 심각한 화상에서는 면역반응 및 염증반응, 전신 대사 변화, 쇼크 등이 동시에 발생할 뿐 아니라 여러 기관의 기능부전으로 이어질 수 있으므로 영양지원을 포함한 집중적 관리가 필요하다.

2) 증상

열, 화학물질, 마찰, 햇빛에 의한 화상에서는 대부분의 손상이 피부 조직에 국한되지만, 전기, 방사능에 의한 화상은 손상 부위가 심부 조직에까지 확장되는 경우가 많다. 손상된 피부 조직은 방어체계로서의 생리적 기능을 상실하므로 감염에 취약해지게 되고, 손상된 조직은 열(calor), 통증(dolor), 발적(rubor), 부기(tumor), 기능상실(functio laesa) 등 전형적인 염증반응이 일어난다.

화상의 정도는 국소적 손상 깊이에 따라 1~4도로 구분할 수 있다(그림 14-1). 피부 최상층(표피층)이 손상된 1도 화상은 표면 화상이라고도 하며, 물집이 생기지 않고 수일 경과 후 흔적 없이 회복된다. 피부 중간층(진피층)까지 손상이 확장된 2도 화상은 부분층 화상이라고도 하며, 대부분 수포가 형성되고 부종과 심한 통증이 있으나 감염이 없다면 수주 후 치유된다. 3도 화상은 전층 화상이라고도 하는데 표피층, 진피층, 피하지

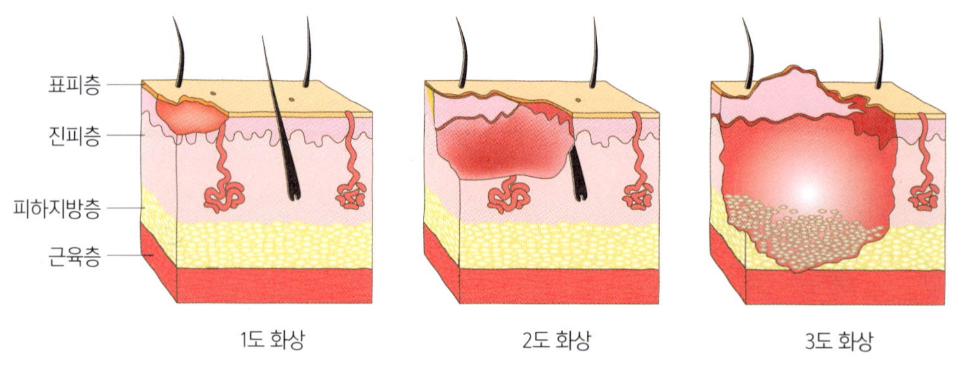

그림 14-1 국소적 손상 깊이에 따른 화상의 분류

방층 등 피부의 3개 층 모두가 손상을 입은 화상으로 땀샘, 모낭 및 신경 종말점까지 파괴된다. 피부의 전층과 함께 근육, 신경, 뼈 조직까지 손상된 상태를 4도 화상으로 분류하기도 한다. 3도와 4도 화상은 수술이 필요하며 일반적으로 신경 손상으로 인하여 통증을 거의 느끼지 못한다.

진피층 대부분이 손상된 심부 2도 이상의 화상이 체표면적에서 차지하는 비율, 특정 해부학적 부위의 손상 여부, 화상의 원인, 다른 질병이나 부상 여부 등을 연령에 따라 종합적으로 판단하여 화상 심각도를 분류하고 치료 계획 수립의 기준으로 삼는다(표 14-1).

표 14-1 화상 심각도의 임상적 분류

화상 정도	기준	치료 방침
경도 (minor)	• 체표면적의 10% 미만의 화상(성인) • 체표면적의 5% 미만의 화상(어린이, 노인) • 체표면적의 2% 미만의 전층화상	외래 치료
중등도 (moderate)	• 체표면적의 10%~20% 화상(성인) • 체표면적의 5~10% 화상(어린이, 노인) • 체표면적의 2~5%인 전층화상 • 고압손상 • 흡인성 손상이 의심 • 몸이나 팔다리 전체를 둘러싸는 화상 • 감염에 걸리기 쉬운 동반질환이 있을 때(당뇨 등)	입원 치료
중증도 (major)	• 체표면적의 20% 이상의 화상(성인) • 체표면적의 10% 이상의 화상(어린이, 노인) • 체표면적의 5% 이상인 전층화상 고압전기 화상 • 흡인성 손상이 있는 화상 • 얼굴, 눈, 귀, 성기, 관절부위 화상 • 골절과 같은 주요 손상이 동반된 경우	화상센터로 이송

*어린이 : 10세 미만, 성인 : 10~50세, 노인 : 50세 이상

출처: 국가건강정보포털 의학정보 http://health.kdca.go.kr

일부 중등도 및 중증도 화상은 심한 체액 손실과 함께 조직 손상에 의한 심각한 합병증 발생 위험이 높으므로 입원 및 집중 치료의 필요성이 있다. 중등도 이상의 화상에서는 패혈증, 부신 기능 부전, 아나필락시스 등에 기인하는 분포쇼크(distributive shock)와 다발장기기능장애증후군(multiple organ dysfunction syndrome) 위험이 높은

것으로 알려져 있다. 특히 중증도 화상에서는 대량의 모세혈관 누출로 인한 저혈량쇼크(hypovolemic shock) 위험이 높아 초기 24~48시간 동안 적절한 수준의 수액소생술(fluid resuscitation)이 필요하다.

3) 식사요법

(1) 적용 대상 및 목적

중등도 이상의 화상 환자에서 영양지원은 기본 치료의 하나로서 사망률과 합병증을 감소시키고 상처 재생을 돕는 수단이다. 또한 흡입 손상 환자, 체중이 유지되지 않는 환자, 화상으로 인한 손상은 크지 않으나 영양결핍 위험이 있는 환자에서 영양지원은 필요하다. 영양지원이 제대로 이루어지지 않는다면 상처 재생 지연, 세포 기능 장애, 감염에 대한 저항력 감소 등으로 이어져 환자 상태를 악화시킬 수 있다.

일반적으로 화상 직후 나타나는 염증반응은 치유 과정을 촉진하지만, 중증도 화상에서 관찰되는 광범위하고 통제되지 않는 염증반응은 골격근의 이화작용 등 전신분해대사(systemic catabolism)와 관련되어 있다. 화상으로 인한 스트레스반응으로 증가한 카테콜아민과 코티솔은 화상 시 대사과다증(hypermetabolism)을 유발하는 중요 요인으로, 에너지 소모량 증가, 혈액 순환 증가, 산소 소모와 이산화탄소 생성 증가 등과 관련되어 있다. 따라서 대사과다증의 기간이 길어질수록 골격근 감소, 면역기능 저하 등이 유발되므로 적절한 영양 보충이 이루어져야 한다.

화상 환자 식사요법의 목표는 스트레스반응을 최소화하고, 영양 요구량을 적절히 공급하며, 필요시 적극적 영양관리를 통해 합병증을 예방하는 데 있다.

(2) 영양적 고려사항

화상 환자의 영양관리는 다른 중증 질환에서와 비슷하다. 대사과다증 등 다양하고 큰 변화로 인한 단백질과 에너지 부족의 위험을 방지하기 위해 변화된 요구량의 충족을 목표로 한다. 중증도 화상 환자에게는 다음 사항을 고려하여 영양지원을 실시한다.

① Society of Critical Care Medicine (SCCM)과 American Society for Parenteral and Enteral Nutrition (ASPEN)은 중증도의 화상에서 대사과다증 방지를 위해 화

상 손상 후 4~6시간 이내에 조기 경장영양(enteral feeding)을 실시하도록 하고 있으며, European Society for Clinical Nutrition and Metabolism (ESPEN)는 6~12시간 이내에 경장영양을 실시하도록 권장하고 있다. 경장영양이 불가능하거나 경장영양 단독으로는 시간 내 영양 목표를 달성할 수 없는 경우에만 정맥영양(parenteral nutrition)을 실시할 수 있다(그림 14-2).

② 화상 환자에서 가장 먼저 중요하게 고려해야 할 것은 수분과 전해질의 공급이다.

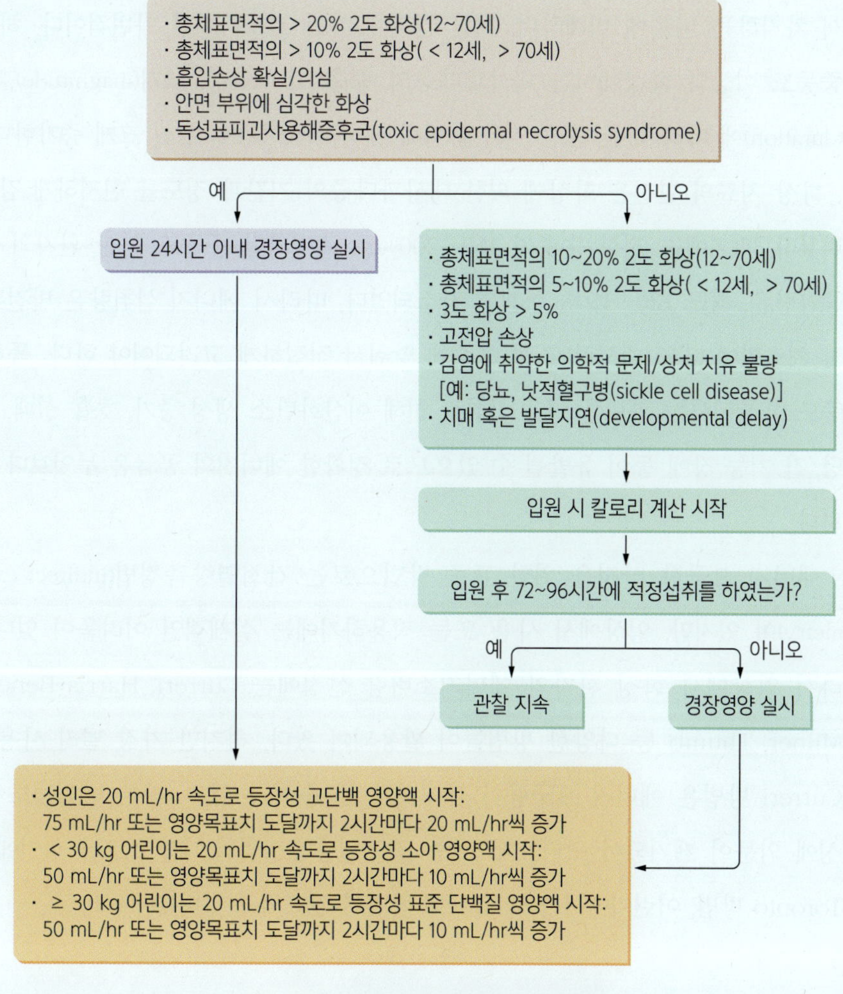

그림 14-2 화상의 영양지원 프로토콜

출처: Compher C, Bingham AL, McCall M, Patel J, Rice TW, Braunschweig C, McKeever L. Guidelines for the provision of nutrition support therapy in the adult critically ill patient: The American Society for Parenteral and Enteral Nutrition. JPEN J Parenter Enteral Nutr 2022; 46(1): 12-41.

화상 직후에는 모세혈관 투과성 변화로 인해 혈중 수분, 전해질, 단백질 등이 혈관에서부터 상처 부위 간질로 빠져나간다. 또한 피부 보호막 파괴로 인해 체표를 통한 불감성 수분 손실도 증가한다. 이러한 현상은 성인보다 체중당 체표면적이 큰 소아에게 더 뚜렷하다.

체액 손실은 혈장량 감소를 가져오고 체액의 산성화나 신장에 장애를 일으킬 수 있기 때문에 수분과 전해질의 충분한 보충이 신속하고 신중하게 이루어져야 한다.

③ 일반적으로 에너지 요구량은 화상 손상의 심각도와 화상 손상 부위가 체표면적에서 차지하는 비율에 비례하며, 시간 경과에 따라 감소하지만 가변적이다. 하지만 중등도 이상의 화상에서는 대사과다증의 중증도(severity), 크기(magnitude), 기간(duration)에 따라 다른 중증 질환에 비해 에너지 요구량이 훨씬 크게 증가한다.

화상 치료의 발전은 화상에 의한 대사과다증의 기간과 정도를 현저하게 감소시켜왔다. 과거에는 정상 수준의 160~200%로 측정되던 중증도 화상 환자의 대사 증가량은, 최근 120~150% 폭까지 감소되었다. 따라서 에너지 섭취량은 발전된 화상 치료법에 따른 대사량 조절 수준에 맞춰서 적절하게 고려되어야 한다. 특히 중증도 화상에서는 과도한 영양 섭취로 인해 이산화탄소 생성 증가, 호흡 실패, 고혈당, 간 기능 장애 등이 유발될 수 있으므로 정확한 에너지의 공급은 무엇보다 중요하다.

에너지 요구량 산정을 위한 표준 방법으로는 간접열량측정법(indirect calorimetry)이 있지만, 임상에서 사용 또는 적용하기에는 실제적인 어려움이 있다. 따라서 임상에서 화상 환자의 에너지소비량 산정에는 Curreri, Harris-Benedict, Milner, Thumb 등 다양한 방법들이 활용되어 왔다. 하지만 가장 널리 사용되는 Curreri 방법은 에너지 요구량이 과대평가 될 우려가 있고, 다른 방법들도 정확성에 의문이 제기되어 왔다. 최근에는 간접열량측정법의 대안으로서 성인에서는 Toronto 방법, 어린이에서는 Schofield 방법이 권고되고 있다(표 14-2).

표 14-2 임상에서 흔히 사용되는 에너지 요구량 추정 방법

명칭	산출방정식	
Toronto	성인	REE = -4343 + (10.5 × TBSA) + (0.23 × CI) + (0.84 × HBE) + (114 × T) - (4.5 × PBD)
Schofield	3~10세	남자 (19.6 × WT) + (1.033 × HT) + 414.9 여자 (16.97 × WT) + (1.618 × HT) + 371.2
	10~18세	여자 (8.365 × WT) + (4.65 × HT) + 200 남자 (16.25 × WT) + (1.372 × HT) + 515.5
Curreri	REE = (25 × WT) + (40 × TBSA)	
Harrise-Benedict	남자 BEE = [66 + (13.7 × WT) + (5 × HT) - (6.8 × Age)] 여자 BEE = [655 + (9.6 × WT) + (1.8 × HT) - (4.7 × Age)]	
Milner	REE = [BMR × (0.274 + 0.0079×TBSA burned – 0.004×PBD) + BMR] × BSA × 24 × AF	
Thumb	TEE = 25 kcal/kg	

AF, activity factor; BEE, basal energy expenditure; BMR, basal metabolic rate; BSA, body surface area; CI, cardiac index; HBE, Harrise-Benedict; HT, height (cm); PBD, postburn day; REE, resting energy expenditure; TBSA, total body surface area; TEE, total energy expenditure; WT, weight (kg)

④ 단백질은 조직 재생과 면역물질 합성을 위해 충분히 공급되어야 한다. 단백질 요구량은 화상 부위가 넓을수록 증가하므로 이를 고려하여 성인 하루 1.5~2 g/kg, 어린이 3 g/kg 수준의 충분한 단백질을 보충한다.

⑤ 탄수화물로 총 에너지의 55~60%를 제공하며 5 mg/kg/hr 속도로 지속 주입하여 혈당을 100~150 mg/dL 수준으로 유지하는 것을 목표로 한다.

⑥ 과도한 지질 섭취는 고지혈증, 저산소혈증, 지방간 침윤, 감염 발생률 증가, 수술 후 사망률 증가 등 위험을 높일 수 있으므로 지질은 총 에너지의 30% 미만으로 투여한다.

⑦ 중증도 화상에서는 대사과다증, 상처 치유, 피부 삼출 손실로 인하여 미량 영양소의 요구량이 증가한다. 또한 강력한 산화 스트레스와 염증반응도 미량 영양소의 고갈을 촉진한다. 따라서 미량무기질과 비타민의 조기 보충이 필요하다. 특히 비타민 C는 콜라겐 합성과 관련이 있으므로 상처 치료 시 요구량이 증가되며, 화상 시 혈청 내 칼슘의 저하가 나타날 수 있으므로 식품이나 보충제를 통한 칼슘 섭취가 요구된다. 화상으로 인한 식욕부진을 개선하고 손상된 상처를 치유하기 위한 아연의 보충도 필요하다.

(3) 식단 계획 및 식단 작성

조식	간식	중식	간식	석식
밥 1공기 미역국 불고기(80 g) 콩나물무침 애호박나물 포기김치	우유 1컵	밥 1공기 대구매운탕(1토막) 갈비찜(80 g) 양배추생채 취나물 열무김치	사과 1/2개	밥 1공기 쇠고기무국 생선조림(생선 2토막) 시금치나물 김구이 깍두기

출처: 화상식, 서울아산병원, https://www.amc.seoul.kr/asan/healthinfo/mealtherapy/mealTherapyDetail.do?mtId=119

2. 수술

수술은 치료를 목적으로 피부, 점막, 기타 조직을 의료기기를 사용하여 자르거나 째거나 조작을 가하는 처치이다. 수술 전후 환자의 대사적 변화를 고려한 적절한 영양지원은 좋은 예후를 위해 중요하다.

1) 대사 변화

수술 전에는 심리적 스트레스반응이 나타나며, 수술 후에는 생리적 스트레스반응을 비롯한 여러 신체 변화가 나타난다. 생리적 스트레스반응은 수술이라는 스트레스인자(stressor)에 대항해 자율신경계와 내분비계가 신체 항상성 유지를 위해 일으키는 변화로, 침습 정도에 따라 수 시간에서 길게는 수 주간 지속되기도 한다.

수술에 의한 자율신경계의 교감신경계 및 내분비계의 시상하부-뇌하수체 체계(hypothalamic pituitary system) 활성화는 에피네프린, 노르에피네프린 등 카테콜아민과 프로락틴, 바소프레신, 글루코코티코이드, 레닌 등 호르몬과 효소의 분비를 변화시킨다(표 14-3). 그 결과 동공확대(mydriasis), 호흡과 심박수 증가, 혈관 수축, 혈압 상승, 기관지 확장, 발한, 소화계 운동성 감소와 같은 신체 반응 및 대사 활성화 등 스트레스반응에 의한 현상이 발생한다. 큰수술(major surgery) 이후 나타날 수 있는 분해대사(catabolism)[1]와 대사과다증[2]도 생리적 스트레스반응의 결과이다.

1) 생물이 체내에서 고분자 유기물질을 좀 더 간단한 저분자 유기물질이나 무기물질로 분해하는 과정. 반대 개념은 합성대사(anabolism)

2) 생체에 의한 물질의 이용이 비정상적으로 항진되어 있는 상태

표 14-3 수술에 의한 내분비계 변화

	시상하부	부신	췌장	기타
분비 증가	성장호르몬 (growth hormone) 부신 피질 자극 호르몬 (adrenocorticotrophic hormone) 엔도핀 (endorphin) 프로락틴 (prolactin) 바소프레신 (vasopressin)	카테콜아민 (catecholamine) 글루코코티코이드 (glucocorticoid)	글루카곤(glucagon)	레닌(renin)
분비 감소			인슐린(insulin)	테스토스테론 (testosterone) 에스트로젠 (estrogen) 트라이아이오도타이로닌 (triiodothyronine, t3)

출처: Burton D, Nicholson G, Hall G. Endocrine and metabolic response to surgery. Continuing Education in Anaesthesia, Critical Care & Pain 2004; 4(5): 144-147.

수술은 대사 및 면역체계에도 변화를 가져온다. 글루코코티코이드의 일종인 코티솔은 수술 후 변화를 일으키는 주요 호르몬으로서 혈중 정상 기준값은 ~400 nmol/L인데 큰수술 후 4~6시간 이내에 > 1500 nmol/L까지 상승한다.

수술 후에는 열, 통증, 발적, 부기, 기능상실 등 전형적인 염증반응이 일어난다. 증가된 코티솔은 음성되먹임(negative feedback)[3)]에 의해 염증 유발 기질의 방출을 억제함으로써 염증반응의 과잉 활성화를 방지하고 면역체계의 활성을 적절한 수준으로 조절하는 기능을 수행한다.

그럼에도 불구하고 수술은 전신염증반응증후군(systemic inflammatory response syndrome, SIRS)의 위험을 높인다. SIRS는 매우 높은 혈중 사이토카인[4)] 농도를 특징으로 하는 전신성 증상이다. SIRS에서는 당원, 지방, 단백질의 분해대사가 증가되어 혈중

3) 최종 생성 물질이 생산계의 속도결정단계(rate-determining step)를 억제하는 시스템. 대부분의 호르몬은 음성되먹임(negative feedback)으로 조절된다.

4) 주로 백혈구에서 분비되는 단백질성 활성 물질로 면역 조절 인자

포도당, 유리지방산, 아미노산 농도가 상승하며 이들 물질 대부분은 활성화된 면역체계 반응에 이용된다. 증가된 사이토카인은 특히 단백질 분해대사를 촉진하므로 SIRS에서는 근육 유지를 위해 단백질 보충이 필수적이다.

한편, 코티솔은 포도당신생성(gluconeogenesis)을 촉진하고 말초조직 인슐린 저항성을 유발하여 수술 환자에서 혈당 상승을 가져온다. 높은 코티솔 농도가 지속되면 포도당신생성 기질 제공을 위해 주로 골격근의 분해가 일어나며 일부 내장근도 손실된다. 코티솔은 단기적으로 지방분해(lipolysis)도 활성화하는 것으로 알려져 있다. 이 밖에도 수술 후 글루카곤과 카테콜아민도 상승하여 당원분해(glycogenolysis)[5]를 촉진하고 혈당 상승에 기여한다.

2) 식사요법

(1) 적용 대상 및 목적

수술 전 영양상태가 정상이었던 환자들도 수술 후에는 영양 부족에 빠지기 쉽다. 이와 같은 위험은 노인일수록 더 높다. 실제로 수술 환자의 24~65%가 영양실조 상태이거나 영양실조 위험이 있다는 보고가 있다. 영양실조 환자는 수술 후 입원 기간이 길고, 재입원율이 높으며, 합병증과 이로 인한 사망 위험이 높다. 따라서 좋은 수술 결과를 위해서는 최적의 영양지원이 반드시 필요하다.

(2) 영양적 고려사항

수술 예후 개선을 위해서 수술 전후 처치에 관한 여러 프로그램이 발전되어 왔다. 1990년대 말부터는 환자의 빠른 일상생활 복귀를 목적으로 근거 기반의 표준화된『수술 후 회복 증진(enhanced recovery after surgery, ERAS)』프로그램이 다양한 수술 분야에서 구축되기 시작하였다. 이 프로토콜은 실제 수술 관련 처치에 철저하게 근거를 기반으로 한 요소들을 적용하고 불필요한 요소들을 배제함으로써 수술 후 생리적 기능 유지 및 회복 촉진에 목표를 둔다. 생리적 스트레스반응 정도와 기간이 최소화되고 면

5) 당원(glycogen) 중합체가 포도당으로 분해되는 과정(glycogen + lysis = glycogenolysis). 여분의 포도당은 간과 근육에 당원으로 저장되어 있다가 필요시 포도당으로 분해되어 사용된다.

역체계 기능이 유지되므로 합병증 감소, 입원 기간 단축, 의료 비용 절감 등 부가적 효과도 기대할 수 있다.

ERAS의 중심 구성요소인 영양관리 역시 검증되지 않은 원칙들은 배제하고 근거 중심의 요소들로 구성되어 있다. 그 핵심 내용은 다음과 같다.

① 영양관리는 전체 ERAS 관리의 한 부분이어야 한다.

② 수술 전 영양평가를 실시하여 영양 위험이 있다면 조속히 영양지원을 실시해야 한다. 영양불량이 확인된 환자에서는 수술 전 7~10일부터 경구영양보충을 실시하고 필요한 경우 정맥영양보충을 실시할 수 있다.

③ 수술 전 장기간 단식은 지양해야 한다. 미국마취과학회(American Society of Anesthesiologists)는 튀김이나 기름진 음식은 수술 전 8시간, 가벼운 식사는 수술 전 6시간, 맑은 유동식은 수술 전 2시간까지 섭취를 허락하고 있다. 수술 약 2시간 전 탄수화물 음료 섭취는 수술 전 환자의 심리적 불안을 해소하고 수술 후 인슐린 저항성 등 억제 효과가 있어 도움이 될 수 있다(그림 14-3). 그러나 작은수술(minor surgery)이나 당뇨 등 질환이 있는 경우에 탄수화물 음료 사용의 효과에 대해서는 근거가 충분하지 않다.

④ 수술 후에는 조속히 경구섭취(oral feeding)를 재개해야 한다. 대장 이외 위, 소장은 수술 후 24시간 이내에 운동성이 돌아오기 때문에 연하곤란, 의식 저하 등 문제가 없다면 모든 종류의 수술에서 수술 후 24~48시간 이내 경구섭취가 권장된다. 정맥영양공급(intravenous feeding)은 경구섭취가 불가능한 경우이거나 영양평가 결과 반드시 필요한 경우에만 제한적으로 시행한다. 일반적으로 수술로 인한 체액 손실, 조직손상, 생리적 스트레스반응에 의한 대사 활성화 및 단백질 손실 보충을 위해서는 평소보다 에너지는 10~25%, 단백질, 비타민, 무기질은 권장섭취량의 2~3배를 섭취한다. 특히 비타민 C는 모세혈관과 새로운 조직 생성에 관여하므로 상처 회복에 결정적인 역할을 하며, 비타민 B군은 에너지와 단백질 섭취량이 증가할수록 필요량이 증가한다.

⑤ 수술 후에는 구토, 출혈, 삼출, 열, 땀, 대사 증가, 이뇨제의 사용 등으로 인해 체액이 손실된다. 체액 손실은 혈장량 감소를 가져오고 체액의 산성화나 신장에 장애를 일으킬 수 있기 때문에 수분과 전해질의 충분한 보충은 신속하고 신중하게 이

수술 전 영양관리
7~10일 전
12시간 전
6시간 전
2~4시간 전
수술
양질의 단백질 식품 +
채소, 과일, 곡물 등 탄수화물
양질의 단백질 식품
유동식 형태의
양질의 단백질
필수아미노산 +
탄수화물 보충 음료

수술 후 영양관리
직후
식욕회복과 함께
12시간 후
수일 후
수술
필수아미노산 +
탄수화물 보충 음료
유동식 형태의
양질의 단백질
양질의 단백질 식품
양질의 단백질 식품 +
채소, 과일, 곡물 등 탄수화물

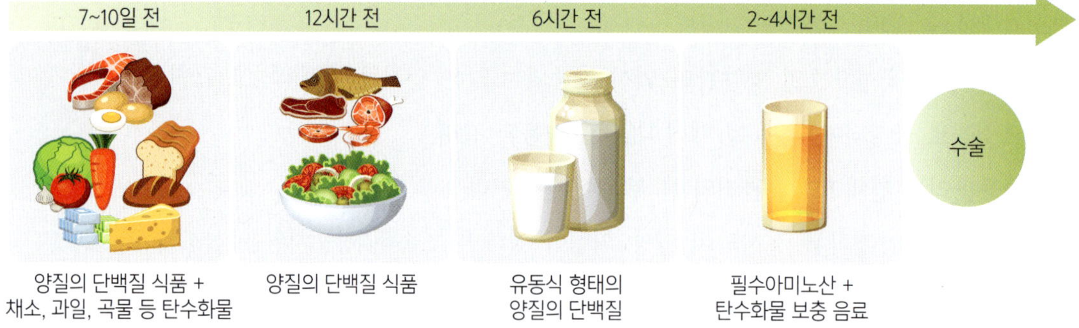

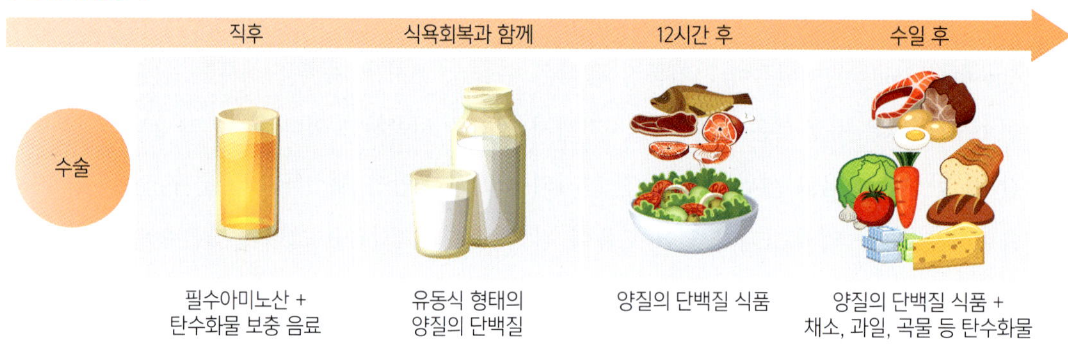

그림 14-3 수술 전후 시간에 따른 영양관리

출처: Hirsch KR, Wolfe RR, Ferrando AA. Pre- and post-surgical nutrition for preservation of muscle mass, strength, and functionality following orthopedic surgery. Nutrients 2021;13(5):1675. 부분 수정

루어져야 한다. 매일 환자의 체중을 측정하여 수분 공급이 제대로 되고 있는지 확인하도록 한다. 특히 열이 있거나 패혈증 등의 합병증이 있을 때는 충분한 수분(하루 3,000~4,000 mL) 공급이 필요하다. 또한 수술로 인해 칼륨, 나트륨, 염소, 인, 철 등 무기질이 손실되므로 무기질의 균형도 확인할 필요가 있다.

⑥ 고혈당은 상처 회복을 늦추고 감염률을 높이며, 신경계와 순환기계 손상 위험을 증가시킨다. 따라서 수술에 의한 손상이 크지 않고 패혈증이나 장기 부전 등 중환자적 요소가 없는 경우 혈당은 110~140 mg/dL 사이에서 조절되어야 한다.

⑦ 스트레스반응에 의해 분해대사를 촉진하거나 소화기 기능을 저해하는 요인들은 제거되어야 한다. 또한 조기 신체 움직임은 단백질 합성과 근육 기능을 촉진하고 인슐린 저항성 완화에 도움이 될 수 있다.

⑧ 수술 후반 기계적 환기를 위해 사용하는 근육마비제(paralytic agent)의 양은 최소화되어야 한다. 수술 직후 발생하는 오심이나 구토의 원인이 되어 영양보충에 어려움을 초래할 수 있기 때문이다.

⑨ 수술 직후 투여하는 저농도의 포도당 및 아미노산 수액은 근단백질 이화를 억제하는 동시에 수분과 전해질을 공급할 수 있다.

(3) 식단 계획 및 식단 작성

장기이식 직후는 수술 스트레스와 면역억제 치료로 영양소 요구량이 급격히 증가하므로 수술 후 식사요법을 적용한다.

표 14-4 장기이식 직후 영양소 필요량

영양소	필요량
에너지	• 기초대사량×1.3 • 30~35 kcal/kg • 체중 기준: 건조체중 또는 조정체중
단백질	• 1.5~2.0 g/kg • 투석 시: 1.2~1.5 g/kg • 지속적 신대체요법: 2.0 g/kg
탄수화물	• 비단백질 에너지의 50~70% • 고혈당 시 단순당 제한
지방	• 비단백질 에너지의 30% • 혈중 중성지방 관찰 • 지방흡수불량인 경우 중쇄지방 공급 고려
수분	• 30~35 mL/kg • 배설량, 배액량 등에 따라 섭취량 증량
비타민	• 한국인 영양소 섭취기준 • 수술 전 상태와 수술 후 합병증 진단 여부에 따라 보충 또는 제한 고려
무기질	• 한국인 영양소 섭취기준 • 수술 전 상태와 수술 후 합병증 진단 여부에 따라 보충 또는 제한 고려

3. 식품알레르기

면역체계의 과잉 반응을 과민성(hypersensitivity)이라고 하는데, 가장 보편적으로 이용되는 젤 및 쿠움스 과민성 분류법에 따르면 알레르기는 E면역글로불린(immunoglobulin E, IgE) 항체와 여기에 결합하는 알레르기 항원에 의해 매개되므로 제1형 과민성에 해당한다. 알레르기를 일으키는 항원, 즉 알레르겐(allergen)이 식품인 경우를 특별히 식품알레르기로 분류한다.

1) 원인

일반적으로 식품알레르기의 원인 물질은 식품 중 함유된 당단백질(glycoprotein)이나 단백질로 이들 물질이 위장관 벽에 접촉하면 면역계의 과잉 반응이 나타난다. 식품의약품안전처(『식품 등의 표시광고에 관한 법률 시행규칙』)는 표시대상 식품 알레르겐으로서 알류, 우유, 메밀, 땅콩, 대두, 밀, 고등어, 게, 새우, 돼지고기, 복숭아, 토마토, 아황산류, 호두, 닭고기, 쇠고기, 오징어, 조개류, 잣 등을 고지하도록 하고 있다.

표 14-5 알레르기 유발 식품

분류	식품 종류
알류	달걀
우유류	우유
곡류	메밀, 대두, 밀
어패류	고등어, 게, 새우, 오징어, 조개류
과일류	복숭아, 토마토
육류	돼지고기, 닭고기, 쇠고기
견과류	땅콩, 호두, 잣
기타	아황산류

출처: 『식품 등의 표시광고에 관한 법률 시행규칙』, 식품의약품안전처

2) 증상

식품알레르기는 일반적인 알레르기 증상인 안구 충혈, 콧물, 재채기, 두드러기, 발진,

가려움, 혈관 부종, 기도 및 기관지 수축으로 인한 호흡 곤란 이외에도 입술과 구강 점막 부위의 가려움 및 부종, 삼킴 곤란, 설사, 복통, 위경련, 메스꺼움, 구토 등 위장관계 증상이 함께 발생할 수 있다.

표 14-6 식품 알레르기 증상

분류	증상
소화계	복통, 구토, 설사, 위경련, 삼킴곤란, 흡수 불량, 메스꺼움, 소장 출혈, 단백질 손실성 장 질환
안구	충혈, 결막염
피부	피부염, 두드러기, 발진, 가려움 및 부종(입술과 구강 점막 부위 포함)
신경계	과민반응[6], 두통, 편두통, 초조, 피로, 우울
호흡계	기관지 천식, 비염, 콧물, 재채기, 기침, 호흡곤란, 만성 폐렴, 중이염
혈관계	혈관 부종, 빈혈, 백혈구 감소, 혈소판 감소
기타	행동 장애, 집중력 부족, 성적 부진, 야뇨증, 피로 증세

3) 식사요법

(1) 적용 대상 및 목적

식품알레르기는 병력, 식사일기, 혈액검사, 피부반응검사 등을 통해 진단하며, 항원은 식품 유발검사를 통하여 확인할 수 있다. 식품알레르기와 증상은 비슷하지만, 식품에 대한 유해반응(adverse reaction), 불내성(intolerance), 식중독, 특이체질(idiosyncrasy), 약리작용(pharmacologic action) 등은 면역반응으로 인해 발생하는 것이 아니므로 식품알레르기와 구분되어야 한다.

식사요법의 목적은 알레르기 원인 식품을 찾아내 식사에서 제거하여 증상을 예방·치료하고, 또한 원인 식품을 다른 식품으로 대체하여 영양상 균형을 이루도록 하는 데 있다.

6) 급성중증과민증(anaphylaxis): 항원-항체 면역반응이 원인인 중증 전신 알레르기 반응으로 급성중증과민반응쇼크(anaphylactic shock)를 동반할 수 있기 때문에 빠른 진단과 응급조치가 중요하다. 특징적인 증상은 두드러기, 입술과 구강 점막 부위의 부종, 호흡곤란, 복통, 구토, 혈압 강하, 의식 소실 등이며 소아·청소년에서는 식품이 가장 중요한 원인으로 알려져 있다.

(2) 영양적 고려사항

① 원인 식품의 제거: 알레르기의 원인이 되는 식품을 먹지 않는 것이 중요하다. 즉, 식품 알레르겐을 정확히 규명하고 그 식품 및 그 식품을 원료로 함유한 모든 음식을 엄격하게 제한하는 회피요법이 필요하다. 이를 위해서는 가공식품의 경우 성분 표시를 잘 확인하는 것도 중요하다.

② 유사 식품으로 대체: 일상 식품이지만 알레르기 원인 식품이기 때문에 섭취 불가능한 경우에는 유사 식품으로 대체하여 영양적 균형이 유지되도록 한다. 적절한 대체식품을 찾지 못한 경우에는 부족 우려가 있는 영양소를 처방받아 복용할 수도 있다.

4. 신경계질환

신경계질환은 뇌졸중, 뇌혈관질환, 뇌전증, 파킨슨병, 알츠하이머병, 운동이상증, 근육신경계 질환, 신경계 감염증 등 중추신경계와 말초신경계에 발생하는 다양한 질병을 포함한다.

대부분의 신경계질환 환자들은 인지능력과 신체활동의 변화를 겪게 되므로 질병의 종류와 진행 정도에 따라 선택적이고 복합적인 영양관리가 필요할 수 있다. 예를 들어 알츠하이머병이 진행되는 동안에는 인지능력 저하와 우울증으로 인한 섭취 감소 및 활동 증가로 인한 에너지 소비 증가를 고려한 식사요법이 필요하다. 하지만 말기에 이르게 되면 거의 누워지내거나 스스로 식사할 수 없게 되면서 경장영양 등 영양지원이 요구될 수 있다. 또한 파킨슨병을 비롯한 많은 신경계질환에서는 삼킴장애로 인한 흡인 위험성을 고려한 연하곤란식 등의 영양관리가 필요하기도 하다.

이처럼 신경계질환의 영양관리는 당뇨병이나 고혈압과 같이 질환별 특정한 영양관리가 없는 경우가 대부분이며, 질병 종류와 진행 정도에 따라 다양한 식사요법이 선택적이고 복합적으로 이루어져야 한다. 이에 본 단원에서는 신경계질환으로서는 예외적으로 질환 특수성이 있는 뇌전증의 식사요법에 대해서 집중적으로 다루도록 한다. 이외 신경계질환은 해당하는 식사요법을 다루고 있는 앞쪽의 각 장을 참고하기 바란다.

1) 뇌전증

(1) 원인

수많은 신경세포가 복잡하게 연결된 뇌에서 정보의 전달은 미세 전류에 의해 이루어진다. 만일 전해질 불균형, 저혈당, 산-염기 이상, 요독증, 극심한 수면박탈, 약물이나 알코올 금단현상, 극도의 스트레스 등으로 인하여 일부 신경세포에서 짧은 시간 동안 과도한 전류가 발생하면 발작(seizure)이 발생하게 된다. 하지만 특별한 원인이 없음에도 신경세포에서 자발적으로 전류가 형성되어 발작이 일어나는 경우도 있는데 이를 뇌전증발작(epileptic seizure)이라 한다.

일반적으로 뇌전증(epilepsy)의 중요 진단 기준 중 하나는 24시간 이상의 간격을 둔 두 번 이상의 뇌전증발작이지만, 정확한 진단을 위해서는 뇌파, 영상학적 검사 등 추가의 임상적 평가와 검사가 반드시 필요하다.

현재까지 밝혀진 뇌전증 원인에는 분만 전후 손상, 선천기형, 발달 이상, 중추신경계 급성 감염, 뇌졸중, 뇌종양, 퇴행성 뇌병증, 두부외상, 기생충 등에 의한 구조적/대사성 또는 감염성/면역 손상 등의 원인과 함께 염색체 또는 유전자 이상에 의한 유전성 원인 등이 있다. 그러나 뇌전증 대다수는 여전히 원인 미상(unknown)이다.

(2) 증상

국제항뇌전증연맹(International League Against Epilepsy, ILAE) 분류에 따라 뇌전증발작은 부분발작(focal onset), 전신발작(generalized onset), 기타 발작(unknown onset)으로 나뉜다. 부분발작은 대뇌피질 국소 부위에서 기인한 발작을 말하며, 전신발작은 양측 대뇌의 대칭적이고 광범위한 부위에 기인하는 발작을 의미한다. 또한 발작 지속 시간에 따라 매우 짧고 감지하기 어려운 소발작에서부터 긴 시간 동안의 격렬한 대발작으로 분류하기도 한다.

발작은 골절 등 신체적 손상을 초래할 수 있기 때문에, 뇌전증 환자는 발작 발생의 조절을 위한 약물치료가 지속적으로 필요하며 병소 제거 등 적극적 치료를 받을 수도 있다.

(3) 식사요법

① 적용 대상 및 목적

항경련제를 오랫동안 복용하게 되면 무기질, 비타민 등 미량영양소의 결핍 현상이 발생할 수 있기 때문에 이에 대해 주의 깊은 관찰이 필요하다.

1997년 난치뇌전증(intractable epilepsy) 소아가 케톤생성(ketogenic) 식사요법으로 치료되는 내용의 TV 영화가 미국에서 제작, 방영되면서 뇌전증의 식사요법이 대중에게 알려지게 되었다(그림 14-4). 항경련제 투여에도 불구하고 뇌전증발작이 발생하는 소아 난치뇌전증 환자에게 케톤생성 식사요법을 실시하면 뇌세포가 탄수화물 대신 지방을 에너지원으로 사용하면서 발작이 억제되는 항경련 효과가 나타난다. 보통 6세 미만의 소아 환자에게 주로 권장하지만, 어느 연령대에서도 사용할 수 있다.

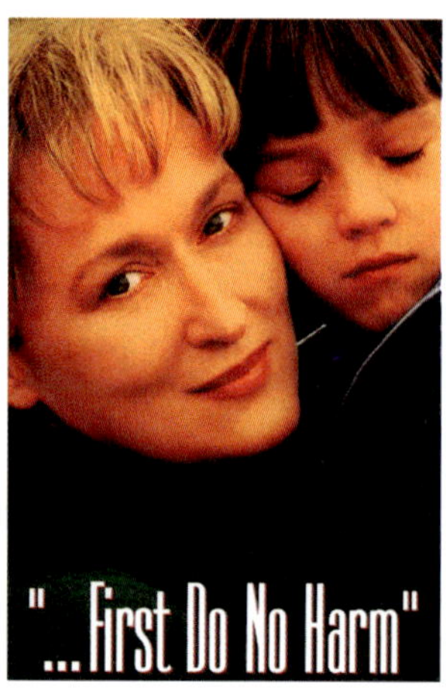

그림 14-4 영화『First Do No Harm』의 포스터

② 영양적 고려사항

- 케톤생성 식사요법을 시작할 때는 10~20일 정도의 기간을 두고 점진적으로 진행해 나가도록 한다.
- 일상식에서 탄수화물(밥, 국수, 빵 등)과 단백질(육류, 고기류, 콩류 등)을 극도로 제한하고(단, 성장에 필요한 정도의 단백질은 포함) 대신 지방의 구성을 높인 고지방, 저단백, 저탄수화물로 구성한다. 지방 함량이 높은 식용유, 버터 등을 충분히 사용하며, 물

엿이나 설탕을 함유한 단맛이 나는 식품은 피해야 한다.

- 불균형 식사를 지속하면 식욕 감퇴, 구토, 변비, 설사, 신장 결석, 성장장애, 골밀도 저하 등 여러 합병증이 발생할 수 있으므로 면밀한 모니터링이 필요하다. 또한 비타민과 칼슘, 철 등 무기질이 부족해지지 않도록 보충 섭취도 필요하다.
- 처음 케톤생성 식사요법을 실시할 때는 입원을 권장하는데, 급성 부작용에 대한 발빠른 대처가 가능하고, 퇴원 이후 식사 준비에 대한 환자와 보호자 대상 영양교육이 필요하기 때문이다.

(4) 영양기준량

건강한 개인 및 집단 대상의 한국인 영양소 섭취기준은 탄수화물:단백질:지방의 에너지적정비율(%)을 50~65:10~20:15~30으로 설정하고 있다(3세 이상 전 연령층). 이와 비교할 때 뇌전증에서 실시하는 케톤생성 식사요법(ketogenic diet)은 지방:단백질:탄수화물이 90:7:3으로 극도의 고지방, 저단백질, 저탄수화물로 구성된다(그림 14-5).

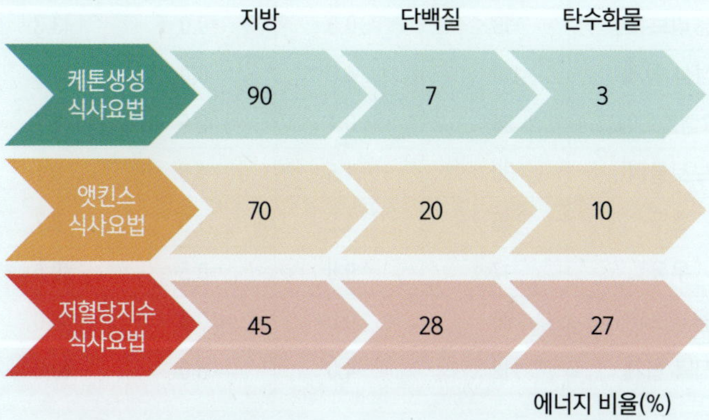

	지방	단백질	탄수화물
케톤생성 식사요법	90	7	3
앳킨스 식사요법	70	20	10
저혈당지수 식사요법	45	28	27

에너지 비율(%)

그림 14-5 각종 고지방 식사요법의 다량영양소 섭취 비율

실제로 케톤생성 식사요법을 시행할 때는 케톤생성비(ketogenic ratio)를 사용할 수 있는데, 식품 중 함유된 (탄수화물+단백질)(g)에 대한 지방의 무게(g) 비(ratio)로 산출하고 일반적으로 3~5:1 범위가 되도록 식단을 구성한다. 정확한 시행을 위해서는 저울을 이용하여 사용되는 식품의 정확한 양을 측정하도록 한다. 항경련제를 복용하지 않아도 1년 정도 뇌전증발작이 발생하지 않았다면 케톤생성비를 3:1 정도로 조절하고, 다시 6개월 이상 지속한 상태에서 뇌전증발작이 발생하지 않았다면 2:1 정도까지 완화할 수 있다.

(4) 식단 계획 및 식단 작성

	식품명	무게(g)	다량영양소 함량			에너지(kcal)
			탄수화물(g)	단백질(g)	지방(g)	
아침	닭고기	18	0.0	4.2	0.2	20
	무	38	1.8	0.4	0.0	8
	마카다미아	13	1.6	1.1	10.0	93
	우유	13	0.6	0.3	0.4	8
	올리브유	29	0	0	29.4	271
	아침 합계	111	4.0	6.0	40.0	400
점심	고등어	17	0.0	3.5	1.7	31
	부추	25	1.0	0.0	0.1	5
	아몬드	7	1.4	1.3	3.8	42
	휘핑크림(heavy)	57	1.6	1.2	21.1	196
	올리브유	13	0.0	0.0	13.3	126
	점심 합계	119	4.0	6.0	40.0	400
저녁	스크램블드에그	25	0.4	2.5	2.7	37
	브로콜리	30	1.5	1.5	0.1	10
	호두	10	1.3	1.5	6.7	67
	우유	17	0.8	0.5	0.5	10
	올리브유	30	0.0	0.0	30.0	276
	저녁 합계	112	4.0	6.0	40.0	400

부록

콩팥 질환 환자를 위한 식품교환표

주요 식품의 열량

상용 식품의 콜레스테롤 함량

일상 식품의 섬유소 함량

카페인 함유량

1. 콩팥 질환 환자를 위한 식품교환표

콩팥 질환으로 인해 단백질, 나트륨, 칼륨 등의 영양소 조정이 필요한 환자를 위하여 1997년 고안되었다. 영양소 조성이 비슷한 식품끼리 나누어 곡류군, 어육류군, 채소군, 지방군, 우유군, 과일군, 열량 보충군의 7가지 식품군으로 분류하였으며, 채소군과 과일군은 칼륨 함량별로 다시 소분류하였다.

1) 곡류군

(1) 곡류군 주요 식품

(단백질 2 g, 나트륨 2 mg, 칼륨 30 mg, 인 30 mg, 열량 100 kcal)

식품명	가식부 무게(g)	목측량	식품명	가식부 무게(g)	목측량
쌀밥	70	1/3공기	가래떡	50	썰은 것 11개
국수(삶)	90	1/2공기	백설기	40	6×2×3 cm²
식빵	35	1쪽	인절미	50	3개
백미	30	3 T	절편(흰떡)		2개
찹쌀			카스텔라	30	6.5×5×4.5 cm²
밀가루		5 T	콘플레이크		3/4컵
마카로니(건)			크래커	20	5개

(2) 곡류군 주의 식품

(단백질 2 g, 나트륨 2 mg, 칼륨 > 60 mg, 인 > 60 mg, 열량 100 kcal)

식품명	가식부 무게(g)	목측량	식품명	가식부 무게(g)	목측량
감자	180	대 1개	팥(붉은 것)	30	3 T
고구마	100	중 1/2개	호밀		
토란	250	2컵	밤(생)	60	중 6개
검정쌀	30	3T	은행		
보리쌀			메밀국수(건)	30	
현미쌀			시루떡	50	
보리밥	70	1/3공기	보리미숫가루	30	5 T
현미밥			빵가루		
녹두	30	3 T	오트밀		1/3컵
율무			팬케이크가루	25	
차수수			옥수수	50	1/2개
차조			팝콘	20	

*칼륨이나 인이 많아 주의 요함

2) 어육류군

(1) 어육류군 주요 식품

(단백질 8 g, 나트륨 50 mg, 칼륨 120 mg, 인 90 mg, 열량 75 kcal)

식품명		가식부 무게(g)	목측량	식품명		가식부 무게(g)	목측량
고기류	쇠고기	40	로스용 1장(12×10.3 cm)	건어물 및 해산물	새우	40	중 3마리
	돼지고기				문어	50	1/3컵
	닭고기		소 1토막(탁구공 크기)		물오징어		중 1/4마리(몸통)
	개고기				꽃게		중 1/2마리
	쇠간		1/4컵		굴	70	1/3컵
	쇠갈비		소 1토막		낙지		1/2컵
	돼지족		썰어서 4쪽(3×3 cm)		전복		중 1마리
	삼겹살						
	소곱창	60	소 2토막	알류 및 콩류	달걀	60	대 1개
	쇠꼬리				메추라기알		5개
각종 생선류		40	소 1토막		두부	80	1/6모
	뱅어포	10	1장		순두부	200	1컵
	북어		중 1/4토막		연두부	150	1/2개

(2) 어육류군 주의 식품(단백질 8 g, 나트륨 > 250 mg, 칼륨 > 220 mg, 인 > 90 mg, 열량 75 kcal)

식품명	가식부 무게(g)	목측량	식품명	가식부 무게(g)	목측량
검정콩	20	2 T	치즈	40	2장
노란콩			잔멸치(건)	15	1/4컵
햄(로스)	50	1쪽(8×6×1 cm)	건오징어		중 1/4마리(몸통)
런천미트		1쪽 (5.5×4×2 cm)	조갯살	70	1/3컵
프랑크소시지		1.5개	깐홍합		
생선통조림	40	1/3컵	어묵	80	

*칼륨이나 나트륨이 많아 주의 요함

3) 채소군

(1) 칼륨 저함량 채소군

(단백질 1 g, 나트륨 미량, 칼륨 100 mg, 인 20 mg, 열량 20 kcal)

<table>
<tr><th>식품명</th><th>가식부 무게(g)</th><th>목측량</th><th>식품명</th><th>가식부 무게(g)</th><th>목측량</th></tr>
<tr><td>달래</td><td rowspan="2">30</td><td>생 1/2컵</td><td>무청</td><td rowspan="3">50</td><td rowspan="11">익혀서 1/2컵</td></tr>
<tr><td>당근</td><td></td><td>양파</td></tr>
<tr><td>김</td><td>2</td><td>1장</td><td>양배추</td></tr>
<tr><td>깻잎</td><td rowspan="2">20</td><td>20장</td><td>가지</td><td rowspan="8">70</td></tr>
<tr><td>풋고추</td><td>중 2~3개</td><td>고사리(숙)</td></tr>
<tr><td>표고(생)</td><td rowspan="3">30</td><td>중 5개</td><td>무</td></tr>
<tr><td>더덕</td><td>중 2개</td><td>숙주</td></tr>
<tr><td>치커리</td><td>중 12잎</td><td>오이</td></tr>
<tr><td>배추</td><td rowspan="2">70</td><td>소 3~4장</td><td>죽순(통)</td></tr>
<tr><td>양상추</td><td>중 3~4장</td><td>콩나물</td></tr>
<tr><td>마늘쫑</td><td rowspan="3">40</td><td rowspan="4">익혀서 1/2컵</td><td>피망</td></tr>
<tr><td>파</td><td>녹두묵</td><td rowspan="3">100</td><td rowspan="3">1/4모</td></tr>
<tr><td>팽이버섯</td><td>메밀묵</td></tr>
<tr><td>냉이</td><td>50</td><td>도토리묵</td></tr>
</table>

(2) 칼륨 중등 함량 채소군

(단백질 1 g, 나트륨 미량, 칼륨 200 mg, 인 20 mg, 열량 20 kcal)

<table>
<tr><th>식품명</th><th>가식부 무게(g)</th><th>목측량</th><th>식품명</th><th>가식부 무게(g)</th><th>목측량</th></tr>
<tr><td>무말랭이</td><td>10</td><td>불려서 1/2컵</td><td>우엉</td><td rowspan="2">50</td><td rowspan="2">익혀서 1/2컵</td></tr>
<tr><td>두릅</td><td>50</td><td>3개</td><td>풋마늘</td></tr>
<tr><td>상추</td><td>70</td><td>중 10장</td><td>고구마순</td><td>70</td><td>익혀서 1/2컵</td></tr>
<tr><td>샐러리</td><td rowspan="2">70</td><td>6 cm 길이 6개</td><td>느타리*</td><td rowspan="4">70</td><td rowspan="4">익혀서 1/2컵</td></tr>
<tr><td>케일</td><td rowspan="3">익혀서 1/2컵</td><td>열무</td></tr>
<tr><td>도라지</td><td rowspan="2">50</td><td>애호박</td></tr>
<tr><td>연근</td><td>중국부추</td></tr>
</table>

*인이 많이 함유된 식품

(3) 칼륨 고함량 채소군

(단백질 1 g, 나트륨 미량, 칼륨 400 mg, 인 20 mg, 열량 20 kcal)

식품명	가식부 무게(g)	목측량	식품명	가식부 무게(g)	목측량
양송이*	70	중 5개	쑥*	70	익혀서 1/2컵
고춧잎	50	익혀서 1/2컵	쑥갓		
아욱			시금치		
근대	70		죽순		
물미역			취		
미나리			단호박	100	
부추			늙은호박*	150	

*인이 많이 함유된 식품

4) 지방군

(1) 지방군 주요 식품

(단백질 0 g, 나트륨 0 mg, 칼륨 0 mg, 인 0 mg, 열량 45 kcal)

식품명	가식부 무게(g)	목측량	식품명	가식부 무게(g)	목측량
들기름	5	1 t	카놀라유	5	1 t
옥수수기름			쇼트닝		1.5 t
유채기름			마가린	6	
콩기름			버터		
참기름			마요네즈	7	

(2) 지방군 주의 식품

식품명	가식부 무게(g)	목측량	식품명	가식부 무게(g)	목측량
베이컨	7	1조각	참깨	8	1 T
땅콩	10	10개(1 T)	피스타치오		10개
아몬드	8	7개	해바라기씨		1 T
잣		1 T	호두		대 1개

*단백질, 인, 칼륨이 많아 주의 요함

5) 우유군

(단백질 6 g, 나트륨 100 mg, 칼륨 300 mg, 인 180 mg, 열량 125 kcal)

식품명	가식부 무게(g)	목측량	식품명	가식부 무게(g)	목측량
우유	200	1컵	연유(가당)	60	1/2컵
락토우유			아이스크림	150	1컵
저지방 우유(2%)			요구르트(액상)	300	100g 포장단위 3개
두유			요구르트(호상)	200	100g 포장단위 2개

6) 과일군

(1) 칼륨 저함량 과일군

(단백질 미량, 나트륨 미량, 칼륨 100 mg, 인 20 mg, 열량 50 kcal)

식품명	가식부 무게(g)	목측량	식품명	가식부 무게(g)	목측량
금귤	60	7개	사과주스	100	1/2컵
귤(통)	80	18알	자두	80	대 1개
단감		중 1/2개	파인애플	100	중 1쪽
연시		소 1개	파인애플(통)	120	대 1쪽
레몬		중 1개	포도	100	19개
사과	100	중 1/2개	후루츠칵테일(통)		

(2) 칼륨 중등 함량 과일군

(단백질 미량, 나트륨 미량, 칼륨 200 mg, 인 20 mg, 열량 50 kcal)

식품명	가식부 무게(g)	목측량	식품명	가식부 무게(g)	목측량
귤	100	중 1개	살구	150	3개
대추(건)	20	8개	수박	200	1쪽
대추(생)	60		오렌지	150	중 1개
배	100	대 1/4쪽	오렌지주스	100	1/2컵
딸기	150	10개	자몽	150	중 1/2개
백도	150	중 1/2개	파파야	100	
황도			포도(거봉)		11개

(3) 칼륨 고함량 과일군

(단백질 미량, 나트륨 미량, 칼륨 400 mg, 인 20 mg, 열량 50 kcal)

<table>
<tr><th>식품명</th><th>가식부 무게(g)</th><th>목측량</th><th>식품명</th><th>가식부 무게(g)</th><th>목측량</th></tr>
<tr><td>곶감</td><td>50</td><td>중 1개</td><td>천도복숭아</td><td>200</td><td>소 2개</td></tr>
<tr><td>멜론(머스크)</td><td rowspan="3">120</td><td>1/8개</td><td>키위</td><td>100</td><td rowspan="2">대 1개</td></tr>
<tr><td>바나나</td><td>중 1개</td><td>토마토</td><td rowspan="2">250</td></tr>
<tr><td>참외</td><td>소 1/2개</td><td>체리토마토</td><td>중 20개</td></tr>
</table>

7) 열량 보충군

(1) 열량 보충군 주요 식품

(단백질 0, 나트륨 3 mg, 칼륨 20 mg, 인 5 mg, 열량 100 kcal)

식품명	가식부 무게(g)	식품명	가식부 무게(g)
과당	25	양갱	35
꿀	30	엿	30
녹말가루		물엿	
당면		젤리	
마멀레이드	40	잼	35
사탕	25	캐러멜	25
설탕		열량-S	

(2) 열량 보충군 주의 식품

식품명	가식부 무게(g)	식품명	가식부 무게(g)
초콜릿	20	황설탕	25
흑설탕	25	로얄젤리	80

*단백질, 인, 칼륨이 많아 주의 요함

2. 주요 식품의 열량

1) 외식의 열량

(1인분 기준)

열량(kcal)	음식
250 이하	어묵국, 콩나물해장국, 갈비탕, 김치찌개, 된장찌개, 순두부찌개, 떡류, 약식, 물만두, 닭꼬치, 육회, 양장피, 팔보채
250~300	청국장찌개, 마늘빵, 고추잡채
300~350	쇠고기육개장, 선짓국, 추어탕, 새우튀김, 오징어튀김, 떡볶이, 패스트리, 난자완스
350~400	동태찌개, 돼지고기볶음, 족발, 라조기
400~450	만둣국, 알탕, 우동(일식), 김밥, 유부초밥, 호박죽, 장어구이
450~500	생선초밥, 팥죽, 고기만두, 탕수육
500~550	순대국, 내장탕, 도가니탕, 막국수, 깨죽, 순대
550~600	곰탕, 물냉면, 전복죽, 깐풍기
600~650	떡만둣국, 소머리국밥, 쫄면, 비빔국수, 비빔냉면, 회냉면, 해물칼국수, 우동(중식), 알밥
650~700	간짜장, 콩국수, 짬뽕, 불고기덮밥, 카레라이스, 회덮밥, 군만두
700~750	오므라이스, 비빔밥, 짜장밥
750~800	꼬리곰탕, 짜장면, 볶음밥, 제육덮밥, 잡탕밥
800~850	잡채밥, 간짜장
850 이상	삼계탕

자료 : 외식영양성분 자료집, 식품의약품안전청, 2012

2) 간식의 열량

식품명	어림치	중량(g)	열량(kcal)	식품명	어림치	중량(g)	열량(kcal)
라 면	1개	120	500	프렌치토스트	1쪽	30	100
컵라면	1개	65	300	애플파이	1쪽	90	295
김 밥	1개	30	40	피 자	1쪽	100	250
유부초밥	1개	30	50	핫도그	1개	100	280
찹쌀떡	1개	70	160	햄버거(맥도널드)	1개	100	260
개피떡	1개	30	80	햄버거(버거킹)	1개	130	310
송 편	1개	20	60	켄터키프라이드 치킨	1쪽	70	210
소보로빵	1개	60	200	생과자	1개	7	25
링도넛	1개	30	125	아이스크림	1개	60	100

식품명	어림치	중량(g)	열량(kcal)	식품명	어림치	중량(g)	열량(kcal)
카스텔라	1개	100	317	밀크셰이크	1컵	240	340
파운드케이크	1쪽	70	230	초콜릿	1개	30	150
팬케이크	1개	70	200	캐러멜	6개	30	120

3) 과자류의 열량

제품명	포장단위 1봉지(g)	열량(kcal)	제품명	포장단위 1봉지(g)	열량(kcal)
초코 빼빼로	40	175	조리퐁	90	370
아몬드 빼빼로	45	240	버터링	80	430
더브러	121	335	다이제스티브(일반)	149	425
에이스	154	810	다이제스티브(초코)	178	580
양파링	95	470	쌀로별	80	425
새우깡	85	440	고래밥(볶음양념맛)	55	70
포테이토칩	55	310	고래밥(불고기맛)	55	75
쌀로본	192	925	컨츄리콘	80	400
쌀로랑	125	600	홈런볼	50	250
초코파이	38	160	캐러멜콘과 땅콩	85	420
밀크캐러멜	57	220	후레쉬베리	40	180

4) 술의 열량

종류	알코올 농도(%)	열량(kcal)	포장단위 용량(mL)	음주형태(눈대중)	1잔 크기(mL)	열량(kcal)
고량주	40	690	250/병	1잔	50	140
소주	25	630	360/병	1잔	50	90
이강주	25	1,310	750/병	1잔	50	90
문배주	40	1,960	700/병	1잔	50	140
안동소주	45	1,260	400/병	1잔	50	160
청주	16	390	300(청하)	1잔	50	65
막걸리	6	410	750	1컵	200	110
맥주	4	240	500/병	1컵	200	95
생맥주	4	190	500/잔	1잔	500	185

종류	알코올 농도 (%)	열량 (kcal)	포장단위 용량(mL)	음주형태 (눈대중)	1잔 크기 (mL)	열량 (kcal)
샴페인	6	280	640/병	1잔(가득)	150	65
위스키	40	1,000	360(패스포드)	1잔(스트레이트)	40	110
포도주(백)	12	650	700(마주앙)	1잔(가득)	150	140
포도주(적)	12	590	700(마주앙)	1잔(가득)	150	125

5) 유제품의 열량

제품명	포장단위 각 1개(g)	열량 (kcal)	제품명	포장단위 각 1개(g)	열량 (kcal)
요플레(딸기)	110	120	요델리(딸기)	110	100
꼬모(딸기)	110	115	다농(딸기)	110	115
비피더스(딸기)	110	85	바이오거트(딸기)	100	100
요델리(플레인)	110	100	바이오거트(플레인)	100	95
한국야구르트	65	80	파스퇴르요구르트	145	85
불가리스	150	150	덴마크드링킹요구르트	180	69

6) 음료수의 열량

제품명	포장단위 각 1개(mL)	열량 (kcal)	제품명	포장단위 각 1개(mL)	열량 (kcal)
코카콜라	250	100	크리미	250	125
펩시콜라	250	100	밀키스	250	150
라이트콜라	250	30	스프라이트	250	75
킨사이다	250	120	게토레이(레몬맛)	250	80
칠성사이다	250	100	포카리스웨트	250	60
데미소다(사과)	250	100	하이칼스	250	95
환타(오렌지)	250	120	이오니카	250	60
환타(포도)	250	160	아쿠아리스	250	40
전원메론	250	100	마하-7	250	60
미에로화이바	100	50	미에로화이바-베타	100	30
탄산미에로화이바	100	30	화이브미니	100	40
델몬트스카시오렌지	180	90	파워에이드	180	130
옥수수수염차	180	0			

3. 상용 식품의 콜레스테롤 함량

(단위 : g/가식부 100 g)

식품명		콜레스테롤
곡류 및 그 제품	도넛	110
	라면	0
	밀가루, 중력분	0
	비스킷	22
	식빵	0
	쌀, 백미	0
	찹쌀, 백미	0
감자 및 전분류	감자	0
	고구마	0
콩류 및 그 제품	강낭콩(말린 것)	0
	녹두(말린 것)	0
	대두(말린 것)	-
	두부	0
	두유	0
종실류 및 견과류	땅콩(볶은 것)	0
	은행(생 것)	0
	잣(말린 것)	0
	호두(말린 것)	0
육류 및 그 제품	닭 간	370
	돼지 간	250
	돼지 삼겹살	60
	베이컨	60
	쇠간	240
	쇠갈비	55
	소곱창	190
	소시지	60
	햄	40
알류	달걀	470
	달걀노른자	1,300
	메추라기알	470
어패류	갈치	80
	고등어	55
	굴	50
	꽁치	60
	날치	60

식품명		콜레스테롤
어패류	넙치	65
	대구	60
	도미	70
	멸치	65
	문어	90
	새우	130
	어묵	30
	연어	65
	오징어	300
	장어	200
	전복	140
	참치, 참다랑어살	50
	청어	70
	갈치	80
우유 및 그 제품	아이스크림 (유지방 12%)	32
	요구르트	11
	우유	11
	우유(지방 3.25%)	-
	치즈, 모짜렐라	-
	프림	-
유지류	들기름	-
	마가린	1
	버터	210
	쇠기름	100
	옥수수기름	0
	참기름	0
	콩기름	1
음료	녹차	0
	커피(인스턴트)	0
	코코아	1
조미료류	고추장	-
	된장	-
	마요네즈	200
	토마토케찹	0

자료 : 이양자, 한국 상용 식품의 지방산 함량, 신광출판사, 1995.

4. 일상 식품의 섬유소 함량

식품명		목측량	총식이섬유(g)	가용성 식이섬유(g)	불용성 식이섬유(g)
곡류	밀가루	2½큰술	0.6	0.3	0.3
	마카로니(숙)	1/2컵	0.7	0.4	0.3
	국수(숙)	1/2컵	1.4	0.4	1.0
	팝콘	3컵	2.0	0.1	1.9
	흰밥	1/3컵	0.5	미량	0.5
	현미밥	1/3컵	0.4	0.1	0.3
	스파게티(숙)	1/2컵	0.9	0.4	0.5
빵, 과자류	베이글	1/2개	0.7	0.3	0.4
	비스킷	1개	0.5	0.3	0.2
	식빵	1쪽	0.8	0.3	0.3
	햄버거빵	1/2개	0.7	0.3	0.5
	롤빵	1롤	0.8	0.3	0.5
	와플, 토스트	1개	0.7	0.3	0.4
콩류	검은콩(숙)	1/2컵	6.1	2.4	3.7
	강낭콩(숙)	1/2컵	6.9	2.8	4.1
	녹두(숙)	1/2컵	3.3	0.7	2.6
	흰콩(숙)	1/2컵	5.0	1.4	3.6
견과류	아몬드	6알	0.6	0.1	0.5
	땅콩버터	1큰술	1.0	0.3	0.7
	땅콩	대 10알	0.6	0.2	0.4
	참깨	1큰술	0.8	0.2	0.6
	해바라기씨	1큰술	0.5	0.2	0.3
	호두	대 2개	0.3	0.1	0.2
과일류	사과, 껍질 포함	소 1쪽	2.8	1.0	1.8
	살구(건)	3개	2.0	1.1	0.9
	바나나	소 1/2개	1.1	0.3	0.8
	자몽	중 1/2개	1.6	1.1	0.5
	포도, 껍질 포함	소 15알	0.4	0.2	0.2
	키위	대 1개	1.7	0.7	1.0
	망고	소 1/2개	2.9	1.7	1.2
	메론	네모썰기 1컵	1.1	0.3	0.8

식품명		목측량	총식이섬유(g)	가용성 식이섬유(g)	불용성 식이섬유(g)
과일류	수박	네모썰기 1컵	0.6	0.4	0.2
	오렌지	소 1개	2.9	1.8	1.1
	복숭아, 껍질 포함	중 1	2.0	1.0	1.0
	배, 껍질 포함	소 1	2.9	1.1	1.8
	파인애플	3/4컵	1.4	0.1	1.3
	자두	중 2	2.4	1.1	1.3
	건포도	2큰술	0.4	0.2	0.2
	딸기	11/4컵	2.8	1.1	1.7
채소류	콩나물	1컵	1.6	0.6	1.0
	양배추	1컵	1.5	0.6	0.9
	당근	중 1개	2.3	1.1	1.2
	옥수수(통)	1/2컵	1.6	0.2	1.4
	오이	1컵	0.5	0.2	0.3
	상추	1컵	0.5	0.1	0.4
	양송이	썰어서 1컵	0.8	0.1	0.7
	양파	썰어서 1/2컵	1.7	0.9	0.8
	피망	썰어서 1/2컵	1.7	0.7	1.0
	시금치(숙)	1/2컵	1.6	0.5	1.1
	토마토	중 1	1.3	0.1	0.9

자료 : *ADA Manual*, 4th ed., 1996.

5. 카페인 함유량

식품명		mg/serving	식품명		mg/serving
Coffee, 200 cc 1잔		103	Mountain Dew™(355 mL)		54
Coffee	원두(drip)	75	Cocoa & Chocolate	코코아음료(200 cc, 1컵)	4
	인스턴트(1찻술)	57		초코우유(200 cc, 1컵)	8
	향커피, 무설탕	25~75		초코시럽(2큰술)	5
Tea	인스턴트(1찻술)	25~35		초콜릿	8~20
	티백(3분간)	36		초콜릿 푸딩(1/2컵)	4~8
	디카페인	1	안정제(Vivarin)		200
Cola (355 mL)	일반 또는 다이어트	35~50	진통제(Asprin)		0
	디카페인	미량			

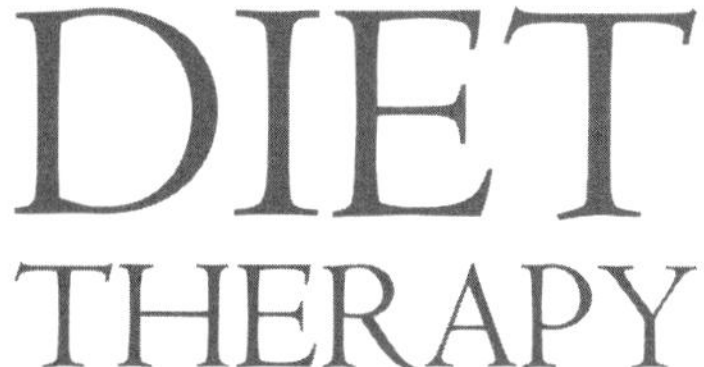
DIET
THERAPY

참고문헌

권종숙 외 공저, **임상영양학**, 신광출판사, 2012

김혜영 외 역저, **식이요법**, 지구문화사, 2011

손숙미 외 공저, **임상영양학**, 교문사, 2006

이미숙 외 공저, **임상영양학**, 파워북, 2010

황진아 외 공저, **인체생리학**, 수학사, 2012

강남세브란스병원 영양위원회, **식사처방지침서 4개정판**, 2010

골대사학회, **골다공증 진단 및 치료지침**, 2011

대한당뇨병학회, **당뇨병 식품교환표 활용지침**, 2010

대한당뇨병학회, **2023 당뇨병 진료지침** (제8판), 2023

대한비만학회, **비만진료지침 2022** (8판), 2022

대한영양사협회, **임상영양관리지침서 제4판**, 2022

보건복지부, 국립암센터, **한국중앙암등록사업 연례보고서**, 2014

보건복지부, 한국영양학회, **2025 한국인 영양소 섭취기준**, 2025

한국영양학회, **식이섬유자료집**, 2007

한국영양학회, **식품 영양소 함량 자료집**, 2009

한국지질·동맥경화학회. **이상지질혈증 치료지침** 3rd., 2015

Billon H., *Clinical nutrition case studies*, 3rd ed., Wadsworth, 1999

Mahan LK et al., *Krause's food, nutrition & diet theraphy*, Saunders, 2008

Mohajan, D & Mohajan HK, Broca index: A simple tool to measure ideal body weight. *Innovation in Science and Technology*, *2*(2): 21–24, 2023

Whitney EN et al., *Understanding normal and clinical nutrition*, Wadworth, 2002

Whitney EN et al., *Understanding nutrition*, Wadworth, 2007

William JG et al., *Principle of human physiology*, Benjamin Cummings, 2001

찾아보기

ㅈ

감수

박영심

신한대학교 식품영양학과 명예교수

저자 소개

김오연

현재 동아대학교 식품영양학과 교수

프랑스 파리 파스퇴르 연구소 연수

연세대학교 임상영양학 박사

박유경

현재 경희대학교 의학영양학과 교수

(재)영양교육평가원 원장

미국 일리노이주립대학 인체영양학 박사

박은주

현재 경남대학교 식품영양학과 교수

오스트리아 비엔나대학교 박사

심유진

현재 숭의여자대학교 식품영양학과 교수

연세대학교 의료원 연구원

연세대학교 식품영양학과 박사

염경진

현재 건국대학교 식품영양학과 교수

미국 터프츠대 프리드먼 영양대학원 부교수

연세대학교 식품영양학과 박사

이호선

현재 강남세브란스병원 영양팀 팀장

연세대학교 식품영양학과 석사

개정 7판

식사요법

인지는
저자와
협의하에
생략

2026년 2월 28일 개정7판 1쇄 인쇄
2026년 3월 5일 개정7판 1쇄 발행

감 수 박영심
저 자 김오연 · 박유경 · 박은주 · 심유진 · 염경진 · 이호선

발행인 이 영 호
발행처 수 학 사
10881 경기도 파주시 회동길 56 기한재 1층
출판등록 1953년 7월 23일 제2020-000143호
전화번호 031) 946-4642(代) 팩스 031) 944-1457
http://www.soohaksa.co.kr

정가 29,000원

ISBN 978-89-7140-750-9 (93590)